U0377098

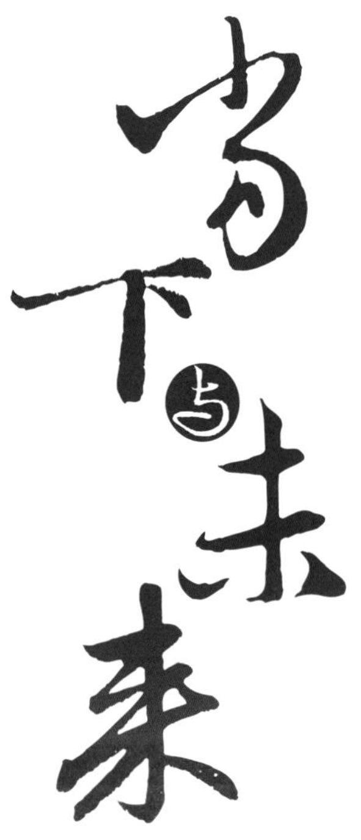

当下与未来

吴凡　汪玲　著

復旦大學出版社

著者简介 | Biography

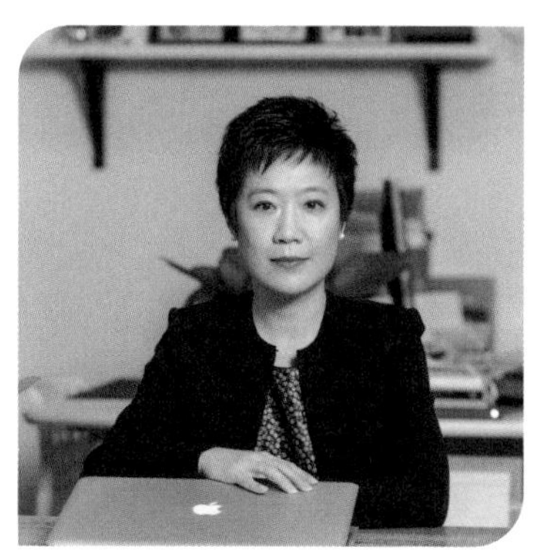

吴凡，复旦大学上海医学院副院长，医学博士，主任医师，享受国务院特殊津贴专家，博士生导师。世界卫生组织健康城市合作中心主任，中国卫生信息与健康医疗大数据学会健康统计专业委员会主任委员，上海市预防医学会会长。从事公共卫生科学研究和疾病预防控制工作近30年，承担国家及省部级课题20多项，在《新英格兰医学杂志》等国际顶尖期刊发表SCI论文40余篇。作为第一完成人获上海市科技进步一等奖等各类奖项10余项，以主要完成人获2017年度国家科技进步特等奖。因公共卫生领域优异的科技创新能力和突出贡献被列入上海市领军人才和上海市优秀学科带头人培养计划，获得“国家卫生计生突出贡献中青年专家”“中国女医师协会五洲女子科技奖”“仁心医者·上海市仁心医师奖”“上海市巾帼创新奖”。

著者简介 | Biography

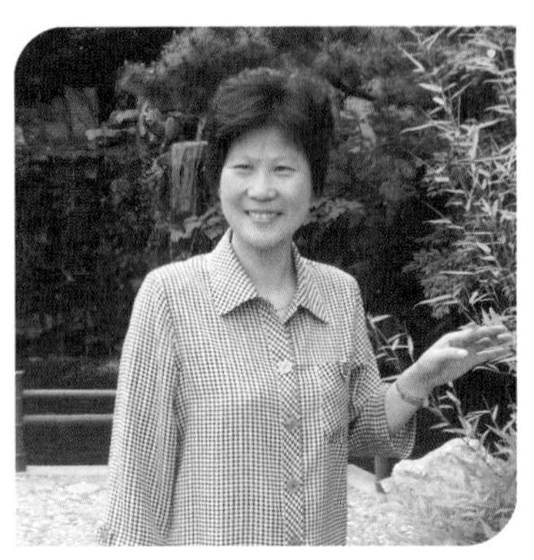

汪玲，复旦大学上海医学院研究生院院长和克卿书院院长，医学博士，二级教授，博士生导师。全国医学专业学位教指委委员兼副秘书长，中国学位与研究生教育学会医药科委员会副主任，教育部医学人文素质与全科医学教指委委员，上海医学会医学教育分会候任主任委员。作为第一完成人获国家级教学成果特等奖 1 项（2014）、国家级教学成果二等奖 1 项（2018）、上海市教学成果特等奖 2 项（2013/2017）和上海市青年科技博览会金奖（1993）。

序 | Foreword

2020年的春天，注定会以一种特殊而深刻的方式载入史册。面对席卷全球的新冠肺炎疫情，以习近平同志为核心的党中央果断打响疫情防控阻击战，团结带领14亿人民坚韧奉献、团结协作，构筑起同心战疫的坚固防线，维护了人民生命安全和身体健康。

对这段艰苦岁月最好的致敬，是忠实记录这段历史，并书写新的历史。《当下与未来》就是这样一本超越一般价值，具有独特视角的书。本书两位著者，吴凡和汪玲教授既是公共卫生专家、又是医学教育专家。抗疫斗争中，吴凡教授作为上海市政府新冠肺炎疫情防控领导小组专家组成员，在疫情防控决策咨询、科普宣传、国际合作等领域主动担当作为，被誉为“疾控女侠”。她发挥专业所长、奋战防控一线，多次出席疫情防控新闻发布会和专家研判会，通过各类媒体平台为人民群众答疑解惑，为学生讲授“新冠肺炎防控第一课”，与多国海外侨胞及抗疫一线共享中国防治经验，等等。全书从著者的亲身经历和第一视角出发，记录了上海抗击新冠肺炎疫情真实历程，也还原了复旦大学作为一所高校参与抗疫斗争的点点滴滴。

疫情暴发以来，复旦人闻令而动、挺身而出。上万师生党员勇当先锋、争作表率，让党旗高高飘扬在战疫一线。511名复旦医务工作者逆行出征、驰援武汉，数以千计医护人员白衣执甲、守护人民健康和城市安全，几十个团队投入科研攻关、日夜奋战，一批专家咨政启民、深受信赖。数以万计的师生恪尽职守、握指成拳，数十万海内外复旦校友众志成城、共克时艰。正是有亿万人民群众和无数像复旦这样的基层单位夜以继日、奋勇拼搏，才能凝聚起伟大的中国力量。

历史不能选择，但现在可以把握，未来可以开创。面对这场全球公共卫生危机，医学人才培养被摆到了前所未有的重要位置。如何进一步总结经验、补齐短板、提升质量，健全公共卫生应急管理体系，提高我国应对突发重大公共卫生事件的能力和水平；如何结合医学教育过往成就和当下现实发展所需，不断优化我国医学人才培养模式，培养更多国家社会所需的医学人才队伍，是后疫情时代的重要问题。当前，复旦大学正立足长远，聚焦国家所需，制订《复旦大学加快公共卫生学科群建设行动计划》，建立唐仲英公共卫生高等研究院，筹建重大传染病和生物安全研究平台，希望能加快建设融合创新、交叉协同、一体发展的大医科体系，为党和国家培养更多的卓越医学人才。吴凡和汪玲教授都长期致力于医学教育改革创新和公共卫生人才培养，做出了积极贡献。本书也清晰呈现了她们对健康中国战略下公共卫生体系建设和医学人才培养的深邃思考和独到体会。

无数个当下即未来。当前，新冠病毒仍在全球传播蔓延，国际社会依然面对着严峻的困难和挑战。于我们而言，最重要的是，如何在做好常态化疫情防控的基础上，立足时代需要，发挥综合性大学优势，加快医学人才培养改革，为促进人类健康和人民福祉，为守护城市、国家乃至全球公共卫生安全，做出应有贡献！这是属于我们这个时代的医学工作者们的责任和荣光，更是我们这辈复旦学人义不容辞的使命。

希望有越来越多像吴凡、汪玲一样的专家学者恪守初心、勇担使命，把社会责任扛在肩上，把论文写在中国大地上，为实现“两个一百年”目标和中华民族伟大复兴的中国梦贡献更多智慧力量！

是为序。

复旦大学党委书记

2020 年 7 月

前　言 | Preface

2020 年必定会深刻地影响人类历史进程，岁月将记住我们每个人在 2020 年的思考、选择和行动。

呈现在大家面前的这本著作《当下与未来》正是缘于对历史最好的致敬，是在当下书写新的历史；对未来最好的把握，是开创更美好的未来。

本书著者吴凡与汪玲均为复旦大学公共卫生学科教授，也都是我国本土培养的公共卫生博士。吴凡从事公共卫生和疾病预防控制工作近 30 年，以主要完成人获 2017 年度国家科技进步特等奖；汪玲从事公共卫生和医学研究生教育工作近 40 年，作为第一完成人获 2014 年第七届国家级教学成果特等奖。

第一篇　“疾控女侠”：战“疫”纪实

吴凡，人称“疾控女侠”，现任复旦大学上海医学院副院长，在这次新冠肺炎疫情防控中，是一位身份多元、集多重视角的观察者、亲历者和讲述者。

作为上海市政府新冠肺炎疫情防控领导小组专家组成员，“疫情防控　随时待命”，出席 10 次上海市新冠疫情防控新闻发布会，在关键节点为上海市防控工作提供决策咨询和防控建议；参加 43 次上海市新冠疫情防控研判专家会，研判疫情进展，评估修正防控措施；向远在美国、意大利、法国、芬兰、马来西亚、澳大利亚、墨西哥等地的海外侨胞及国外抗疫一线分享上海和中国的抗疫经验。

作为中国内地高校公共卫生领域的唯一代表，参加了中国-世界卫生组织新冠肺炎联合专家考察组工作，考察北京、四川、广东等省（市）疫情防控工作情况，与中外专家就全球疫情防控中共同关心的核心问题做出专业判断和提供专业建议。

作为上海市预防医学会会长，3 月 11 日代表闻玉梅、宁光院士等 12 位医学专家在上海市新闻发布会上宣读《疫情防控健康科普上海专家共识》（以下简称《专家共识》）；通过各类媒体围绕市民关心的问题介绍上海的防控措施，普及个人防护知识，答疑解惑 49 次。

作为中华预防医学会新型冠状病毒肺炎防控专家组成员，多次前往北京，参与全国疫情的分析研判，撰写工作报告和专题建议报告近 30 份提交国家卫生健康委员会。此外，还直接为上海、湖北、四川、海南、黑龙江等省（市)的省（市）长提供决策咨询，通过专家会、电话、微信等各种方式为各省级卫生健康委员会、疾病预防控制中心提供专业防控建议。

作为公共卫生学科专家，牵头负责上海市科学技术委员会应急科研攻关项目“上海市新型冠状病毒感染的肺炎流行病学研究”，六大研究成果发布于 3 月 16 日的上海市新冠肺炎疫情防控新闻发布会。

作为上海教育系统疫情防控专家组副组长，2 月 24 日为全体学生讲授“新冠肺炎防控第一课”。该课程当天在各平台累计播放量超过 200 万，被《人民日报》、新华社、央视网等 60 余家中央及沪上主流媒体报道。4 月 24 日出席上海市新闻发布会解读开学工作指南。4 月 26 日“疫”线对话答疑上海市健康大讲堂，支招沪上学生、家长和学校复学返校安全防控点。

作为全国政协委员，在全国政协第十三届三次会议上提交了两份提案和一份调研报告。提案一是关于加强公共卫生人才队伍建设；提案二是关于升级改造国家传染病网络直报系统“最后 1 公里”。调研报告题为“落实预防为主、切实加强公共卫生体系建设”，是她牵头负责的全国政协福利保障界 2019 年重点调研项目。“公共卫生体系就像一盏路灯，亮着的时候，在路灯下行走的人也许感觉不到什么；而一旦哪一天路灯不亮了，人们才会有不安全感，才会体会到路灯的不可或缺。”吴凡的这个形象比喻已经被列入“16 句话领略 2020 全国两会精华”。

吴凡的同门师妹尤小芳博士协助汪玲教授，整理并记录了吴凡从1月18日上海市新冠肺炎疫情防控研判会，到4月27日上海市启动复学返校的百日抗“疫”轨迹；并从“一人、一校、一城、一国、一世界”的视角，按“疫情防控、随时待命；疫情研判、建言献策；疫情解读、科普宣传；应急科研、助力抗疫；校园防控、返校复课；中国温度、大国担当；中国经验、全球共享”多维度，还原上海、中国和全球“疫情防控”的历程。

第二篇　疫情大考：停课不停学

人类文明史就是一部同疾病和灾难的斗争史，历史上的瘟疫常常意味着校园的关闭和教学活动的暂停。面对新冠肺炎疫情防控这场“大考”，我国各级各类学校开展了全球规模最大的线上教学活动。5月14日，教育部召开新闻发布会介绍疫情期间大、中、小学在线教育有关情况，全世界停课的中、小学，包括大学，超过15亿学生，高校已有2亿多学生不能正常上课。截至5月8日，我国1 454所高校开展在线教学，103万教师在线开出107万门课程，参加在线学习的大学生共计1 775万人，合计23亿人次。

吴凡教授是复旦大学上海医学院分管教育副院长，汪玲教授是复旦大学上海医学院研究生院院长和本科生院克卿书院院长。从1月26日复旦大学正式发布《关于推迟2020年春季学期开学安排的通知》开始，“复旦医学生”等微信公众号发布了从“新冠肺炎防控第一课”“云课堂一周课表”，到“敬业导师在线指导科学研究”“一只口罩的接力故事”等文章。本篇收录了这些文章，翔实记录了上海医学院“停课不停学”“停课不停教”一幕幕感人肺腑的生动案例。2月26日复旦大学附属华山医院国家紧急医学救援队队长张继明在武昌方舱医院线上开讲“传染病学”，3月3日复旦大学附属中山医院援鄂医疗队领队朱畴文在武汉大学人民医院线上答疑“内科学”。这些既是复旦、上海和我国在“疫情大考下的教书育人新实践和新范式”的缩影写真，也为世界提供了“停课不停学”的中国经验和中国处方。若干年后再回眸，我们当下经历的，可能不只是疫情防控的应急之举，而是一场全球最大的互联网教育变革。

我们站在时代的门口，将战“疫”故事转化为一堂堂生动深刻的大课。这一课，是党中央高度重视，全国人民众志成城、同舟共济，向世界展现中国力量、中国精神，彰显中华民族守望相助传统的家国情怀；这一课，是全国医务工作者白衣执甲、逆行出征、无私忘我、救死扶伤，以生命守护生命的崇高精神。从上海驰援武汉金银潭医院的最早逆行者、复旦大学附属中山医院重症医学科副主任钟鸣的“心怀敬畏　逆风而行”，到复旦大学附属第五人民医院援鄂医疗队队长、克卿书院新生导师施劲东的“雷神山日记”……在这场没有硝烟的战“疫”中，一张张坚定的脸庞，一个个逆行的身影，点燃生的希望，撑起爱的晴空。

本篇以“同唱一首歌　致敬白衣天使”结尾。2 月下旬，由复旦大学研究生会枫林工作委员会团队发起，北京大学、清华大学、华中科技大学、武汉大学、浙江大学、南京大学、四川大学、中南大学、上海交通大学、西安交通大学、山东大学等 33 所高校医学研究生，共同唱响《爱因为在心中》，致敬每位战“疫”英雄，“待病毒驱散，春日回暖；看汉江澄澈，赏江山如画”。

第三篇　时代之需：新医科模式

“关注当下”（第一篇和第二篇），做好疫情防控工作，直接关系人民生命安全和身体健康，直接关系经济社会大局稳定，也事关我国对外开放。这次新冠肺炎疫情暴发，一方面警示人类长远安全的大科学布局应该早日形成，其中“引领未来”的人才培养是关键问题之一；另一方面，新冠肺炎疫情暴发是对公共卫生体系的一次大考和检验，疫情过后，如何加强公共卫生体系和人才队伍建设值得深思。

本篇取材于 2019 年以来汪玲教授作为通讯作者发表的人才培养模式相关学术论文，是本书著作者近年来负责的国家级医学人才培养模式改革项目研究成果的集中展示：①中国工程院 2016 年重大咨询项目“医学院校教育规模布局及人才培养发展战略研究”（2016－ZD－11－01－02）；②中国高等教育学会高等教育科学研究“十三五”规划重大攻关课题“健康中国建设对医学人才培养的新要求”（16ZG005）；③中国学位与研究生教育学会2017年重点研究课题“健康中国建设与医学研究生教育改革发展研究”（A1－2017Y0101－001）；④中华医学会医学教育分会、中国高等教育学会医学教育专业委员会2018年医学教育研究立项重点课题“公共卫生教育模式的创新与实践”（2018A－N02085）；⑤全国医学专业学位研究生教育指导委员会2019年研究A类课题“公共卫生硕士专业学位培养的定位、功能、特征分析及培养特殊性研究”（A1－YX20190301－01）；⑥上海市研究生教育优质资源共享与公共服务平台项目“公共卫生高层次人才院校教育和核心能力培养”（2019高教12－72）。

“大健康视域下的医学人才培养‘组合拳’”一文聚焦医学人才培养三个方面：一是“完善重大疫情防控体制机制、健全国家公共卫生应急管理体系”，医学教育如何推进包括公共卫生人才培养模式改革的“卓越医生教育培养计划2.0”；二是“要鼓励运用大数据、人工智能、云计算等数字技术，在疫情监测分析、病毒溯源、防控救治、资源调配等方面更好发挥支撑作用”，“双一流”高校（尤其是新举办医学教育者）如何推出“新医科”人才培养模式改革；三是“要健全科学研究、疾病控制、临床治疗的有效协同机制”，医学教育如何拓展临床医学八年制为包括基础医学、公共卫生、临床医学的“强医计划”。

“公共卫生应急管理人才培养策略及路径分析”一文围绕公共卫生应急管理人才的培养目标、培养学科专业设置、人才培养和科学研究、教育教学改革和服务社会需求等方面进行策略及路径分析，提出要“围绕一个目标：健全国家公共卫生应急管理体系”“双轮驱动机制：设立公共卫生应急管理学科专业”“三位一体联动：人才培养、科学研究和服务社会”。

“‘双一流’建设背景下医学研究生教育改革的思路与实践”和“基

于‘健康中国’需求的创新人才培养机制探索与实践”展示了研究生教育的“七项改革举措”和“四个一流成效”。

“健康中国建设背景下公共卫生硕士研究生教育的理念与实践”和“公共卫生科学学位与专业学位研究生培养模式的比较研究”阐述了“全健康”（One Health)时代的公共卫生人才培养新论点。

“健康中国背景下‘新医科’发展战略研究”和“‘新医科’背景下博士专业学位教育改革若干思考”着重于人工智能时代如何医工结合交叉融合培养高层次复合型人才。

第四篇　医教协同：典型案例

无论新冠疫情防控还是医学人才培养，都遵循“抓住的是当下，传承的是根脉，面向的是未来”。如果说第一篇和第二篇是“关注当下”，第三篇是“引领未来”，那么本篇就是“历史根脉”。本篇取材于近年来吴凡教授和汪玲教授的人物专访和研究专稿，吴凡同门师弟谢静波副研究员按照1年、10年、20年、30年、40年和70年的顺序进行了整理。

“1年健康扶贫的探索与启示”。2018年3月，吴凡受中央统战部选派，到贵州省毕节市挂职副市长，具体分管医疗保障扶贫工作。在为期1年的挂职锻炼期间，坚持从最困难群体入手，从最突出问题着眼，从最具体工作抓起，通堵点、解痛点、消盲点、破难点，筑牢因病致贫、因病返贫防线，积极探索健康扶贫新途径，有效防止“病根”变“穷根”，以健康扶贫助力精准脱贫。

“10年磨一剑：服务国家战略　实现‘零的突破’”。汪玲教授牵头的项目“我国临床医学教育综合改革的探索和创新”成功创新和实践了医学人才培养“5+3”模式，获2014年第七届高等教育国家级教学成果特等奖，实现了上海市高等教育在国家级教学成果特等奖方面“零的突破”。2014年9月9日，汪玲教授受到习近平总书记的亲切接见，作为全国高校教师和国家级教学成果奖获得者代表，在表彰大会上做题为“在教育教学改革的征程中不断创新”的发言。

“曲突徙薪 20 年”。吴凡 1998 年参与筹建“全国第一个”疾病预防控制中心——上海市疾病预防控制中心。20 年里，亲历了我国第一个艾滋病防治中长期规划起草、“非典”、禽流感、疫苗风波、控烟……2013 年建言上海果断关闭活禽交易市场，为中国有效阻击造成“全球恐慌”的人感染 H7N9 禽流感立下汗马功劳。

“上海公共卫生 30 年的实践与启示”。上海预防医学会成立于 1988 年，这篇文章是吴凡作为会长写的纪念专稿，强调要更加重视公共卫生体系建设，更好落实医防融合理念，更充分发挥信息化技术支撑作用，在更大范围内实现将健康融入所有政策。

“恢复高考 40 周年”。汪玲是 1977 年我国恢复高考后首批卫生专业本科生，也是我国首批公共卫生专业硕博连读研究生，1993 年越级晋升公共卫生专业教授。在访谈最后汪玲感言道：“进入上医是我人生梦想的启航。我的体会是：一要时刻努力，不忘初心，机遇总是垂青有准备的头脑；二是做任何事情要做就要把它做好，要做就要对得起上医这个品牌，要为国家公共卫生事业贡献力量。”

“我国医学教育 70 年成就与新时代改革路径思考”。吴凡履新复旦大学上海医学院副院长以后，聚焦培养模式、学制和学位等医学教育关键问题，总结我国医学教育 70 年成就体现在“院校医学教育的学制和学位制度逐步健全、毕业后医学教育制度日臻完善、医学教育整合改革的实践与创新凸显成效”，并分析了新时代“5 + 3”培养体系下医学教育面临新问题和改革新路径。

这是一本由国家科技进步特等奖主要完成人和国家教学成果特等奖第一完成人联袂出版的旷世之作。这是关于“疾控女侠”百日战“疫”的真实记录，也是疫情大考“停课不停学”的生动展现。

本书完稿于 2020 年 5 月 27 日，这天是全国政协十三届三次会议闭幕日，也是复旦大学 115 周年校庆纪念日。在本书里，你可以找到本科生、硕士生和博士生的成才之路，也可以找到公共卫生专家服务国家需求的探索之路，以及人才培养模式改革的创新之路。

目前，中国疫情防控取得重大战略成果，新冠肺炎疫情仍在全球蔓延。这是一次罕见的全球性危机，也是全人类面临的共同挑战。科学理性是破解之钥，团结一心是补天之石，必胜信念是希望之光。人类对真善美的执着追求将汇聚成不可阻挡的强大力量，终将战胜共同的敌人。

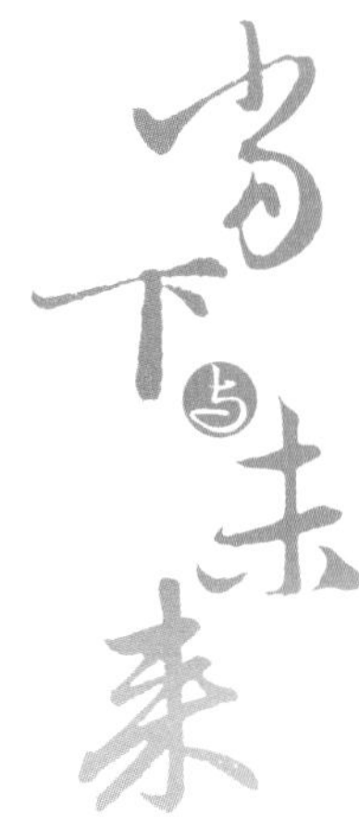

目　录 | Contents

『疾控女侠』

战『疫』纪实

第一章

“疾控女侠” 百日记事

一、“疾控女侠”由来

吴凡，医学博士，主任医师，复旦大学上海医学院副院长、上海市预防医学会会长。她曾亲历过“非典”、禽流感、疫苗风波等公共卫生事件，屡次战斗在疫情一线并获得嘉奖，所以人称“疾控女侠”。

新冠肺炎疫情暴发后不久，作为上海市政府新冠肺炎疫情防控领导小组专家组成员和中国-世界卫生组织新冠肺炎联合专家考察组成员，她紧急驰援一线，受命当下，科普、研判思考，提供专业建议。

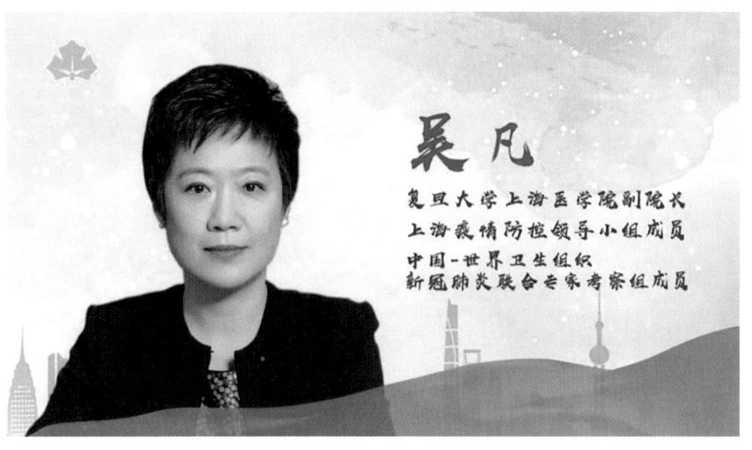

吴凡参加上海教育电视台节目

1. 鼓励全民行动应对“大考”，“疾控女侠”变身“科普达人”

1月下旬疫情发展迅速，随着世界卫生组织发布新型冠状病毒肺炎（COVID－19）存在人际传播现象，局势陡然风声鹤唳。

上海人口稠密，受疫情影响较大。事态紧急，吴凡没有过多的话语就快速投入工作，深入一线梳理疫情数据，参加讨论制订了一个又一个防疫方案；与此同时，作为抗疫专家的吴凡积极在新闻发布会上面对各类流言铿锵有力地摆事实、讲证据；她用专业数据抨击流言：上海确诊新冠肺炎非常快！从就诊到确诊平均时间1天；她用理性的情绪安抚民众焦虑的心态：乘坐电梯不用过分紧张，掌握病毒特点，科学防护。随着疫情数据的波动，她坚定喊话：千万不能麻痹大意，千万不能心存侥幸，千万不能放松措施。

2. 坚持科学研判，专家“大脑”与政府行动须“合拍”

“上电视”归“上电视”，“科普”归“科普”，吴凡仍然没有忘记她的“主战场”是研判疫情的发展、防控疫情播散。

吴凡曾就职于上海市疾病预防控制中心，丰富的专业知识让她对疫情防疫工作游刃有余。但每次探讨到她在工作中的角色时，她总是自谦只是一名“二线队员”。吴凡说：“疫情发展很快，时间久了，需要有人在如此光速的节奏里静下心来，回顾事态发展。”而她做的就是不断回顾事态发展，分析、预判下一步走势。

吴凡经历过多次疫情，在历次疫情过程中，她始终保持冷静，基于翔实的数据坚持科学决策，理性应对，制订计划。在新冠肺炎疫情的确诊病例增速趋于平缓的今日，回顾吴凡在新冠肺炎疫情中的工作，这是专家“大脑”与政府行动“合拍”的结果。

“所有今日的冷静应对，都来自昨日的星夜兼程。”吴凡深知，居安要思危，有备才能无“患”。

疫情期间，吴凡连日考察北京、四川和广东防控情况，随后她向世界卫生组织专家郑重提出建议，将目光投放到武汉以外的省、市，这些地区更能提供参考样板。与此同时，吴凡和专家组同仁一道，仔细分析各地疫情走势，结合不同地区不同疫情的特点，形成有针对性的指导意见，提出诸如不能因防控疫情而简单化地叫停各地复工，并倡议将每年的 1 月 23 日定为“国家公共卫生日”。这些及时的政策都为我们疫情后的生活打下坚实的基础。

3. 关注当下，思考未来；能“静”不能“慢”

在与吴凡对话这次新冠肺炎疫情的“战疫”过程时，吴凡偶尔会拿上海的 H7N9 禽流感疫情作为类比，那也是吴凡的重要战“疫”之一。2013 年，正是她建言上海果断关闭活禽交易市场，为中国有效阻击“全球恐慌”的人感染 H7N9 禽流感立下汗马功劳，获国务院和世界卫生组织高度评价。而面对这次新冠肺炎疫情，吴凡也明确表示：“对比 H7N9 禽流感，这次疫情更为艰难。”人感染 H7N9 禽流感发生于上海本地，容易及时发现那些“苗子”，通过关闭活禽市场就可以将其掐灭在萌芽状态；而这次新冠肺炎相对上海而言是输入性的，且输入的是患病的同胞，一开始就不是处于“苗子”阶段。因此，如何在这种情况下尽可能减少对民众生活的影响同时又掐灭疫情传染是最困难的。

基于这种思考，吴凡无法慢下来。分担压力，规划方向。也正是因为对这份本职工作的责任，身处“二线”却“身兼多职”的吴凡时常出现在不同的城市，有时是太阳刚升起时飞机才落地；有时是早晨 7 点半即开视频会议；有时是各种考察、评估、沟通、商议，晚上 10 点半再开当天的研讨会；紧接着还有各种小组会、碰头会。常常直至次日凌晨，吴凡一天的工作才算告一段落。这也是疫情开始数月以来吴凡的日常生活。而连轴转的吴凡也为新冠肺炎疫情防控提供了数据和建议。

与此同时，身处疫情期间，吴凡还在思考疫情之后该如何面对下一次重大公共卫生事件。科研能力是疾病防控的核心要素，也是重要的支撑点。因此，偶尔休息时，她还在争分夺秒的忙碌中思考公共卫生人才培养、完善重大疫情防控体制机制、健全国家公共卫生应急管理体系等一系

列问题。“关注当下，思考未来”，作为“静下来的脑袋”，吴凡知道，她不能慢下来。

为表彰优秀女性在上海全球科创中心建设中的突出贡献，上海市妇女联合会、上海市教育委员会、上海市科学技术委员会、上海市科学技术协会联合开展了第十一届上海市巾帼创新奖评选活动。吴凡因致力于科学原创研究，成就斐然，2020 年 3 月 8 日获得上海市“巾帼创新奖”。

二、百日战“疫”记事

4 月 26 日，武汉在院新冠肺炎患者清零。4 月 27 日 14 时，212 个国家和地区累计确诊 2 934 748 例，累计死亡 206 130 例。世界疫情中心由国内转向国外。面对新冠病毒的肆虐，中国打响疫情防控的人民战争、总体战、阻击战，基本控制住疫情进一步扩散，造就一段壮阔的历史。中国在抗击疫情过程中的表现也给全世界抗击疫情的人们更多的信心。作为这段历史的参与者和见证者，时代不会遗忘，历史也不会遗忘，人民终将记住那些为之拼搏奉献的人。

表 1 - 1 记录了从 2020 年 1 月 18 日吴凡参加第一次上海市新冠肺炎防控研判专家会，到 4 月 27 日上海市启动复学返校，整整 100 天的战“疫”

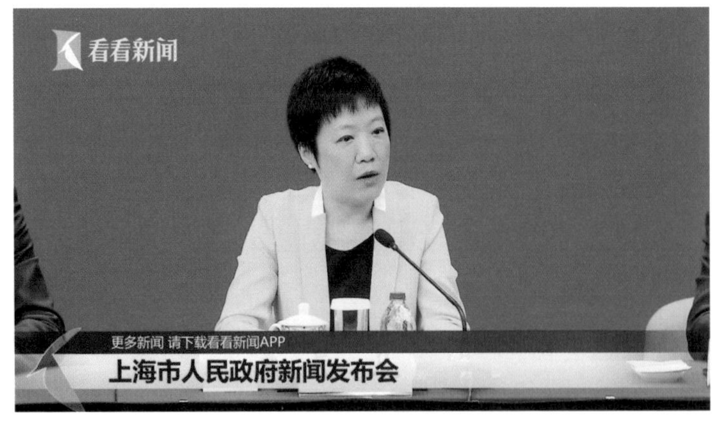

吴凡在新闻发布会上发言

记事。在新冠肺炎疫情防控期间，作为中国-世界卫生组织联合专家考察组成员、上海市政府新冠肺炎疫情防控领导小组专家组成员，有的放矢地指导上海市疫情防控工作；呼吁政府层面加强医疗卫生系统的监测防控网络建设；向民众科普对于无症状感染者科学有效的防控建议；在复旦大学开设新冠肺炎防控专题“空中课堂”，介绍新冠肺炎在全国的流行情况、趋势，抽丝剥茧地解读流行病学调查典型案例；向多个国家分享新冠肺炎防控和救治经验，对海外疫情防控防治给予积极建议；还多次、多个场合、多种渠道传递疾控人“治未病”、重预防的理念……

表 1-1 “疾控女侠”百日战“疫”记事

时间	日期	“疾控女侠”战“疫”记事
第 1 天	1 月 18 日	上海市新冠肺炎疫情防控研判会 （17 日下午 4 时，复旦大学附属中山医院呼吸科宋元林教授和上海市第六人民医院感染科汤正好教授在同仁医院对陈女士会诊）
第 2 天	1 月 19 日	上海市新冠肺炎疫情防控研判会
第 3 天	1 月 20 日	1. 国家新冠防控电视电话会； 2. 上海市新冠肺炎疫情防控研判会 （上海市首例输入性新冠肺炎病例陈女士确诊）
第 4 天	1 月 21 日	赴浙江德清度假 （20 日晚钟南山表示新冠肺炎肯定可以人传人）
第 5 天	1 月 22 日	中断浙江德清度假返沪 （世界卫生组织发布 COVID-19 存在人际传播现象）
第 6 天	1 月 23 日	上海市新冠肺炎疫情防控研判会 （武汉封城，全国医务人员逆行驰援）
第 7 天	1 月 24 日	上海市新冠肺炎疫情防控研判会 （上海启动疫情“一级响应机制”）
第 8 天	1 月 25 日	媒体沟通会——上海市卫生健康委员会就防范新型冠状病毒答记者问
第 9 天	1 月 26 日	上海市新型冠状病毒感染的肺炎疫情防控工作新闻发布会

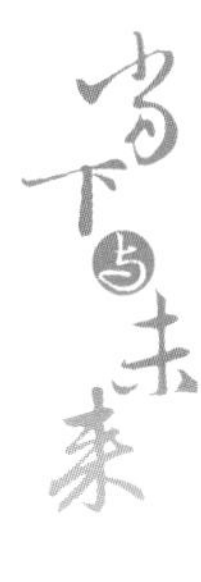

（续表）

时间	日期	“疾控女侠”战“疫”记事
第 10 天	1 月 27 日	1. 上海市新冠肺炎疫情防控研判会； 2. 复旦大学上海医学院新冠病毒感染的肺炎疫情防控工作领导小组会议
第 11 天	1 月 28 日	1. 上海市新冠肺炎疫情防控研判会； 2. 上海市科学技术委员会应急科技攻关申报工作
第 12 天	1 月 29 日	1. 上海市科学技术委员会应急科技攻关申报工作； 2. 上海市疫情防控专家研判会
第 13 天	1 月 30 日	世界卫生组织发布 COVID-19 为国际关注的突发公共卫生事件
第 14 天	1 月 31 日	1. 上海市疫情防控专家研判会； 2. 赴京：参加中华预防医学会新冠肺炎防控专家组会议
第 15 天	2 月 1 日	中华预防医学会新冠肺炎防控专家组会议
第 16 天	2 月 2 日	1. 返沪：上海市新冠肺炎疫情防控研判会； 2. 撰写疫情分析研判报告
第 17 天	2 月 3 日	1. 上海市新冠肺炎疫情防控研判会； 2. 上海电视台《夜线约见》栏目
第 18 天	2 月 4 日	1. 上海市新冠肺炎疫情防控研判会； 2.《文汇报》专访：伴随返程高峰上海 2 月中旬或将出现第二波疫情
第 19 天	2 月 5 日	1. 上海市政府举行疫情防控新闻发布会； 2. 上观记者采访
第 20 天	2 月 6 日	1. 赴京：全国疫情分析研判工作； 2. 中华预防医学会新冠肺炎防控专家组会议
第 21 天	2 月 7 日	中华预防医学会新冠肺炎防控专家组会议
第 22 天	2 月 8 日	中华预防医学会新冠肺炎防控专家组会议
第 23 天	2 月 9 日	1. 中华预防医学会新冠肺炎防控专家组会议； 2. 返沪
第 24 天	2 月 10 日	1. 上海市政府新闻发布会； 2. 上海市教育系统疫情防控工作部署视频会议
第 25 天	2 月 11 日	1. 复旦大学全校党政干部视频会议； 2. 东方卫视直播

（续表）

时间	日期	“疾控女侠”战“疫”记事
第 26 天	2 月 12 日	1. 与复旦发展研究院讨论有关疫情建言的内容； 2. 《解放访谈》助力抗疫战，应急科研应讲究“排兵布阵”
第 27 天	2 月 13 日	1. 陪同国家防控督察组现场检查复旦大学防控工作情况； 2. 录制“新冠肺炎防控第一课”； 3. 赴京：中国-世界卫生组织联合专家考察组
第 28 天	2 月 14 日	1. 中国-世界卫生组织联合专家考察组中方专家组会议； 2. 中华预防医学会新冠肺炎防控专家组会议
第 29 天	2 月 15 日	中国-世界卫生组织联合专家考察组中方专家组会议
第 30 天	2 月 16 日	中国-世界卫生组织联合专家考察组启动中国 4 城市调研考察工作
第 31 天	2 月 17 日	1. 中国-世界卫生组织联合专家考察组考察北京地坛医院、中国疾病预防控制中心； 2. 中国-世界卫生组织联合专家考察组中方专家组会议
第 32 天	2 月 18 日	1. 赴成都，考察双流机场防控措施； 2. 四川省政府座谈会； 3. 考察 PHC-居民社区； 4. 中国-世界卫生组织联合专家考察组会议
第 33 天	2 月 19 日	1. 四川省卫生系统座谈会； 2. 考察四川省疾病预防控制中心、省人民医院、传染病医院； 3. 中国-世界卫生组织联合专家考察组会议
第 34 天	2 月 20 日	1. 赴广州； 2. 中国-世界卫生组织联合专家考察组会议
第 35 天	2 月 21 日	讨论起草中国-世界卫生组织考察报告
第 36 天	2 月 22 日	1. 讨论起草中国-世界卫生组织考察报告； 2. 起草“关于设立国家公共卫生日的建议”
第 37 天	2 月 23 日	中国-世界卫生组织联合专家考察组会议
第 38 天	2 月 24 日	1. 中国-世界卫生组织联合专家考察组会议； 2. 世界卫生组织发布 COVID-19 考察报告，感谢中国抗疫所做贡献； 3. 返沪：“新冠肺炎防控第一课”播出

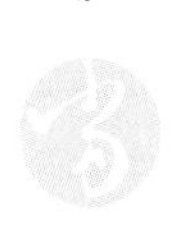

（续表）

时间	日期	“疾控女侠”战“疫”记事
第 39 天	2 月 25 日	1. 上海市新冠肺炎疫情防控研判会； 2. 上海市妇联专题报道访谈（巾帼创新奖）
第 40 天	2 月 26 日	上海市新冠肺炎疫情防控研判会
第 41 天	2 月 27 日	1. 修改中国－世界卫生组织新型冠状病毒肺炎（COVID－19）联合考察报告； 2. 《健康报》采访
第 42 天	2 月 28 日	1. 复旦大学春季务虚会； 2. 修改“关于设立国家公共卫生日的建议”
第 43 天	2 月 29 日	1. 上海市妇联巾帼创新奖宣传材料准备； 2. 《中国－世界卫生组织新型冠状病毒肺炎（COVID－19）联合考察报告》英文版发布
第 44 天	3 月 1 日	《中国－世界卫生组织新型冠状病毒肺炎（COVID－19）联合考察报告》中文版发布
第 45 天	3 月 2 日	1. 复旦大学上海医学院领导班子 2020 年春季务虚会； 2. 上海市中小学开展在线教育
第 46 天	3 月 3 日	上海电视台《夜线约见》栏目
第 47 天	3 月 4 日	复旦大学上海医学院党委会和院务会
第 48 天	3 月 5 日	新冠肺炎防控专访（哔哩哔哩录制）
第 49 天	3 月 6 日	1. 复旦上医线上教学随堂听课：流行病学、生物医学信息； 2. 获第十一届上海市巾帼创新奖和上海市三八红旗手标兵
第 50 天	3 月 7 日	撰写公共卫生应急管理论文
第 51 天	3 月 8 日	1. 上海市疫情防控新闻发布会； 2. 东方卫视《长三角》节目； 3. 出镜 vlog《姐妹们，谢谢你》，致敬抗疫一线巾帼
第 52 天	3 月 9 日	1. 上海市新冠肺炎疫情防控研判会； 2. 上海电视台《第一财经》栏目
第 53 天	3 月 10 日	与约翰斯 · 霍普金斯大学公共卫生学院院长网络连线
第 54 天	3 月 11 日	1. 上海市政府举行疫情防控新闻发布会，发布《专家共识》； 2. 上海市新冠肺炎疫情防控研判会 （世界卫生组织发布 COVID－19 为全球大流行病）

（续表）

时间	日期	“疾控女侠”战“疫”记事
第 55 天	3 月 12 日	1. 国家卫生健康委员会疾控局召开《传染病防治法》修订讨论会； 2. 录制东方卫视《这就是中国》第 49 期节目； 3. 上海市新冠肺炎疫情防控研判会
第 56 天	3 月 13 日	复旦大学应急管理及伦理中心筹备网络会议，形成“关于设立复旦大学医学伦理专业的倡议”。与会人员：孙向晨（哲学学院院长）、汪玲（医学院研究生院院长）、王志强（法学院院长）、刘欣（社会发展与公共政策学院院长）、张涛甫（新闻学院执行院长）、黄丽华（管理学院）、何更生（公共卫生学院副院长）、林晖（哲学学院副院长）
第 57 天	3 月 14 日	上海市新冠肺炎疫情防控研判会
第 58 天	3 月 15 日	准备 3 月 16 日上海市政府新闻发布会材料（应急科技攻关）
第 59 天	3 月 16 日	1. 上海市政府新闻发布会——应急科技攻关； 2. 上海市侨联组织《共住地球村齐心共抗“疫”》活动； 3. 东方卫视《这就是中国》第 49 期节目播出
第 60 天	3 月 17 日	复旦大学春季工作视频会议
第 61 天	3 月 18 日	复旦大学全球健康研究所、复旦大学-约翰斯·霍普金斯大学公共卫生联合科教中心“新冠肺炎疫情防控专家视频交流会”
第 62 天	3 月 19 日	1. 复旦大学上海医学院党委会和院务会； 2. 上海市科学技术委员会关于“平战结合”科技平台建设专家座谈会
第 63 天	3 月 20 日	1. 中国医师协会毕业后医学教育专业委员会和工作委员会视频会议； 2. 出席复旦大学健康科普青年讲师团启动仪式； 3. 上海市新冠肺炎疫情防控研判会
第 64 天	3 月 21 日	准备上海教育电视台《周末开大课》演讲稿
第 65 天	3 月 22 日	1. 上海市新冠肺炎疫情防控新闻发布会； 2. 接受中国疾病预防控制中心专访：援鄂疾控队物资募集
第 66 天	3 月 23 日	《传染病防治法》修订：问题梳理及修订意见

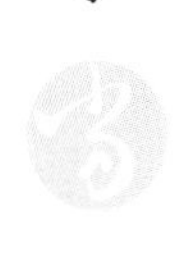

（续表）

时间	日期	“疾控女侠”战“疫”记事
第 67 天	3 月 24 日	1. 上海市卫生健康委员会“加强公共卫生体系建设专家论证会”； 2. 复旦大学上海医学院 2020 年春季工作部署视频会 （零时起，上海调整疫情“二级响应机制”）
第 68 天	3 月 25 日	1. 新华社专访：如何科学佩戴口罩，养成“口罩礼仪”； 2. 徐汇区人大《传染病防治法》《突发公共卫生应急条例》与新冠肺炎防控讲座； 3. 上海市科学技术委员会/上海市生物医药产业促进中心“科技战疫”线上国际研讨会
第 69 天	3 月 26 日	1. 上海市政府“加强公共卫生体系建设专家论证会”； 2. 华东理工大学新冠肺炎疫情防控培训； 3. 复旦生物医药医务界同学会“健康讲座，抗疫专场”
第 70 天	3 月 27 日	1. 《传染病防治法》修订项目组讨论会； 2. 上海市科协“病毒演变、进化、传播的基础研究与防治实践”高级别专家研讨会
第 71 天	3 月 28 日	上海教育电视台录制《周末开大课》
第 72 天	3 月 29 日	代表上海市预防医学会向捐赠个人和单位颁发中国疾病预防控制中心感谢信 （为全国援鄂疾控队捐赠物资）
第 73 天	3 月 30 日	《文汇报》：战“疫”科普每日二问
第 74 天	3 月 31 日	1. 《文汇报》采访； 2. 中国国际工程集团公司新冠肺炎疫情防控专家视频咨询会 （连线 13 个国家项目公司提供疫情分析与具体防控措施建议）
第 75 天	4 月 1 日	1. 复旦大学上海医学院党委会和院务会； 2. 研讨上海大学医学院建设方案
第 76 天	4 月 2 日	上海市发展和改革委员会、上海市科学技术委员会“重大突发传染病关键核心技术攻关及防控体系建设座谈会”
第 77 天	4 月 3 日	1. 上海市新冠肺炎疫情防控研判会； 2. 连线芬兰赫尔辛基大学医院集团
第 78 天	4 月 4 日	1. 追思复旦上医先贤和哀悼新冠肺炎疫情斗争牺牲烈士和逝世同胞； 2. 就《关于完善重大疫情防控体制机制健全公共卫生应急管理体系的若干意见》（以下简称《若干意见》）提出修改建议

（续表）

时间	日期	“疾控女侠”战“疫”记事
第 79 天	4 月 5 日	准备 4 月 6 日《文汇报》采访材料
第 80 天	4 月 6 日	1.《文汇报》采访：解读《若干意见》； 2. 黑龙江省疫情防控咨询
第 81 天	4 月 7 日	1. 出席“上海市公共卫生建设大会”主场/市政府新闻发布会筹备会议解读《若干意见》； 2.《解放访谈》：应时代之需，培养“全健康”公共卫生人才
第 82 天	4 月 8 日	1. 上海市政府新闻发布会，解析《若干意见》（上海“公共卫生建设 20 条”）； 2. 观看“召唤”上海市抗击新冠肺炎疫情美术、摄影主题展； 3. 研究讨论复旦大学临床医学实习安排； 4. 上海市第五轮公共卫生三年行动计划专家论证会 （武汉市解除离汉离鄂通道管控措施）
第 83 天	4 月 9 日	1. 上海人民广播电台《市民与社会》讲解《若干意见》； 2. 上海市新冠肺炎疫情防控科技攻关组工作推进会； 3. 上海市新冠肺炎疫情防控研判会
第 84 天	4 月 10 日	1. 第 97 期院士沙龙“特大城市应对突发公共卫生事件的战略思考”； 2. 上海市教育委员会春季学期开学准备工作视频会
第 85 天	4 月 11 日	1. 撰写《传染病防治法》修订意见； 2. 筹备建立上海市重大公共卫生安全专家库
第 86 天	4 月 12 日	1. 撰写《传染病防治法》修订意见； 2. 修改报告“上海新型冠状病毒肺炎疫情双重输入风险评估与预测”
第 87 天	4 月 13 日	筹备复旦上医-范登堡大学医学院新冠肺炎疫情交流会
第 88 天	4 月 14 日	1. 青春上海专访“疫情之后，我们怎样培养新时代公共卫生人才？”； 2. 上海市新冠肺炎疫情防控研判会； 3. 复旦大学传染病与生物安全研究战略布局专家会
第 89 天	4 月 15 日	1. 拍摄抗击疫情复旦上医纪录片； 2. 中国上海-美国德州抗击新冠肺炎疫情经验交流会； 3. 与中国信息通信研究院洽谈大数据追踪传染病项目和人才培养

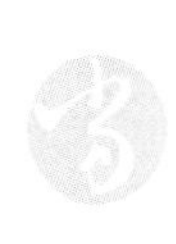

（续表）

时间	日期	“疾控女侠”战“疫”记事
第 90 天	4 月 16 日	1. 上海市教育委员会高校返校开学工作视频会议； 2. 阿里云智能-复旦上医校企合作交流座谈会； 3. 上海市人大常委会公共卫生立法座谈会
第 91 天	4 月 17 日	1. 国家卫生健康委员会疾控局《传染病防治法》修订座谈会； 2. “特大城市重大传染病与生物安全研究中心”专家讨论会； 3. 华山医院抗疫英雄表彰大会（颁奖）； 4. 上海市新冠肺炎疫情防控研判会
第 92 天	4 月 18 日	1. 撰写上海市委统战部脱贫攻坚案例材料； 2. 上海教育电视台《周末开大课》播放
第 93 天	4 月 19 日	1. 撰写中央统战部“参与脱贫攻坚、助力全面小康”工作总结； 2. 审阅上海市“关于公共安全突发事件审计监督”申报书
第 94 天	4 月 20 日	1. 复旦大学学生返校开学工作方案专题会； 2. 梳理《传染病防治法》主要问题
第 95 天	4 月 21 日	1. 浦东新区区委中心组学习讲座； 2. 黑龙江疫情防控咨询
第 96 天	4 月 22 日	1. 上海市疾病预防控制中心项目建议书修改审议； 2. 复旦上医学生返校临床实习方案讨论； 3. 上海市公共卫生人才队伍建设专家座谈会
第 97 天	4 月 23 日	1. 上海市第五人民医院援鄂总结会； 2. 复旦大学上海医学院疫情防控领导小组会； 3. 东华大学新冠肺炎疫情防控培训
第 98 天	4 月 24 日	1. 上海市新冠肺炎疫情防控新闻发布会； 2. 录制上海市健康大讲堂暨解放健康讲坛； 3. 上海市健康公约审议会； 4. 上海市建平实验中学疫情防控在线讲座
第 99 天	4 月 25 日	1. 上海市第五轮公共卫生三年行动计划项目立项评审； 2. 复旦大学医学教指委会议：临床医学实习调整安排
第 100 天	4 月 26 日	1. 上海市第五轮公共卫生三年行动计划项目立项评审； 2. 上海市健康大讲堂暨解放健康讲坛播放 （武汉新冠肺炎病例清零）

三、 同是疾控人，深植疾控情

1. 第一志愿：卫生专业

中学时期的吴凡数理化成绩突出，学校老师希望她能安心保送土木工程专业。而她的母亲则用“激将法”劝她放弃保送，考虑学医。当时的上医只有医学、药学和卫生三个系别，她以第一志愿、第一专业、不服从调剂，高分考入上海第一医学院卫生系卫生专业。

很快，吴凡成为业内的“风云人物”，对于学业问题吴凡有时会说自己是“走错大门，走对小门”。但对于公共卫生工作，吴凡回答永远都是铿锵有力的“越来越喜欢”。她是真的喜欢这项事业，容不得别人说它半点不好。的确，从现在的时点往回追溯，纵观吴凡几十年从业经历，她雷厉风行、果敢刚毅、精益求精，始终站在更为广阔的宏观视角高瞻远瞩，以“预防”为着眼点，尽己所能守护更多人的健康。当时她的选择不言而喻，这“小门儿”着实是最对的。

2. 第一选择：疾控工作

大学毕业后，吴凡即来到上海市卫生局疾病预防处，从事疾病预防控制和管理工作。随后她又调到了上海疾病预防控制中心——中国第一个成建制的疾病预防控制中心。

“从无到有”，这是媒体对吴凡最开始工作的评价。那是 2002 年下半年，年仅 34 岁的吴凡开始担任中国疾病预防控制中心慢病中心第一任主任。当时的慢病中心刚刚由中疾控健康促进处转化而来，职工只有可怜巴巴的个位数，数起来一只手就可以表示全部。彼时工作基础极其薄弱，一切都犹如一个新生儿般，脆弱而又被小心呵护着，对于未来即处于无尽的未知也充满希望。“对的事情就应该努力去做”——吴凡深知中国即将进入老龄化社会，随着人们预期生命的提高，中国需要一个优秀的慢病中心。凭着一腔热血，带着这份“执念”，她组织仅有的六名骨干，用最踏实的心态，一个省一个省推广慢病防治工作、一个地区一个地区讲解监测

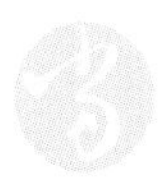

方案。而这些工作经历造就了吴凡难以比拟的吃苦精神。

从34岁到39岁，5年的近2 000个日日夜夜，吴凡践行着上海医学院“为人群服务”的校训，立足基层，扎根基层。一步步稳扎稳打，将慢病中心从原先的6人发展到40多人，逐步实现了省市慢病机构全覆盖、超过七成县级机构设立专人负责慢病工作，更是在全国开创了慢病与危险因素监测和全国伤害监测，为慢病防控事业的快速发展奠定了坚实基础。

“从有到无”，这是社会各界对吴凡工作评价的褒奖。2013年年初，上海发现全球首例人感染H7N9禽流感确诊病例，时任上海市疾病预防控制中心主任的吴凡和她的团队当仁不让地承担起保护2 400万上海民众的健康工作。她说自己是个守门人，要做的就是堵住门口，让外面的病毒进不来，已经进来的病毒爬不出。管好门，让敌人一天都熬不下去，让我们一天天好起来。在她看来她只是做好了本职有些琐碎的工作，统筹调配、多管齐下，全方位进行病原体监测、流行病学调查和排查、锁定病源、抓住“真凶”，同时及时向上海市政府建言，提议暂停活禽市场交易。此后结果是极优秀的，在暂停活禽交易14天后，上海再也没有发现新增病例，世界卫生组织也给出了“灵敏、专业、高效”的高度评价。

3. 第一理念：预防为主

2018年，吴凡到贵州省毕节市挂职，任该市人民政府副市长。在那里她开展了健康扶贫工作。吴凡充分利用专业优势，通过精准把脉当地需求关键点，用远见的卓识继续一次次将疾控人“预防为主”“关口前移”的思想架构在基层，落地生花。

先天性心脏病（以下简称先心病）在云贵地区高发，“早发现、早诊断、早治疗”是治疗关键。因此，儿童先心病的“早发现”尤为关键。吴凡创新性地提出从筛查登记、治疗指导到费用报销，再到带教培训的全闭合式先心病救助体系。形成了从健康角度入手的精准扶贫，避免小病拖成大病带来的“因病返贫”。

在毕节，吴凡主要做了以下四点。

（1）一是建成覆盖区域的新生儿和儿童先心病筛选网络，通过规范化的产前筛查发现大部分先心病。随后再通过对新生儿或1岁以内幼儿听诊、测血氧饱和度和心脏超声检查，继续寻找产前漏诊的简单先心病患儿。

（2）二是请进来技术示范。邀请上海市三甲医院专家到当地进行现场教学和手术示教，提高县级医院的治疗手段和能力。

（3）三是对接新农合报销绿色通道，凡建档立卡贫困户到上海市指定医院手术治疗先心病，无须垫付大额治疗费用，避免造成因病致贫、因病返贫。

（4）四是走出去培训，多次推荐当地医师至发达省市进修，全市先后共进修24人。

随后，这些“毕节经验”带来的经济效果又化作一篇篇论文，开始了由实践转化为科研的道路，进一步通过实例研究搭建健康扶贫的理论框架，为其他地区扶贫工作提供研究基础。

正是这三个“第一”让吴凡一直践行着“为人民服务”，也正是这三个“第一”和“为人民服务”成为吴凡作为“疾控女侠”的精神底色。

“疾控女侠”吴凡
复旦大学上海医学院副院长
上海市预防医学会会长

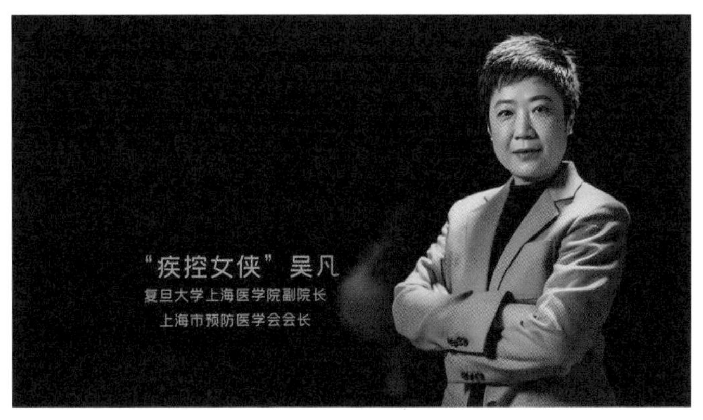

吴凡讲授“新冠肺炎防控第一课”

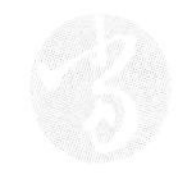

四、抗击新冠肺炎疫情，疾控人在行动

1. 抗击疫情，疾控人在做 10 件要事

“不论平时还是非常时期，疾病预防控制中心要扮演 4 种角色。”吴凡分析道“一是‘侦察队’，平时干得最多的是疫情的监测预警；二是‘消防队’，疫情应急处置时必须冲上去；三是‘战斗队’，负责落实预防干预措施；四是‘参谋部’，给政府提供防控策略建议或决策咨询。”

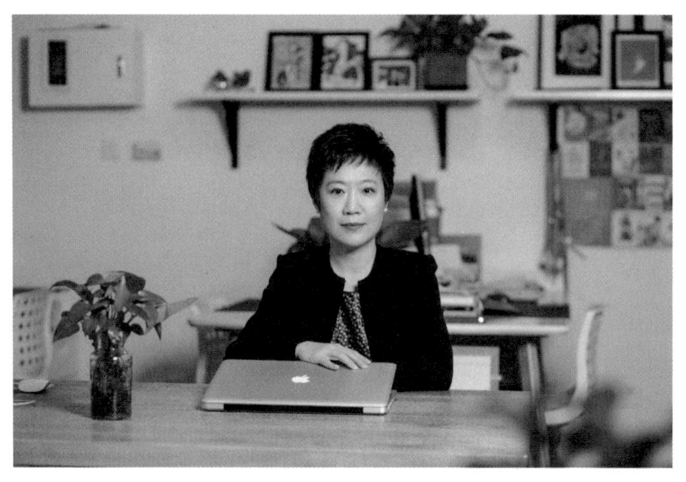

吴凡个人照

在这次应对新冠肺炎疫情当中，疾控部门将工作拆分、优化，将每项工作进行模块化。具体来说，应对疫情，疾控部门要完成以下 10 项任务。

（1）监测预警：吴凡在调研多地防控情况下提出，我们不仅要关注武汉出现的新冠肺炎疫情，同时也要严密监测除武汉外湖北其他地市，除湖北外其他省份。

（2）病例调查或暴发调查：通过追溯个体病例的生活轨迹，针对感染来源顺藤摸瓜，力求达到每个病例的行踪轨迹都有据可查。

（3）密切接触者排查摸底：即发现病例后，及时排查处于潜伏期的

密切接触者。

（4）实验室病原鉴定：利用现有技术识别感染来源生物学特征。

（5）快速开发试剂等检测方法：通过增加检测效率提前了解潜在或疑似人群是否被感染。

（6）检测质量控制：通过技术工艺改进提高病毒检测敏感性、特异性。

（7）预判：利用综合数据对疫情走势进行分析研判。

（8）提出防控策略：利用翔实的真实世界数据，为政府部门提供决策参考。

（9）科研攻关：围绕疫情应急处置中急需解决的问题开展快速科研攻关。

（10）风险沟通：一方面是通过媒体向公众及时进行防病科普；另一方面是与政府相关职能部门进行沟通，以便措施采取得及时有效。

“以上每个环节都不可或缺，这些工作为我们抗疫赢得了时间。”吴凡如是说。

2. 控制发病人数，减轻医护压力

经历过2003年SARS疫情的吴凡深知控制疫情，减轻医护压力可以释放出更多的医疗资源为现有患者提供更好的服务。如果说临床工作是疾病暴发后进行的事后紧急抢救工作，那么疾控工作则是在上游疾病尚未暴发时进行预防控制，好比是在洪峰到来之前修筑堤坝防止下游城市被淹。

对此，吴凡认为，临床医师和护士处理的是已经出现的疾病。相对而言，疾控的公卫医师是以预防工作为主。临床医师和护士好比是发了洪水之后在下游打捞落水者和进行搜救的，而疾控公卫医师好比是没有发洪水的时候在上游筑坝、防止洪水发生的。

抗击疫情，临床医师和护士工作压力大到难以想象，他们医治患者是在“去存量”。而疾控公卫医师是采取预防措施，控制发病人数是在“减增量”。如果增量不减，存量越积越多，就会出现像意大利、西班牙那样

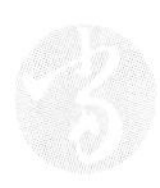

医疗系统崩溃的情况。

3. 措施科学果断才能高效遏制疫情

“不论是 SARS、H7N9 禽流感，还是新冠肺炎，遏制疫情取决于三个方面。”吴凡表示：“一是要有数量充足、技术过硬的医疗卫生人员和先进的医疗设施，二是要有秉承科学精神、敢说真话的科学家，三是要有勇于担当、决断力强的政府决策者。”幸运的是，这些我们都有。“2013 年 4 月 20 日，世界卫生组织考察组到了上海，我就给他们介绍我们中国上海的防控策略，世界卫生组织考察组组长用三个词评价——灵敏、专业、高效。”吴凡流露出了作为一名中国疾控专家的自豪。

当上海出现两三个病例的时候，疾控监测体系就已经发现情况，并且从患者身上发现并鉴定出了新的病原——H7N9 禽流感病毒。在很短的时间内，疾控人员也把疫情的来源搞清楚了，那是来自周围省份的活禽交易；同时，吴凡团队也搞清楚了轻、中、重度患者比例，以及病毒能不能人传人。后来，为遏制疫情，疾控团队不得不提议关闭活禽市场。虽然这样一来会牵扯到活禽经营者的生计、当地禽类肉食供应等一系列社会问题，但上海市政府果断采取措施，在充分保证民生的同时于 2013 年 4 月 6 日一早，全市几百个活禽市场全部关闭，仅三四天就不再出现新增病例了，两个潜伏期后完全没有病例。

吴凡回忆着，2013 年 3 月底，H7N9 人感染禽流感疫情首先在上海被发现。当时吴凡作为上海市疾病预防控制中心主任，带领团队开展防控工作，被世界卫生组织誉为“全球传染病防控典范”。

五、以爱之名，风雨同舟

4 月 20 日下午 3 时，搭载着中国疾病预防控制中心援鄂疾控队员的飞机抵达北京首都机场。至此，最后离汉的驰援湖北疾控国家队平安凯旋！2020 年年初，新冠病毒肆虐，在众多驰援湖北的医疗卫生系统大军中，有着这样一支支的“隐形”队伍——他们不像临床医师拥有鲜花、掌声和聚光灯，他们只是冒着被感染的风险去最危险的地方开展流行病学调查，只是不分时间、夜以继日地排查和追踪密切接触者，只是及时高效研判分析疫情、制订科学精准的防控措施。他们不易被发现，因为每座实验室、每家医院、每个社区都随时可能成为他们的“主战场”，他们就是在润物细无声中化解危机、守护健康的疾控人。

由于疾控专业的特殊性和专属性，各级疾病预防控制中心无法像医院般整建制派出、集中保障后勤，大多“四分五裂”像蒲公英种子般零星地分散在各个工作站点，仅中国疾病预防控制中心在武汉就有 20 多个驻地，给物资保障带来了极大困难。加之冬季的湖北潮湿、寒冷，武汉封城后各类物资极度匮乏，无论是七八个小时不喝水不上厕所闷在负压实验室的检测队员，还是在室外靠双脚丈量大街小巷的流行病学调查和排查队员，抑或是在不同场所、不同人群科学指导的消杀人员，都在条件艰苦、工作辛苦中身扛责任、从未放慢脚步。

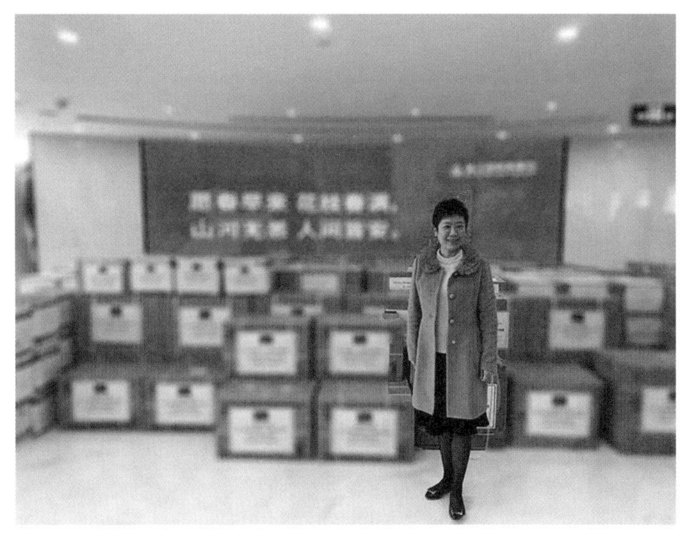

吴凡为疾控人募集防疫物资

“我了解疾控人的不易，疾控人的事，我就应该、也必须管”，吴凡第一时间主动与中国疾病预防控制中心联系确认需求，在上海市委统战部支持下，协调上海知联会、上海市预防医学会积极动员社会各界力量，短时间内募集到免洗手消毒液 600 瓶、急救包 200 个、各类防护物资 7 500 多件、生活物资 5 000 多份、方便面等各类食品 6 000 多份，并亲自指挥运送到湖北一线。各类药品、防护物资以及电热毯、保暖内衣、洗衣液、毛巾、维生素 C 泡腾片、方便面、火腿肠、榨菜等生活用品和食品，不昂贵但异常珍贵。随着近百箱物资分类分批分发给疾控队员后，大大缓解了疫情防控最关键期的生活物资匮乏问题。这份来自“疾控女侠”的温暖，一线疾控人吃在口中、穿在身上、更暖在心里，鼓舞着广大疾控人不辱使命、攻坚克难，打赢这场战“疫”！

第二章

疫情防控　随时待命

一、 疫情防控，随时待命

吴凡作为中方专家，参加中国-世界卫生组织联合专家考察组；先后十次参加上海市新冠肺炎疫情防控新闻发布会；为沪上高校全体学生线上直播开学第一课——“新冠肺炎防控第一课”；科学分析疫情进展，通过媒体普及个人防护知识和技能……作为在疾控一线征战多年的专家，在此次抗击新冠肺炎疫情中，她始终忙碌在决策咨询和科普宣传的第一线。

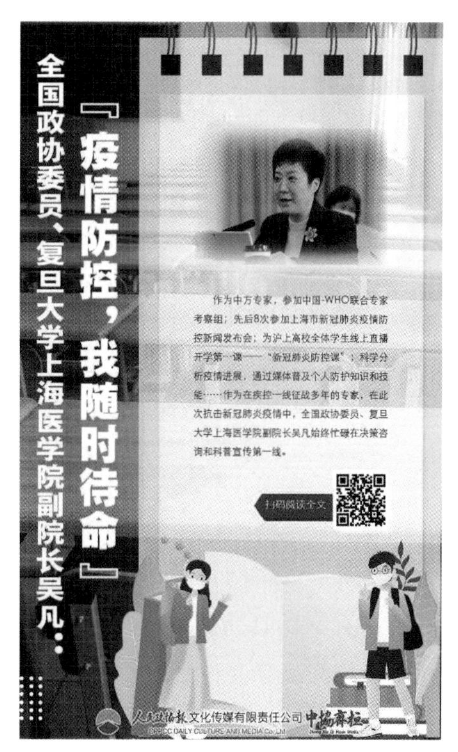

吴凡出席活动海报

“如何正确戴、摘口罩，打喷嚏？只有这些小事做正确，才能起到最大的预防效果。”“现在是新冠肺炎防控关键期，同学们还是要做到三个千万：千万不能麻痹大意，千万不能心存侥幸，千万不能放松

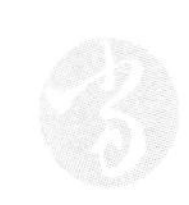

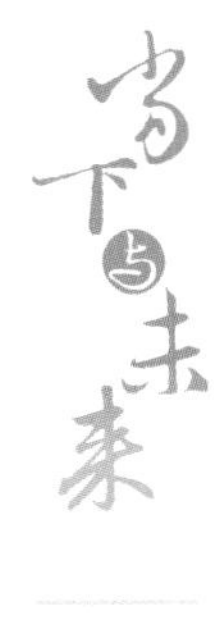

措施”……

2月24日是复旦大学原计划开学的第一天，全体沪上学生迎来一堂特殊的开学第一课——“新冠肺炎防控第一课”。被同学们亲切地称为“疾控女侠”的吴凡和“硬核教授”张文宏联手给沪上学生上了一堂“金句”频出的网课。吴凡从流行病学的角度介绍新冠肺炎在全国和上海的流行情况和趋势，科普校园防控措施。当天，这节“云课堂”在各平台累计播放量超过200万。

“初期工作主要以决策咨询和应急科研为主。”吴凡牵头开展上海市新冠肺炎流行病学研究，她多次带领团队结合防控一线需求，围绕突出问题，边研究边应用，为上海市疫情防控工作提供了强有力支持。

“任何传染病的防控都没有局外人，大家都是参与者、奉献者。”吴凡说，百姓知道政府的防控节奏，就能理解自己为什么要配合、如何配合；作为专家，有责任、有义务用老百姓听得懂的话告诉大家应该怎么做，让百姓既理解又掌握技能，整个防控工作就事半功倍。

“这次疫情防控，我要给老百姓打120分，必须加分！”她认为，在很短时间里，中国从中央到地方对组织体系完成了一次重新构架，连社区的大爷、大妈都能去执行政令。“这种一呼百应的号召力、众志成城的凝聚力，就是中国制度自信的直接体现。”

2月16日，来自中、美、德、日等国和世界卫生组织的25名专家组成的联合考察组，在我国开展了为期9天的考察调研，吴凡作为专家参与其中。

“中国所采取的应对新冠肺炎疫情的策略行之有效，世界其他地区应该加以效仿，世界需要中国的经验。”结束中国疫情考察之行的中国-世界卫生组织新冠肺炎联合专家考察组外方组长布鲁斯·艾尔沃德多次在不同场合这样表示。这样的肯定让每个中国人深感骄傲，而亲身参与考察的吴凡更是感受颇深。

“世界卫生组织考察组是带着对中国抗疫措施的巨大问号前来的，这次考察让他们彻底改变了看法。”吴凡说，考察组在多地实地考察，中国的开诚布公让他们信服，也让他们能深切地感受到，每个中国人的心里，都有一种坚定的信念，那就是“中国必胜”。

吴凡回忆，布鲁斯一路考察，到了北京，将信将疑；再到四川、广东，最后去了武汉。“从武汉回来后，我们能明显感受到，他和刚来的时候完全判若两人，他肯定中国政府采取的措施，之前的疑惑全部消除。布鲁斯的经历很丰富，去过西非，埃博拉项目就是他牵头的，我相信他从来没有经历过、感受过这样的场景。”

眼见为实，布鲁斯看到无论是医务人员的义无反顾、政府的决心，还是老百姓的配合，在中国所有人都把所有这些事当成自己的事在做。正在中国疫情初步遏制之时，全球疫情蔓延，各地中国医学、疾控专家积极连线海外侨胞及国外抗疫一线，吴凡也不例外：意大利、法国、芬兰、马来西亚、澳大利亚、美国……中国经验正在帮助其他国家开展抗疫行动，中国的抗疫方案正在与世界共享。

“印象最深的一次连线是和约翰斯·霍普金斯大学公共卫生学院院长，当我告诉他常住人口近 3 000 万的超大型城市上海市感染人数是 338 人时，他特别惊讶，连连追问我们是怎么做到的。”吴凡说，落实“四早”原则“早发现，早隔离，早诊断，早治疗”，彻底追溯感染来源、排摸管理密切接触者，新冠肺炎是可以救治、能痊愈的。这番话让连线那端的专家连连称道。

“疫情正在全球蔓延，这样的国际连线也很频繁，几乎几天就有一次，我们也在毫无保留地分享我们的防控经验，希望可以帮到他们。”吴凡说，接下来这周马上要和美国西北大学连线。

二、抗“疫”战事，媒体报道

在疫情防控期间，吴凡多次参加上海市新冠肺炎疫情防控新闻发布会，开设疫情防控专家科普讲座，参加东方卫视、新闻综合等频道的电视

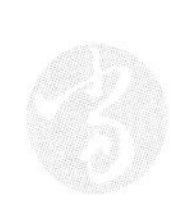

节目，为社会公众科学分析疫情进展，通过媒体普及个人防护知识和技能，各类媒体同时也记录下了“疾控女侠”在这场抗疫战斗中的行动轨迹（表2-1～2-4）。

吴凡
夜线约见：返程返岗 防疫不松懈

病毒全球肆虐 长三角如何防输入?
12:06
入境人员必须依法如实申报 接受检疫

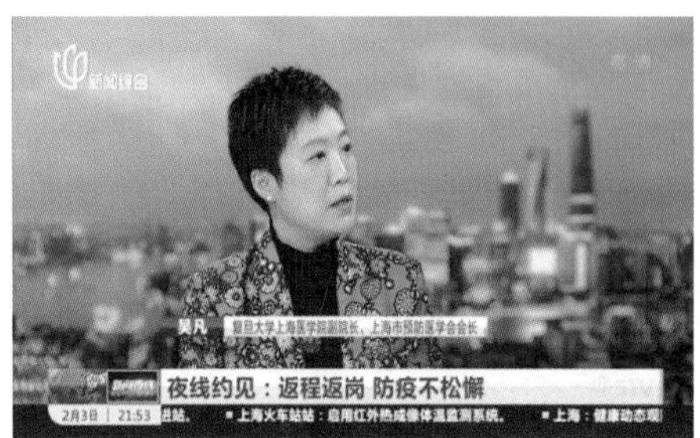

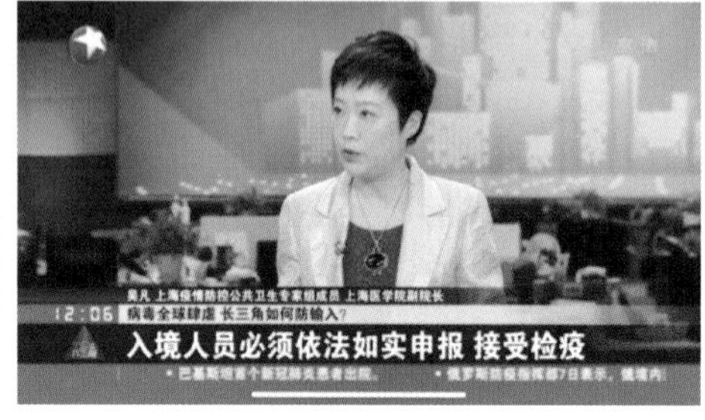

吴凡出席电视台防疫专栏节目解读疫情防控措施

表2-1 相关报道（电视台、电台）

日期	电视台/电台	栏目	主题内容
1月26日	上海新闻综合频道	《夜线约见》	设置隔离点不会影响周边居民健康
2月3日	上海新闻综合频道	《夜线约见》	疫情从第一阶段输入型转变为第二阶段输入型与本地散发
2月11日	东方卫视	《全力抗击新型冠状病毒肺炎疫情特别报道》	解读上海应对复工潮升级防控、抗击疫情和经济发展如何“双线作战”
2月29日	东方卫视	《全力抗击新型冠状病毒肺炎疫情特别报道》	解读《中国-世界卫生组织新型冠状病毒肺炎（COVID-19）联合考察报告》
3月3日	东方卫视	《全力抗击新型冠状病毒肺炎疫情特别报道》	解读境外输入病例疫情防控
3月8日	东方卫视	《中国长三角》	病毒全球肆虐，长三角如何防输入：解读对境外输入病例的长三角联防联控，大数据助力追踪溯源与密切接触者排摸

（续表）

日期	电视台/电台	栏目	主题内容
3月9日	第一财经	《特别直播节目》	10国连线，直击世界战“疫”第一线，剖析全球影响
3月11日	上海新闻综合频道	《新闻坊》	新增病例数维持低位波动，上海疫情防控成效显现：海外疫情发展非常迅速，但上海市民不必过于担忧
3月22日	东方卫视	《这就是中国》	全球抗疫中的中国担当
4月9日	上海新闻综合频道	《夜线约见》	同学们，老师喊你“复课”啦！ 开学返校之后，校园的疫情防控工作如何展开？教学任务如何完成？
4月18日	上海教育电视台	《周末开大课》	中国温度，大国担当
5月18日	东方卫视	《焦点对话》	多地出现本土病例，疫情会否“回潮”？
5月24日	上海教育电视台	《教视约见》	加大公共卫生人才培养力度，为上海守住安全底线
5月25日	东方卫视	《两会专讯》	两会议政录：织牢织密公共卫生防护网
5月25日	东方卫视	《问政中国》	公共卫生建设如何“系统重塑”
5月27日	综合广播		云听两会“盼”点 | 这位委员，从一线城市到一线扶贫

表2-2　相关报道（微信公众号）

日期	微信公众号	主题
2月24日	复旦医学生	“新冠肺炎防控第一课”你听了吗？复旦上医学子们听了！
2月25日	老知青家园	新冠肺炎如何防控！“疾控女侠”吴凡老师开讲
3月7日	中国妇女	【别样“三八”·致敬】这么酷的守“沪”女侠，你肯定从未见过！
3月8日	新民晚报	院士专家出镜vlog《姐妹们，谢谢你》致敬抗疫一线巾帼 | 疫情防控发布会

（续表）

日期	微信公众号	主题
3月12日	复旦上医	12位医学专家联合发布《专家共识》，号召更多医务人员投身健康科普
3月17日	老洪说教育	留学生要不要回国？复旦大学吴凡：有个好消息
3月24日	上海复旦大学校友会	【活动报名·直播】从公卫、医疗、药物、心理四个角度抗击新冠肺炎疫情
3月26日	上海科技	携手科技战疫！看看这16位全球大咖在这场线上国际研讨会上说了啥
3月29日	上海复旦大学校友会	【直播回顾】从公卫、医疗、药物、心理四个角度抗击新冠肺炎疫情
3月29日	上海科协	疫情下半场，无症状感染者怎么防？专家来支招
4月3日	澎湃新闻	牢牢掌握防控主动权，召开专家座谈会
4月5日	复旦上医	共同战疫丨复旦上医专家应邀与芬兰赫尔辛基大学医院集团连线交流新冠肺炎防控经验
4月9日	上海新闻广播	建设全球公共卫生最安全城市，如何快速发现、识别、应对?《市民与社会》讨论
4月16日	上海教育电视台	融媒思政讲好战“疫”故事　上海教视云录制《周末开大课》第三季本周开播
4月16日	SHINE-Shanghai Daily	Shanghai health authorities share knowledge with peers in Texas
4月17日	医者仁心教者恒心	抗击新冠肺炎丨不断完善城市公共卫生体系建设，培养“全健康”公共卫生人才
4月17日	上观新闻	世界卫生组织考察带着巨大问号而来，这位联合专家组成员透露抗疫中的“中国秘密”
4月28日	上海市建平实验中学	【学生发展】学习防疫知识，共迎返校开学| 记上海市建平实验中学学生观看“新冠病毒自我防控”第一课观后感之初一年级篇
5月7日	上海崇明	学习研究加强公共卫生建设工作
5月9日	上海发布	这些专家今天被请进市委建言疫情防控，李强、龚正认真倾听记录，深入交流讨论
5月22日	浦江同舟	在沪党外全国政协委员热议政协常委会工作报告（二）

（续表）

日期	微信公众号	主题
5月24日	上海教育电视台	加大公共卫生人才培养力度　为上海守住安全底线
5月24日	健康报	疾控体制改革，该如何发力?
5月25日	新民晚报	这盏“路灯”要一直亮着！2025年成为全球公共卫生最安全城市之一，上海还要做什么?
5月27日	新民周刊	健全的公共卫生体系让城市更安全

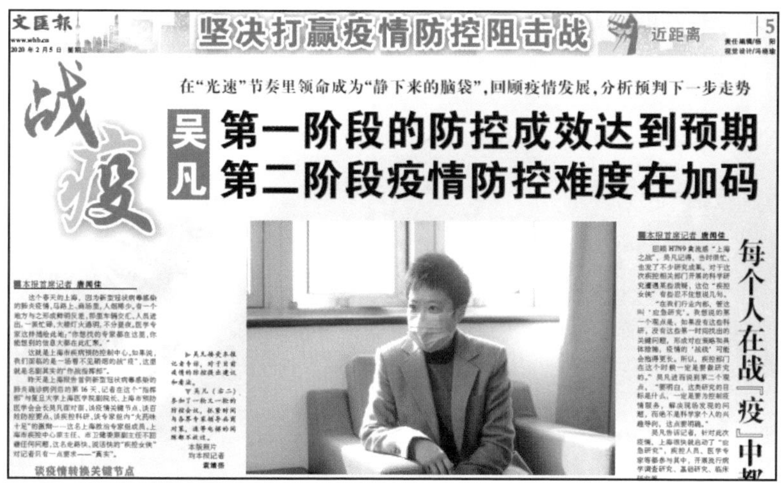
文匯報
www.whb.cn
2020年2月5日 星期三
坚决打赢疫情防控阻击战
近距离
5
战疫
在“光速”节奏里领命成为“静下来的脑袋”，回顾疫情发展，分析预判下一步走势
吴凡
第一阶段的防控成效达到预期
第二阶段疫情防控难度在加码
每个人在战『疫』中
谈疫情转换关键节点

《文汇报》关于吴凡的人物专访

表2-3　人物访谈（报纸）

日期	报纸	主题
1月26日	《解放日报》	上海累计排除42例病例！设置集中隔离观察点会对市民健康有影响吗?
2月5日	《文汇报》	第一阶段的防控成效达到预期，第二阶段疫情防控难度在加码
2月11日	《新民晚报》	千万不能麻痹大意，千万不能心存侥幸，千万不能放松措施

（续表）

日期	报纸	主题
2月13日	《解放日报》	战胜疫情，每个人都可以做贡献 关键时刻千万不能麻痹大意，千万不能心存侥幸，千万不能放松措施
3月16日	《新民晚报》	中国给世界争取的不仅是一个月的时间，更是对病毒的深刻认识
3月28日	《解放日报》	担心身边有“无症状感染者”？上海专家详解经验
4月7日	《解放日报》	全方位升级，打造“大公卫”
4月10日	《联合时报》	重塑公共卫生应急管理体系 政协委员谈《若干意见》：更好凝聚共识建设超大城市公共卫生体系
4月15日	《青年报》	疫情之后，培养“全健康”公共卫生人才
4月23日	《新民晚报》	传染病防控没有局外人一谈公卫体系建设
5月10日	《新民晚报》	在常态化防控下提高平战结合能力
5月15日	《新民晚报》	构建“大应急”模式　为上海守住安全底线
5月20日	《文汇报》	良好的健康习惯是“无形防护服”
5月22日	《文汇报》	用得好、留得住“大公共卫生人才”
5月24日	《文汇报》	生命至上！“公共卫生体系建设”按下加速键
5月25日	《人民政协报》	线上学习成常态，如何向“小眼镜”说不？
5月25日	《新民晚报》	公卫这盏“路灯”，要一直亮着
5月26日	《健康报》	疾控体制改革如何发力？
5月27日	《健康报》	全方位推进公卫体系建设
5月27日	《青年报》	近视可防不可治，青少年须每天户外活动
5月27日	《光明日报》	把人民生命安全和身体健康放在第一位

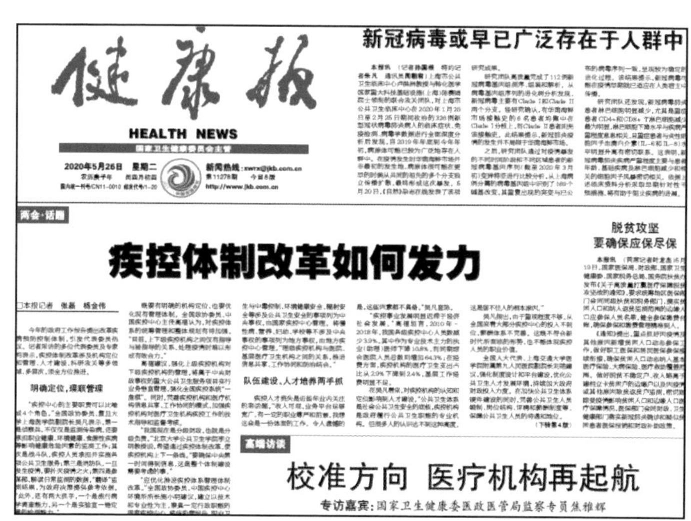
健康报

HEALTH NEWS

2020年5月26日 星期二

新冠病毒或早已广泛存在于人群中

两会·话题

疾控体制改革如何发力

明确定位，理顺管理

队伍建设，人才培养两手抓

脱贫攻坚 要确保应保尽保

高端访谈

校准方向 医疗机构再起航

专访嘉宾：国家卫生健康委医政医管局监察专员焦雅辉

关于“疾控体制改革”提案的专项报道

表 2-4 相关报道（网络媒体）

日期	网站	主题
1月26日	央广网	人物专访：集中医学观察点对周边的居民没有影响
1月27日	腾讯新闻	上海累计排除 42 例！会通报区级病例数吗？集中隔离观察点对市民影响吗？
1月28日	上观新闻	隔离 14 天的具体措施是什么？脱下外科口罩时有啥特别讲究？
1月29日	新浪财经	疫情防控专家专访：目前上海的疫情防控是有序有力有效的
2月5日	国务院新闻办公室	上海举行新型冠状病毒感染肺炎防控工作新闻发布会（疫情走势分析和下一阶段疫情防控）
2月5日	东方网	疫情防控第一阶段达到预期目标，第二阶段难度加码
2月5日	澎湃新闻	疫情防控新闻发布会丨上海会出现第二波输入性疫情吗？
2月5日	文汇网	第一阶段的防控成效达到预期　第二阶段疫情防控难度在加码

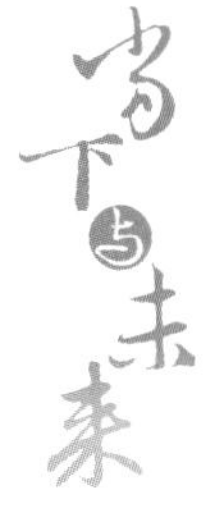

（续表）

日期	网站	主题
2月5日	央广网	任何传染病防控都没有“局外人”，需要每位市民正向贡献
2月10日	国务院新闻办公室	上海举行新型冠状病毒感染肺炎防控工作发布会（疫情走势分析和复工复产后防控）
2月10日	人民网	拐点到来之前，这“三个千万”至关重要
2月11日	上海市人民政府	上海市教育系统疫情防控工作部署会议召开
2月12日	上观新闻	助力抗疫战，应急科研应讲究“排兵布阵”
2月24日	新民晚报	有直播！知名专家今天在复旦大学开讲“新冠肺炎防控第一课”
3月11日	澎湃新闻	号召更多医务人员投身健康科普！12位医学专家发布《专家共识》
3月11日	国务院新闻办公室	上海举行新型冠状病毒感染肺炎防控工作发布会（海外疫情分析和发布《专家共识》）
3月11日	新浪上海	海外疫情发展迅速，但上海不用过度担忧
3月11日	中国新闻网	上海医学专家推出“疫情防控健康科普共识”
3月11日	新民晚报	人物专访：海外疫情发展迅速，但上海不用过度担忧
3月12日	上海市人民政府	上海疫情防控新闻发布会，专家观点：海外疫情发展迅速，但上海不用过度担忧
3月16日	国务院新闻办公室	上海举行新型冠状病毒感染肺炎防控工作发布会（完善应对重大和新发突发传染病科技协同攻关体系）
3月16日	中国新闻网	上海加快科研攻关成果为世界提供至关重要的科学证据
3月16日	上海市人民政府新闻办公室	2020年3月16日市政府新闻发布会问答实录
3月16日	中国新闻网	上海医学专家连线海外侨胞及抗疫一线共享防治经验
3月17日	法国中文网	共住地球村　齐心共抗“疫”——全球五城爱心连线分享上海防控防治经验

（续表）

日期	网站	主题
3月17日	文汇网	“中国方案”走出国门，共享防治经验：上海医学专家连线海外侨胞及抗疫一线
3月19日	复旦大学公共卫生学院	为全球战疫分享上海经验| 复旦大学全球健康研究所和复旦大学—约翰斯·霍普金斯大学公共卫生联合科教中心联合开展“疫情防控”专家视频交流会
3月20日	澎湃新闻	复旦大学健康科普青年讲师团启动线上科普
3月22日	国务院新闻办公室	上海举行新型冠状病毒感染肺炎防控工作发布会（口岸管理和口罩的正确佩戴）
3月22日	观察者	《这就是中国》第49期：全球抗疫中的中国担当
3月24日	网易新闻	多地最新“摘口罩指南”来了！这四类人员请继续佩戴口罩！
3月26日	新民网	全球科技大咖“在线战疫”：多位院士专家分享“上海方案”“中国经验”
3月27日	新华网	人物访谈丨什么人需要戴口罩？新冠病毒会和人类长期共存吗？
3月27日	华东理工大学	华理开展师生集中返校准备工作首次培训
3月30日	文汇网	战“疫”科普每日二问——疫情防控常态化，如何坚持做好个人防护？
4月2日	中国新闻网	人物专访：“任何传染病防控都没有局外人”
4月2日	上观新闻	沪上高校为开学做准备　专家提醒：保存票据，方便流行病学调查
4月7日	上观新闻	人物专访：应时代之需，培养“全健康”公共卫生人才
4月8日	上海市人民政府新闻办公室	上海举行介绍上海新型冠状病毒感染肺炎防控工作情况新闻发布会，发布《若干意见》（上海“公共卫生建设20条”）解析
4月8日	澎湃新闻	人物专访：疫情防控离不开科技攻关，平时要有布局有储备
4月9日	新浪上海	上海发布《若干意见》专家详解
4月9日	中国新闻网	专家详解上海“公共卫生建设20条”五大看点

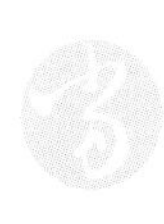

（续表）

日期	网站	主题
4月9日	人民网	专业人士详解上海“公共卫生建设20条”
4月9日	上海市人民政府	加强应急科技攻关体系能力建设！市新冠肺炎疫情防控科技攻关组召开工作推进会
4月16日	青春上海News—24小时青年报	“疾控女侠”吴凡本周六开始将和学子“谈谈心”
4月17日	上观新闻	世界卫生组织考察带着巨大问号而来，这位联合专家组成员透露抗疫中的“中国秘密”
4月19日	复旦大学新闻网	复旦大学医学专家与美国得州云端连线合力战“疫”
4月20日	文汇网	上海专家与海外专家探讨抗疫“妙招”
4月24日	澎湃新闻	疫情防控新闻发布会丨上海：如果到学校是可步行距离建议步行
4月24日	澎湃新闻	疫情防控新闻发布会丨上海闵行：协调完成教职员工核酸检测
4月24日	澎湃新闻	疫情防控新闻发布会丨师生发烧咳嗽如何应对？上海市教育委员会回应
4月24日	上观新闻	周日见丨与你线上有约，解答你最关心的“疫”线问题
4月24日	中国新闻网	上海尽最大努力安全、平稳、有序复学　理性对待发热
4月26日	上观新闻	吃饭不说话，不要开空调！“神兽”明日复学怎样确保安全？
4月30日	东方网	上海通报新冠肺炎防控情况
4月30日	潇湘晨报	权威专家回答三个关键问题，帮你定心过五一
4月30日	中国新闻网	小长假期间上海景区加强管理　专家支招如何买、如何吃、如何玩
4月30日	澎湃新闻	疫情防控新闻发布会丨五一出行如何自我防护？这些原则要牢记
4月30日	澎湃新闻	疫情防控新闻发布会丨上海二级以上医院将分批开展核酸检测

（续表）

日期	网站	主题
4月30日	澎湃新闻	疫情防控新闻发布会｜五一期间上海A级景区全部实施预约入园
4月30日	上海市人民政府	市政府新闻发布会问答实录（2020年4月30日，五一出行防护）
5月6日	澎湃新闻	介绍中国防疫措施：建立起统一高效的决策命令体系
5月7日	文汇报	为墨西哥防疫支招，接地气的防疫讲座
5月8日	人民日报	天热了戴口罩的原则：随身携带，戴或不戴，看社交距离
5月20日	上观新闻	应改革公共卫生人员薪酬体系，让人才“招得来”“留得住”
5月20日	上观新闻	“大公卫”需要招得来留得住人才
5月22日	上观新闻	感动于“变与不变”，感动于“加法减法”
5月23日	国际在线	应从人才岗位设置、薪酬体系、激励机制等多方面入手，进一步加强疾控人才队伍建设
5月23日	人民政协网	“加减”任务清单凸显民生暖意
5月25日	经济日报新闻客户端	让公共卫生人才“留得下”“用得好”
5月26日	看看新闻	推动“科创25条”落地落实　走出疾控现代化之路
5月26日	看看新闻	把公卫安全纳入国家安全总体框架具有重要意义

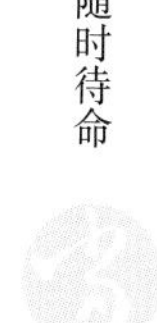

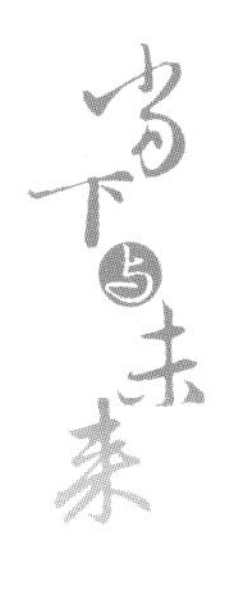

第三章

疫情研判　建言献策

一、43次上海疫情防控研判专家会

1月18日—5月27日，吴凡以上海市政府新冠肺炎疫情防控领导小组专家组成员身份，一共参加了43次上海市新冠肺炎疫情研判专家会，研判疫情进展，提出防控对策，评估修正防控措施，为上海市防控工作提供决策咨询和关键防控建议，并多次在关键节点上协助上海市政府开展新冠肺炎疫情应急风险沟通。

1. 4月3日

上海市委召开新冠肺炎疫情防控专家座谈会，就全球疫情发展形势及上海疫情防控重点工作深入听取专家分析和建议。

在座谈会上，吴凡结合工作实际，研判防控形势，分析疫情风险，发表见解，建言献策。既要对当前疫情形势复杂性和严峻性有清醒认识，坚持不懈抓好疫情防控工作，也要充分看到各项防控措施取得积极成效，坚定夺取抗疫斗争全面胜利的强大信心。

上海市委领导指出，必须坚决贯彻落实习近平总书记重要讲话和指示批示精神，坚持外防输入、内防反弹，把不确定的风险研判得更精准、把握得更全面，把确定的措施落实得更扎实、防范得更严密，牢牢掌握防控主动权，真正做到防患于未然，更好统筹推进疫情防控和经济社会发展工作。当前，境外疫情正在加剧蔓延，疫情防控要保持高度警醒警惕，加强精准跟踪研判，思想上不放松、工作上不松劲，坚持打好主动仗。要把严防境外疫情输入作为重中之重，严格压实全流程封闭式管理，持续优化流程，坚决堵塞漏洞。要把内防反弹各项措施抓紧抓实抓细，健全及时发现、快速处置、精准管控、有效救治的常态化防控机制，落实早发现、早报告、早隔离、早治疗要求，完善并及时启动相关防控预案。发热门诊必须健全完善，监测检测必须更加严密，防控措施必须保持力度，积极回应社会关切，引导市民持续做好自我防护，巩固拓展疫情防控向稳向好态势。要立足上海超大城市实际，完善重大疫情防控体制机制，健全公共卫生应急管理体系，切实保障市民群众生命安全和身体健康。

2. 5月9日

上海市委主持召开新冠肺炎疫情防控专家座谈会，就全球疫情发展形势、常态化疫情防控措施以及科研攻关深入听取专家们的分析和建议。

在座谈会上，吴凡发言认为，当前全球疫情持续蔓延扩散是常态化疫情防控的最大变量，要科学精准落实外防输入、内防反弹各项措施，把科学技术作为同疾病较量最有力的武器，加大疫苗和药物研发力度，持续做好个人防护知识和健康生活方式宣传普及。

上海市委领导指出，要坚决贯彻落实习近平总书记重要讲话和指示批示精神，结合上海实际，在常态化疫情防控条件下进一步提高平战结合能力，加快健全公共卫生应急管理体系，努力走出一条超大城市公共卫生安全治理之路。当前，境外疫情暴发增长态势仍在持续，新冠肺炎疫情还有很大不确定性。巩固拓展疫情防控向稳向好态势，必须坚持外防输入、内防反弹，毫不放松做好常态化疫情防控各项工作。要加强动态研判，因势而变、因情施策，不断优化完善防控措施。要持续紧盯入城口、落脚点、流动中、就业岗、学校门、监测哨，做到发现更敏锐、追踪更快速、救治更高效、防护更自觉。要把超大城市疫情防控科研攻关作为重大任务，加强联合攻关，加快形成成果。要狠抓政策落实，加快推动《若干意见》细化实施，加快建设平战结合的重大疫情防控救治体系，切实提高应对突发

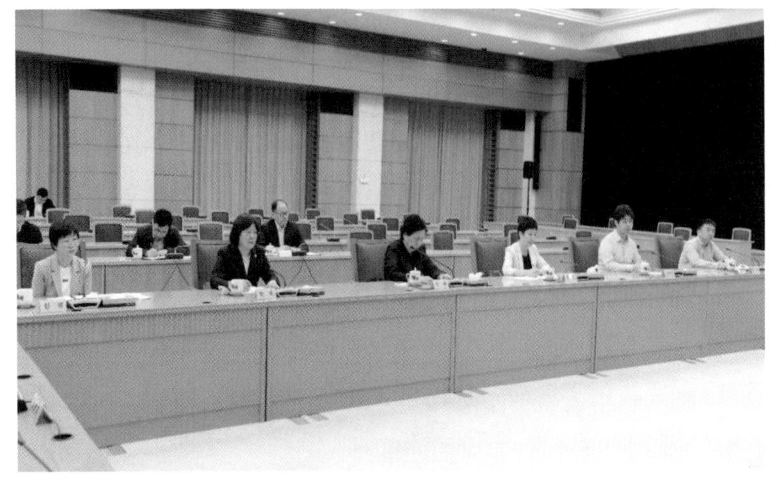

吴凡出席上海新冠肺炎疫情防控专家座谈会

重大公共卫生事件的能力和水平。

二、10次上海疫情防控新闻发布会

上海市政府新闻办4月8日举行市政府新闻发布会，上海市副市长宗明介绍了《若干意见》有关情况。上海市卫生健康委员会主任邬惊雷、复旦大学上海医学院副院长吴凡、复旦大学附属华山医院感染科主任张文宏、市疾病预防控制中心主任付晨出席发布会，共同回答记者提问。

《若干意见》是根据2月14日习近平总书记在中央深改委会议上的重要讲话精神和关于疫情防控的重要指示，结合上海实际情况制订的重要文件。《若干意见》强调，要坚持依法防控、系统治理，预防为主、平战结合，统一指挥、联防联控，科技引领、精准施策，到2025年，重大疫情和突发公共卫生事件的应对能力达到国际一流水准，成为全球公共卫生最安全城市之一。《若干意见》提出4项主要任务。

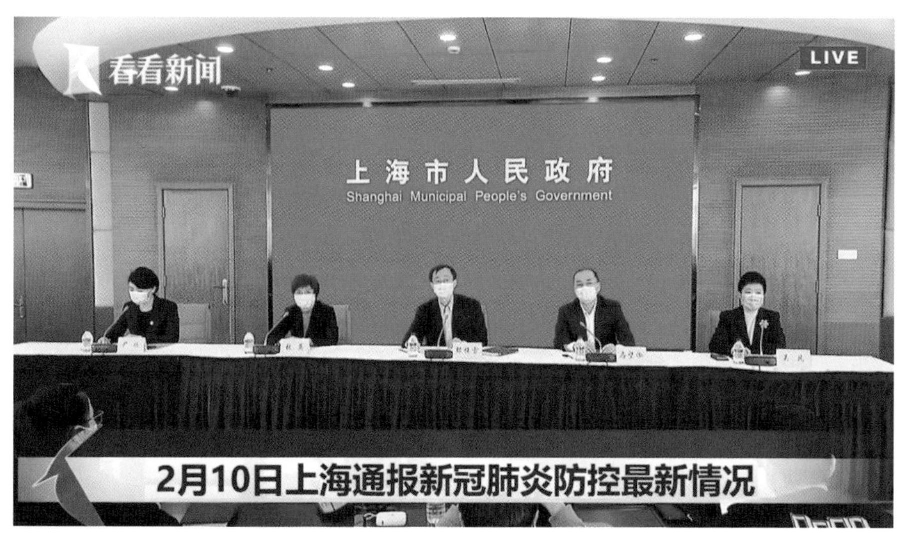

吴凡出席上海市人民政府新闻发布会

1. 第一项任务：加强体系建设

围绕织密织牢城市公共卫生安全防控网络，建设五大体系。一是建设集中统一、智慧高效的公共卫生应急指挥体系，重点是完善应急指挥体制，健全应急预案，构建统一领导、权责匹配、权威高效的公共卫生大应急管理格局。二是建设协同综合、灵敏可靠的公共卫生监测预警体系，重点是以新发突发传染病、不明原因疾病为重点，完善监测哨点布局，构建区域协同、联防联控的风险预警系统。三是建设国内领先、国际先进的现代化疾病预防控制体系，重点是提升疾病预防控制机构现场调查处置能力、信息分析能力、检验检测能力和科学研究能力，打造专业化、现代化的三级疾病预防控制网络。四是建设定位明确、平战结合的应急医疗救治体系，重点是形成由市级定点医院和医疗机构、区级医院和区域性医疗中心、社区卫生服务中心等构成的应急医疗救治体系，加强医防融合、中西医结合和应急医疗救治能力储备。五是建设党委领导、政府负责、多方参与的公共卫生社会治理体系，重点是坚持依法防控、联防联控、群防群

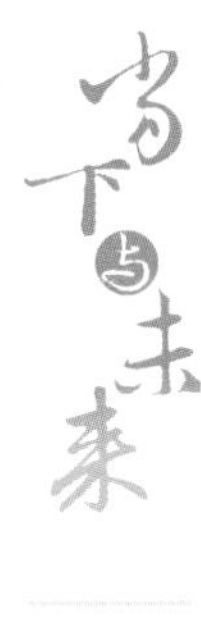

控，压实属地责任，完善社区治理，统筹疫情防控和经济社会发展。

2. 第二项任务：加强机制建设

围绕提高公共卫生应急体系运行效率，完善五个机制。一是平战结合机制，重点是构建应急培训、应急演练、应急征用以及应急状态下基本医疗卫生服务保障机制。二是快速响应机制，重点是建立智慧化公共卫生安全预警多点触发机制，加强临床医师传染病等相关知识培训，利用大数据提升传染病早期筛查和临床预判能力。三是联防联控机制，重点是把公共卫生应急管理融入城市运行“一网统管”，加强基层疫情防控能力建设，强化与长三角和省际防控合作，加强国际合作交流。四是群防群控机制，重点是加强社会面协同联动，发挥各类组织在突发公共卫生事件中的作用，加强健康知识科学普及，倡导健康文明生活方式。五是精准防控机制，重点是加强分区域、分等级公共卫生安全风险评估，强化智能监测，明确防控重点，实施差异化防控策略，确保防控工作精准高效。

3. 第三项任务：加强能力建设

围绕推进公共卫生领域供给侧改革，加强五个能力。一是加强硬件设施建设，重点是优化公共卫生设施布局和居民服务点设置，加快市级疾控机构硬件设施项目以及各类检测实验室、应急和科研平台建设，推进区级疾控机构达标工程和能力建设。加强定点医疗机构和发热门诊、社区“哨点”诊室标准化建设。二是加强学科人才队伍建设，重点是加强公共卫生与临床学科融合，打造一批具有国际竞争力的重点学科群。科学核定疾控和社区卫生机构人员编制，稳步提高人员薪酬水平，拓展人才职业发展空间，提高队伍凝聚力和吸引力。三是加强科技攻关能力建设，重点是坚持平战结合、科研和救治防控结合，加强重大和新发突发传染病科技协同攻关，推动国家级重大创新平台建设，启动生物安全重大科技计划，加快公共卫生领域临床应用和科技成果转化。四是加强公共卫生应急信息化建设，重点是依托“一网通办”“一网统管”，推进公共卫生领域健康大数据应用，发展互联网医疗，积极支撑慢病门诊服务、网络咨询、科普教育和跨区域远程诊疗合作。五是加强舆情应对和引导能力建设，重点是健全信息公开制度，构建以政府权威发布为主、有公信力和影响力的公众人物舆论引导为补充的信息发布网络，发挥媒体舆论监督作用，发挥社会公众心理援助和危机干预作用。

4. 第四项任务：强化保障措施

围绕有力支撑城市公共卫生安全，强化五个保障。一是强化组织保障，重点是坚持党对重大疫情应对和公共卫生应急工作的全面领导，提升各级政府公共卫生管理能力，建立督导、考核和问责机制，把公共卫生工作纳入各区和部门领导干部绩效考核。二是强化法治保障，重点是加快公共卫生领域地方立法和标准建设，强化联动执法、失信惩戒，依法严厉打击抗拒疫情防控、暴力伤医等违法犯罪行为。三是强化物资保障，重点是坚持平战结合、采储结合，加强应急物资和生产能力储备，建设公共卫生应急储备中心，建立全球采购机制、应急物流服务平台和紧缺物资运输快速通道，加强长三角应急物资互济互助和协同联动。四是强化投入保障，重点是建立完善政府投入、分级负责的经费保障机制，持续加大公共卫生财政资金保障力度，动员社会多元投入，加大对疫情防控和公共卫生支

看看新闻
LIVE
更多新闻 请下载看看新闻APP
2月10日上海通报新冠肺炎防控最新情况

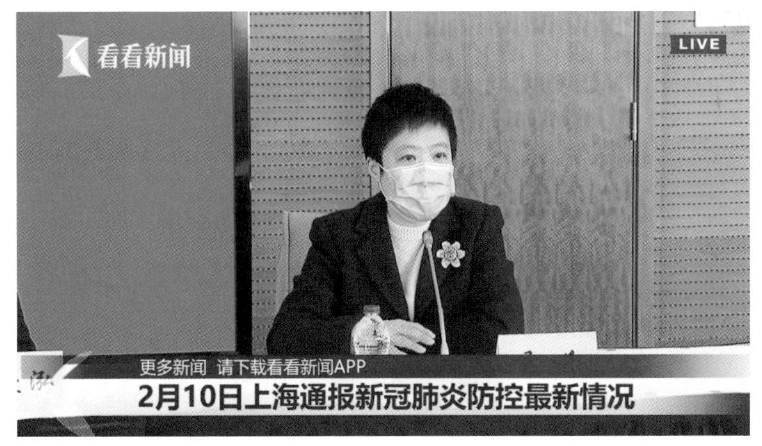

吴凡在新冠肺炎疫情防控新闻发布会上解读疫情防控最新情况

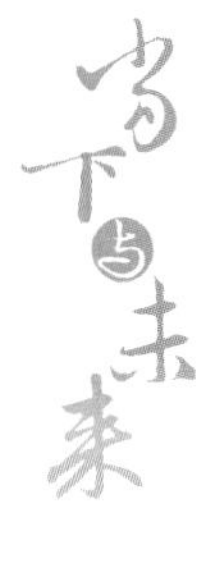

持。五是强化应急医疗保障，重点是坚持应收尽收、应治尽治，统筹推进基本医保基金和公共卫生服务资金使用，探索建立特殊群体和特定疾病医药费豁免制度，确保患者不因费用问题影响救治。

疫情防控期间，吴凡参加了10次上海市新冠肺炎疫情防控新闻发布会（表3-1），科学分析疫情形势，解读最新防控政策。

表3-1　吴凡参加的10次新冠肺炎疫情防控新闻发布会

日期	上海市新冠肺炎疫情防控新闻发布会主题	吴凡发表内容
1月26日	1. 病例情况通报：上海累计排除42例疑似病例； 2. 区级病例数通报原则：不会进行区级病例数通报； 3. 集中隔离观察点的管理：设置集中隔离观察点不会影响市民健康； 4. 防疫物资的供应保障：努力确保口罩供应并按照日常价格销售	设置集中医学观察点对周边的居民是没有影响的
2月5日	1. 开学工作部署：确定本市各级各类学校2月底前不开学； 2. 病例情况通报； 3. 公共环境管理：开展社区公共环境预防性消毒； 4. 疫情走势的分析； 5. 下一步的防控以及市民个人防护建议； 6. 依法严厉打击涉及疫情的违法犯罪； 7. 复工复产后商务楼宇疫情防控工作	1. 疫情走势的分析：第一阶段的防控成效达到预期　第二阶段疫情防控难度在加码； 2. 下一步的防控以及市民个人防护建议：任何传染病防控都没有“局外人”，需要每位市民正向贡献；乘坐电梯不需要那么紧张，但做好必要的防护举措
2月10日	1. 病例情况通报； 2. 解读上海市对企业的28条支持政策； 3. 上海前一阶段防控采取的措施总结和接下来疫情走势研判； 4. 关于做好企业复工复产工作的政策解读	1. 上海前一阶段防控采取的措施总结和接下来疫情走势研判：上海近阶段防控采取的措施是有力的，上海的疫情趋势是平稳的； 2. 接下来的防控举措：拐点到来之前，千万不能麻痹大意，千万不能心存侥幸，千万不能放松措施

（续表）

日期	上海市新冠肺炎疫情防控新闻发布会主题	吴凡发表内容
3月11日	1. 病例情况通报； 2. 加强监管规范，引导慈善组织精准捐赠； 3. 发布《专家共识》； 4. 海外疫情形势分析及疫情输入风险研判； 5. 日常居家消毒注意事项	1. 发布《专家共识》：吴凡代表12位医学专家，发布《专家共识》，号召更多医务人员投身健康科普； 2. 海外疫情形势分析及疫情输入风险研判：海外疫情发展迅速，但上海不用过度担忧
3月16日	1. 病例情况通报，自3月17日起，疫情信息调整为每日发布一次； 2. 介绍完善应对重大和新发突发传染病科技协同攻关体系，提升预防和应对能力的规划； 3. 解读企业转产疫情防控物资的应急审批服务； 4. 上海市健康科普工作的总体部署； 5. 介绍应急科研攻关的特殊性及取得的阶段性成果	1. 介绍应急科研攻关的特殊性； 2. 分享应急科研攻关项目已取得的阶段性成果：中国给世界争取的不仅是一个月的时间，更是对病毒的深刻认识
3月22日	1. 病例情况通报； 2. 介绍加强口岸管理的重要措施； 3. 介绍市卫生健康委员会配合口岸管理的防控措施； 4. 介绍进一步加强发热门诊筛查工作的措施； 5. 介绍佩戴口罩的场合和人群	介绍不同场合和不同人群佩戴口罩的具体办法和规定：多地最新"摘口罩指南"来了！这四类人员请继续佩戴口罩！
4月8日	解读《若干意见》内容	1. 介绍打造更为专业高效化的预防控制网络的具体内容； 2. 加强疫情预防科研攻关的布局
4月24日	1. 病例情况通报； 2. 介绍各级各类学校开学的统一部署情况和《开学工作指南》的具体内容； 3. 介绍在校期间，学生或教职员工突发情况的应急处置建议； 4. 确保返校学生安全的重要举措； 5. 介绍闵行区的开学准备工作； 6. 针对家长、学校和学生在防控措施的建议	1. 介绍在校期间，学生或教职员工突发情况的应急处置建议； 2. 针对家长、学校和学生在防控措施的建议：孩子或家里人出现健康异常一定不要隐瞒；如果到学校是可步行距离建议步行

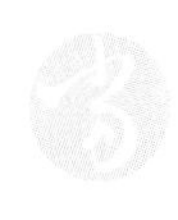

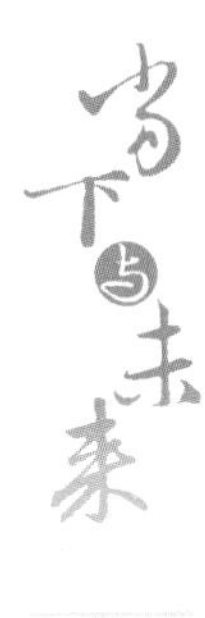

（续表）

日期	上海市新冠肺炎疫情防控新闻发布会主题	吴凡发表内容
4月30日	1. 病例情况通报； 2. 介绍上海海关多项措施保障民生物资安全高效通关； 3. 介绍五一小长假期间上海景区加强管理的举措； 4. 五一出行自我防护原则； 5. 介绍上海“五五购物节”	介绍五一出行自我防护原则：保持社交距离，做好旅游前准备，思想上高度认识
5月8日	1. 三级响应后的口罩佩戴原则； 2. 上海商务楼宇、轨交等可正常使用空调； 3. 学生上体育课佩戴口罩的原则："三个必须"和"两个建议"； 4. 发热门诊的管理规范； 5. 口岸管理和入境人员的管理	三级响应后的口罩佩戴原则

此外，吴凡作为中华预防医学会新冠肺炎疫情防控专家组成员，准确分析研判了全国疫情趋势。她指出需加强防控力度的高风险省份和地区，提出不同阶段的防控重点和风险点，撰写工作报告和专题建议报告近30份，提交国家卫生健康委员会。疫情防控期间，吴凡还直接为上海、湖北、四川、海南、黑龙江等省（市）的省（市）长提供决策咨询，通过专家会、电话、微信等各种方式为各省级卫生健康委员会或疾病预防控制中心提供专业防控建议。

三、2份提案、1份报告提交全国两会

作为政协委员，吴凡在全国政协第十三届三次会议上提交了两份提案：一是关于加强公共卫生人才队伍建设；二是关于升级改造国家传染病网络直报系统。此外，还有落实预防为主、切实加强公共卫生体系建设的调研报告。

吴凡在两会期间现场聆听李克强总理所作的政府工作报告，用一个词形容当时的心情，就是“感动”。感动于“变与不变”，感动于“加法和

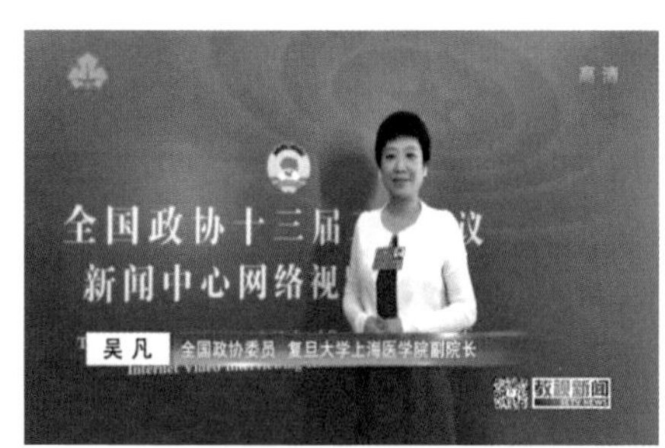

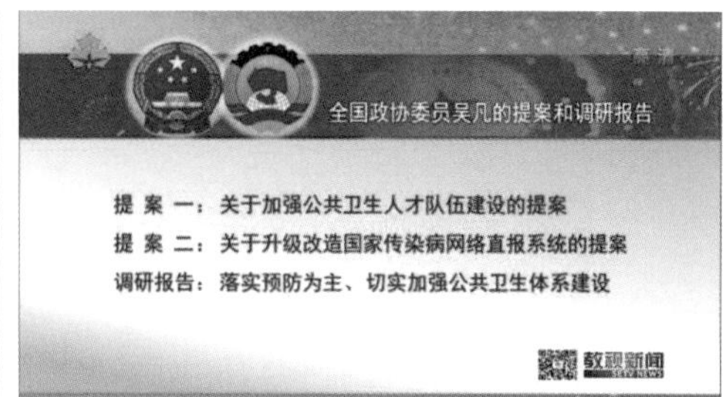

吴凡参加全国政协十三届三次会议

减法”。报告提出当下“外防输入，内防反弹”的严峻形势中，“变”的是第一次在政府工作报告中没有提出经济增速的具体目标；“不变”的是稳就业保民生，坚决打赢脱贫攻坚战，全面建成小康社会的全年目标任务不变。做“加法”的是公共卫生体系建设，教育公平发展，医保财政补助、基本养老金、困难群体救助等民生保障领域；做“减法”的是非急需刚性的中央本级支出压减50%。在今年的政府工作报告中，“公共卫生”位于“加法”之列，这体现了中国政府的决心、定力和韧劲。

吴凡曾这样比喻，疾控、公共卫生人员类似在上游工作的“筑坝者”，若预防措施得当，下游就不泛滥，保护下游人群，人们甚至都不会知晓有事情的发生。目前在上海，就有几千名“筑坝者”一样的疾控人员和医师对患者进行“追踪”，追踪后再对所有与患者密切接触者进行隔离，这一系列措施让上海避免了社区传播。但遗憾的是，疾控“做得越好，成绩越不显现，越没存在感”。也正是因为这样的原因，公共卫生人才的“社会显示度”有限。

1. 关于加强公共卫生人才队伍建设的提案

在吴凡看来，公共卫生体系建设中很重要的一环在于人才培养。从“疾控女侠”到复旦大学上海医学院副院长的身份转变对她来说，更像一场职业教育的对接——原本在用人单位工作，了解岗位需求和标准，也深

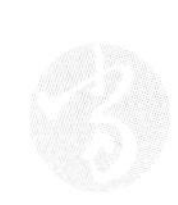

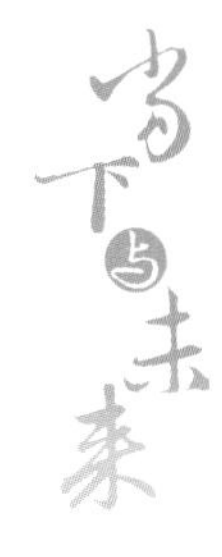

知瓶颈与薄弱点；现在她在人才培养单位工作，可以从“根子”上做起，优化整个培养体系。

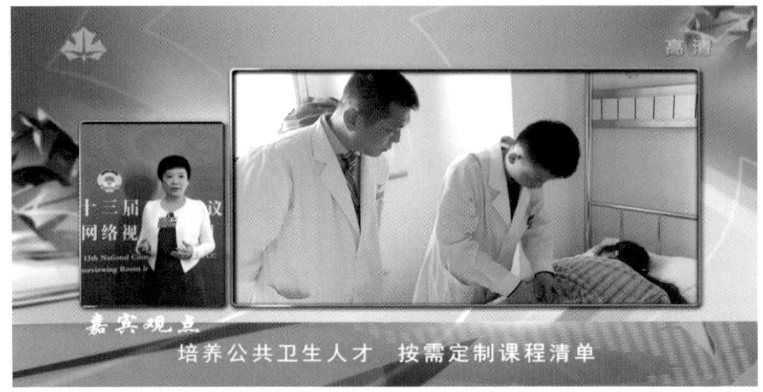

吴凡在全国政协十三届三次会议上介绍加强公共卫生人才队伍建设的提案

吴凡认为最急需培养的是一批公共卫生应急人才，也就是未来需要的“大公共卫生人才”。她感到，现在的公共卫生专业主要是预防医学，今后要进一步做好跨学科人才培养。除了医师以外，其他学科的学生也要有公共卫生视野。所谓“健康入万策”，就是要将“大公卫”理念植入公共政策。例如，未来的法律法规制定者，应该在条款中融入公共卫生思路，形成更有利于健康的政策导向，营造更有利于健康的环境。

吴凡说，确定了人才培养目标后，接着要思考的是如何创新培养模式，怎样做到多学科融合，而后是设计培养方案，包括课程体系建设等。而吴凡更关心的，是这批更符合岗位需求的人才在培养出来后，如何在单位中被“用得好”、能“留得住”。这也是她今年提案的重点，她建议，要设置合理的岗位薪酬体系、激励机制，同时赋予公共卫生人才光明的职业前景，为他们做好职业规划。建立公共卫生医师制度，参考临床医师的培养模式，形成登记、注册、使用、管理、考核、评价、晋升等一套成熟的制度规范。

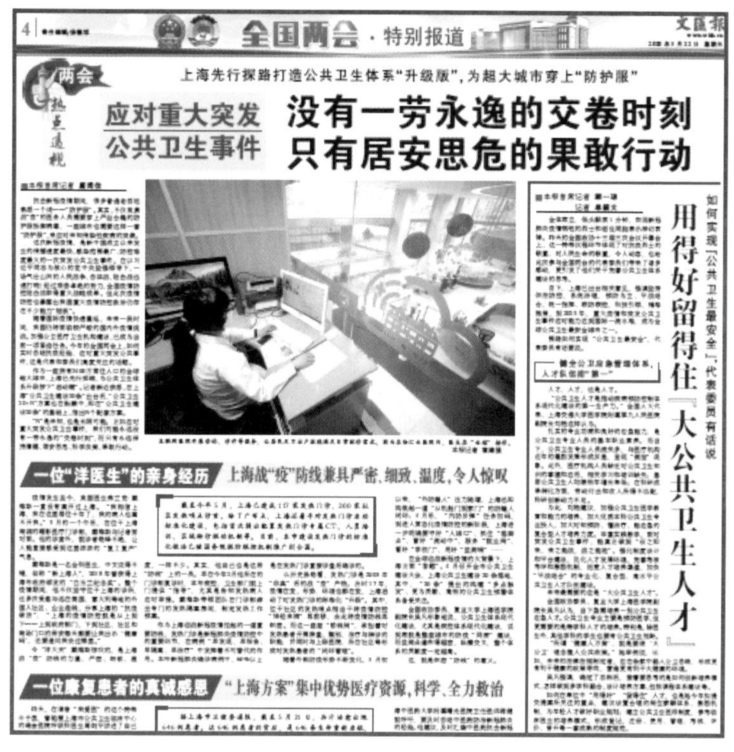

4 全国两会·特别报道 文汇报

两会热点透视

上海先行探路打造公共卫生体系"升级版"，为超大城市穿上"防护服"

应对重大突发公共卫生事件

没有一劳永逸的交卷时刻 只有居安思危的果敢行动

如何实现"公共卫生最安全"，代表委员有话说

用得好留得住"大公共卫生人才"

一位"洋医生"的亲身经历 上海战"疫"防线兼具严密、细致、温度，令人惊叹

一位康复患者的真诚感恩 "上海方案"集中优势医疗资源，科学、全力救治

关于"用得好　留得住'大公共卫生人才'"的专题报道

2. 关于升级改造国家传染病网络直报系统的提案

重大疫情防控，关键在"早"。今年的政府工作报告提出，要完善传染病直报和预警系统，坚持及时公开透明发布疫情信息。

对于当前传染病直报和预警系统存在的问题，吴凡直言，数据无法自动实时抓取，医院安排专人收集各部门传染病报告单后手工输入，这不仅增加一线医护人员和医院的工作量，传染病信息是否报告、报告是否及时、报告质量是否符合要求等，都不容易评估或控制。而且，直报系统与区域卫生健康信息平台脱节。

吴凡建议，尽快完善传染病疫情报告与管理信息平台，实现传染病报告信息实时预警、业务系统能相互协同、信息能综合利用；完善与临床诊

疗业务的协同接轨，实现系统实时抓取、自动推送；在压实传染病报告责任方面，全面推广使用电子签章或签名，落实各级医院传染病报告责任、疾控机构审核责任、卫生行政部门监管责任等，做到信息全程可追溯、可监管。

“目前，上海市已全面建成了基于医院电子病历的传染病报告与管理信息系统，实现了各级各类医疗机构传染病及发热患者信息的实时抓取，基于市、区两级卫生健康信息平台的数据实时传递和本地区域应用，服务于城市公共安全和精准治理‘一网统管’。”吴凡建议，国家应适时建设卫生健康专网，将全国医疗卫生机构全部纳入。

3. 调研报告：落实预防为主、切实加强公共卫生体系建设

- 国家安全的“底板”，服务于“人民至上、生命至上”

疾控是保证人民健康与安全的“底板”，稳固的“底板”关系国家一切经济、民生、社会的活动。通过这次疫情人们从多方面已能感受到这块“底板”的意义：经济社会建立在其之上，当“底板”遭遇挑战，一切经济社会活动都可能遭遇停摆。疫情尚未过去，未来尚存定论，全球疫情高级的状态更提示尽快升级构建现代化公共卫生体系的紧迫性。

吴凡形容疾控应有四大职能，或者说四种角色定位。

第一是“侦察兵”，在未知的健康危害因素来袭或来袭之前，用专业灵敏地工作将“火苗”扼灭在萌芽，将疫情控制在成疫之前。

第二是“消防队”，能在应急时有本事、有能力、有决心的冲上去“灭火”，这需要日常的人员、技术、方法和物资等能力储备。

第三是“战斗队”，主要承担为公众提供疾病预防服务的具体任务。

第四是“参谋部”，为政府决策提供科学依据，将监测报告、调查报告转变成措施、策略和政策。通过科学研判，数据模型的构建等方法协助政府明确什么时候可以复工，何时可以开学这类民生问题。

与此同时，“作为一座城市、一个国家的‘底板’，公共卫生体系也应该有‘预备役’的人员储备，还必须要有方法、技术、能力的储备，不

两会议政录
全国政协十三届
新闻中心网络
吴凡 全国政协委员 复旦大学上海医学院副院长
12:20
两会议政录：织牢织密公共卫生防护网
注重体系和机制完善 有机整合平时和战时应急系统
两会专讯
期向好基本趋势。
▪ 葛均波委员代表九三学社中央发言：弘扬新时代

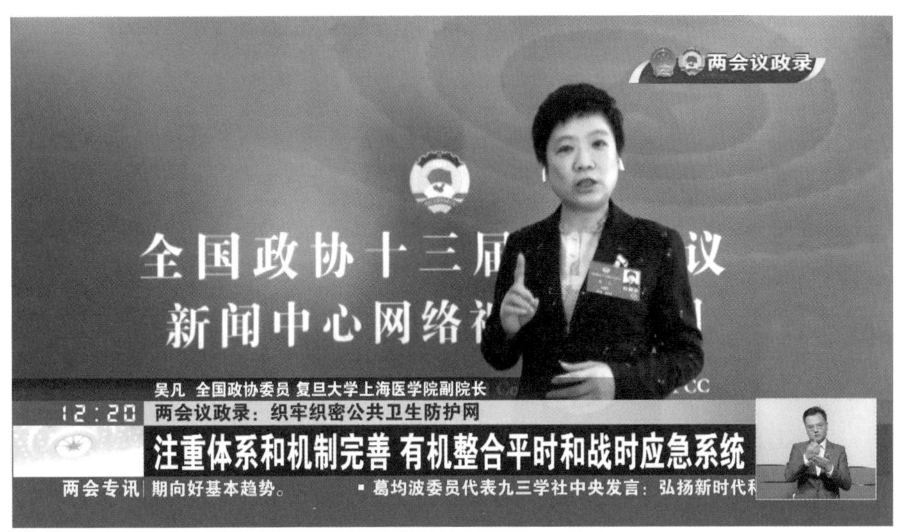

吴凡在全国政协十三届三次会议上介绍“加强公共卫生体系建设”的提案

然真当突发公共卫生事件来袭，从头开始建立方法，需要一周、两周、一个月？届时，疫情会发生到什么地步，不敢想象。这就是强调升级公共卫生体系的原因。”吴凡既振奋于今年政府工作报告为公共卫生事业发展按下加速键，翻开的我国公共卫生事业新一页，也欣喜于上海“公卫建设20条”及未来的“20 + N”建设。

用疾控守住国家安全的“底板”，让疾控从理念重塑到系统升级再造。这一切努力，归根结底服务于一个目标——人民至上，生命至上！

• 建设全球公共卫生最安全城市

“公共卫生体系就像一盏路灯，亮着的时候，在路灯下行走的人也许感觉不到什么；而一旦哪一天路灯不亮了，人们才会有不安全感，才会体会到路灯的不可或缺。”吴凡用这个形象的比喻，点出了加强公共卫生体系建设与每位市民的切身关系，她说，“加强公共卫生体系建设，就是要在市民的健康维护道路上，在城市安全保障道路上安上路灯，要让路灯一直照亮大家的健康生命和城市安全！”

上海的疾病预防控制体系相对健全、完整。但一方面，体系内各组成部分的定位、职责仍需要清晰界定。另一方面，体系内部各部分的定位、职责在平时状态和在应急战时状态存在显著不同。因此需要依靠“机制”来进行有序连接，以保证疾病预防控制体系高效的运行效率。

4 月 7 日上海推出“公共卫生建设 20 条”，明确提出到 2025 年推动重大疫情和突发公共卫生事件的应对能力达到国际一流水平，使上海成为全球公共卫生最安全城市之一。这份文件是上海健全公共卫生应急管理体系建设的一个里程碑，对持续建设超大城市免疫系统，全面提升上海应对重大疫情和公共卫生安全事件的能力具有重大的指导意义。其中的 20 条内容明确要求建设以下五大体系：①织密织牢城市公共卫生安全防控网络；②要完善平战结合快速响应联防联控群防群控四大机制；③优化精准防控机制，提高公共卫生应急体系运行效率；④要推进供给侧改革，在硬件设施学科人才队伍科技攻关能力等方面加强建设；⑤要强化组织法制，物资投入，应急医疗等多项保障措施。

站在全局的角度，上海健全公共卫生应急管理体系意义尤显重要。这些举措可以防范化解重大疫情和突发公共卫生风险，事关国家安全和发展，事关社会政治大局稳定，为城市公共卫生安全提供坚实的支撑。吴凡回顾新冠肺炎疫情期间的一些反思，希望将这一体系建设的更加集中统一，智慧高效，被放在上海“公共卫生建设 20 条”具体任务的首位，最终想要构建的是统一领导，权责匹配，权威高效的公共卫生大应急管理格局。吴凡继续解释，通过梳理上海“公共卫生建设 20 条”可以发现其中内容十分丰富，涉及体系建设、防控机制，硬软件的设施能力打造和保障措施等各个方面。总结下来，最重要的有以下三点。

第一点，注重整个体系和机制的完善。受以往建设支持，上海的疾病预防控制相对健全、体系比较完整，庞大体系当中的组成部分各自的定位、职责需要进行清晰界定。但这些内容在平时的状态和在应急战时状态存在不同。因此需要依靠机制来有序连接，保证高效的运行效率。

第二点，在这次新型冠状病毒抗疫的这个过程中，形成联防联控、群防群控、精准施策等诸多优秀防控经验。因此，上海“公共卫生建设20条”中这些抗疫经验也充分总结提炼，将一些重要经验进行升华，进而固定下来。

第三点，也是最重要的一部分，我们要健全公共卫生的社会治理体系。目前我国公共卫生首要度较低，需要逐步把公共卫生安全问题放置到国家安全的总框架当中，进而提高认识，并且走出一条具有中国特色上海特点的超大城市公共卫生社会治理之路。公共卫生安全已经不仅仅关乎“卫生”，而是需要通过体系的平台架构，通过体系的每个成分，每个部分来承担公共卫生职责，共同履行好公共卫生保障安全。

目前“公共卫生建设20条”提出的一些工作在上海各区域已逐步开始相关探索工作，如全市建设基层发热哨点，上海已有200家类似的社区发热哨点诊室完成建设并投入运行，在新冠肺炎疫情防控工作中发挥了重要的前哨作用。截至4月底，有141家接诊过1 686名发热患者，其中134人被转至社区卫生服务中心或上级医院进一步诊治。按照上海“公共卫生建设20条”的要求，这些哨点诊室的建立最终将成为协同综合、灵敏可靠的公共卫生监测预警体系的重要组成部分。

另外，部分疾病预防控制中心也自主研发了疾控智慧化系统，针对区域内确诊人数集中隔离点观察人员、值守人员运动轨迹、流行病学调查和排摸进度进行实时监控，结合政务服务一网通办，城市运行一网统管，上海正在努力建立健全公共卫生健康大数据资源平台。而不断汇聚到平台的大数据为公共卫生应急指挥体系的运作提供了基础，让传染病直报系统更顺畅，

因此，打造全球公共卫生最安全城市是一个系统性工程，其中任何一个方面的建设都将凝聚无数人的心血，但毫无疑问，这个目标的实现会为上海这个超大城市构筑性多层防护圈，让生活在其中的每位市民都感觉更加安全、安心。

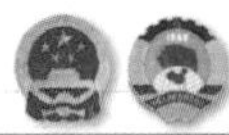

新民晚报

全国两会·焦点

2020年5月25日 星期一 本版编辑/王文佳 视觉设计/邵晓艳 5

代表、委员热议如何构筑起守护城市安全的坚固防线

公卫这盏“路灯”，要一直亮着

本报记者 江跃中 方翔

昨天下午，中共中央总书记、国家主席、中央军委主席习近平在参加十三届全国人大三次会议湖北代表团审议时指出，这次应对疫情，我国公共卫生体系、医疗服务体系发挥了重要作用，但也暴露出来一些短板和不足。我们要正视存在的问题，加大改革力度，抓紧补短板、堵漏洞、强弱项。

防控疫情，申城实现了依法、有力、有序、有效，取得重大战略成果。为让这座城市越来越安全，4月7日，本市出台了《关于完善重大疫情防控体制、健全公共卫生应急管理体系的若干意见》（简称“公卫20条”），明确到2025年，上海将成为全球公共卫生最安全城市之一。

这些日子，正在北京出席全国两会的代表、委员，纷纷围绕如何走出一条超大城市公共卫生安全治理之路，构筑起保障人民生命安全和身体健康、守护上海城市安全的坚固防线建言献策。

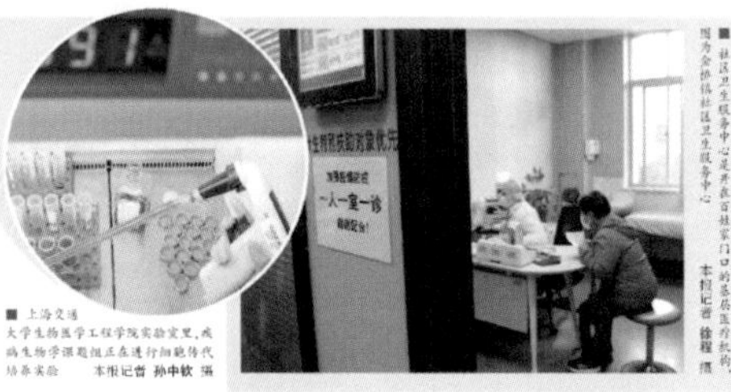

■ 上海交通大学生物医学工程学院实验室里，疾病生物学课题组正在进行细胞传代培养实验 本报记者 孙中钦 摄

■ 社区卫生服务中心是开在百姓家门口的基层医疗机构，图为金桥镇社区卫生服务中心 本报记者 徐程 摄

1 探索疾控体制改革

“公共卫生体系就像一盏路灯，亮着的时候，在路灯下行走的人也许感觉不到什么；而一旦哪一天路灯不亮了，人们才会有不安全感，才会体会到路灯的不可或缺。”昨天，在沪全国政协委员、复旦大学上海医学院副院长吴凡用这个形象的比喻，点出了加强公共卫生体系建设与每一位市民的切身关系。她说，“加强公共卫生体系建设，就是要在市民的健康维护道路上，在城市安全保障道路上安上路灯，要让路灯一直照亮大家的生命健康和城市安全！”

3 完善人才激励制度

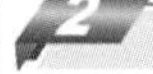

2 重构公卫安全体系

4 尽快弥合“医防裂痕”

关于“公卫这盏‘路灯’，要一直亮着”的专题报道

文匯報 www.whb.cn 2020年5月24日 星期日 全国两会·特别报道 5

居安思危构筑公卫防线，就是对“生命至上”战“疫”史诗的生动续写

樊丽萍

文匯时评

代表委员话抗疫

全国政协委员、复旦大学上海医学院副院长吴凡接受本报专访——

生命至上！“公共卫生体系建设”按下加速键

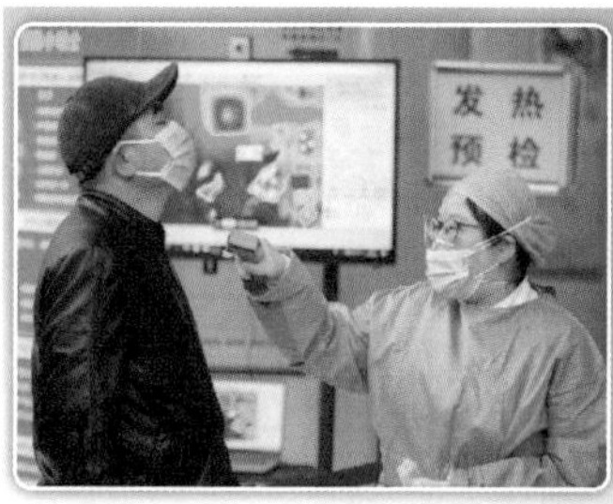

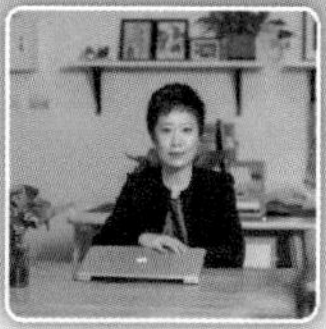

发热预检

重新认识“筑墙者” 提高公共卫生人才“社会显示度”

疫控现代化“内核” 体制机制创新+科技手段引领

国家安全的“底板” 四大职能服务于“人民至上，生命至上”

代表委员抗疫故事

全国人大代表，奥盛集团有限公司董事长、总裁汤亮——

“中国抗疫故事”打消海外客户疑虑

关于“生命至上！‘公共卫生体系’建设按下加速键”的专题报道

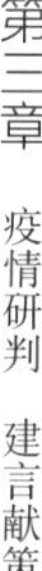

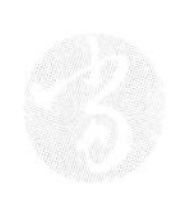

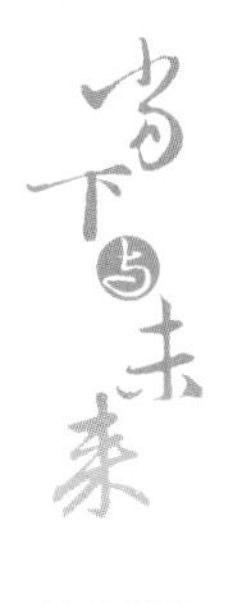

第四章

疫情解读 科普宣传

一、发布疫情防控健康科普专家 10 点共识

3 月 11 日，吴凡代表闻玉梅、宁光院士等 12 位医学专家，发布《专家共识》。吴凡说，抗击新冠肺炎是一场人民战争，健康科普是有力武器。如何激发全民参与、调动社会力量，筑牢疫情防控的“铜墙铁壁”，同时解疑释惑、安定人心、消除恐慌？关键时刻，医学专家要挺身而出，大力推进健康科普。

专家们认为，突发公共卫生事件来临，没有人是局外人！医学专家、专业机构要发出权威的声音，健康科普要通俗，但不可低俗、媚俗，不能放弃科学、严谨、专业的底线，做科普“三观”正确很重要。公众的健康素养对疫情防控极其重要。健康科普要主动回应社会关切。信息公开透明是疫情防控的重要原则，健康科普是信息公开的有效手段。健康科普既要重视理念引领，也要注重实用性和应知应会能力的培养；既要提高健康意识，更要改变行为习惯，养成健康生活方式。

专家们同时指出，健康科普的实质是学术大众化，健康科普要通俗易懂，讲“人民的语言”，把深奥的知识讲浅显，将复杂的道理弄简单，使枯燥的内容变有趣。

《专家共识》内容包括以下 10 点。

（1）公众的健康素养对疫情防控极其重要。医学专家在参与新冠肺炎医疗救治、疾病预防、科研攻关的同时，要致力于健康科普，用健康科普这个特殊的“药物”，帮助市民抵御疾病传播。

（2）健康科普要主动回应社会关切。遇到突发传染病，民众难免出现焦虑、恐慌情绪，不容易识别谣言。谣言止于智者，更止于公开，信息公开透明是疫情防控的重要原则，健康科普是信息公开的有效手段。

（3）健康科普既要重视理念引领，也要注重实用性和应知应会能力的培养，比如六步洗手法、口罩正确佩戴法；既要提高健康意识，更要改变行为习惯，养成健康生活方式。

（4）健康科普的实质是学术大众化，健康科普要通俗易懂，讲“人民的语言”，把深奥的知识讲浅显，将复杂的道理弄简单，使枯燥的内容变有趣。

（5）健康科普平台很多，舞台很大，医务人员要不拘一格做科普，线上线下相结合，可以在发布会上讲科普，在健康课堂做讲座，在新闻媒体发文章，也可以拍短视频、玩微信、发抖音。

（6）健康科普是基础理论、临床经验、实践能力等综合体现，健康科普有利于锻炼、提升业务能力，青年医务人员要积极投身健康科普，在服务社会的同时，更快成长成才。

（7）健康科普要讲“双重性”，既要讲医学技术的进步、医学成就的伟大，也要讲医学的局限与无奈，引导市民合理预期。对新冠病毒既要重视防护、消毒，也不要防御、消毒过度。

（8）健康科普要通俗，但不可低俗、媚俗，不能放弃科学、严谨、专业的底线，做科普“三观”正确很重要。

（9）医务人员要做有情怀、有温度的科普，人文科普是健康科普的更高境界。

（10）健康科普要加强机制化建设，将医务人员做科普纳入工作绩效评价，为健康科普注入持久的动力。

LIVE
电话连线
吴 凡
上海疫情防控公共卫生专家组成员
上海医学院副院长
21:43
焦点对话：多地出现本土病例 疫情会否"回潮"？
看看新闻
爱奇艺
200
150
100
250ml
吴凡 复旦大学上海医学院副院长 疫情防控公共卫生专家组成员 · 上海
21:59
全力抗击
复工复产与疫情防控 如何"双线作战"？
信息提示 资源可以满足上海疫情防控和医疗服务的需求。
• 上海市卫健委：统计口径从未变过，

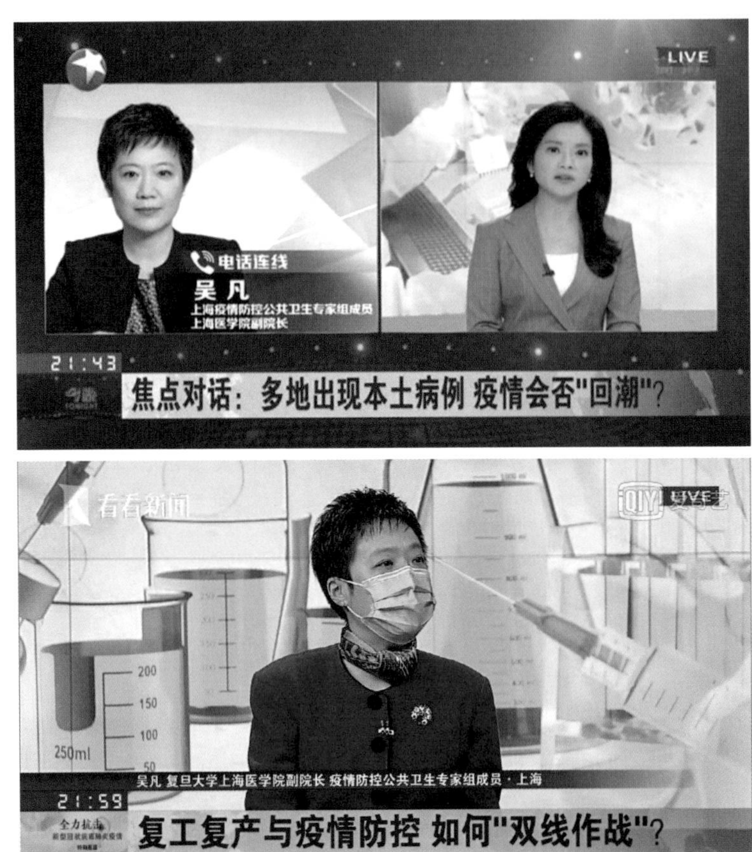

吴凡出席东方卫视等电视台的节目中解读疫情防控举措

二、 解答社会关注疫情防控知识 49 个案例

问题 1：设置来自湖北旅客的集中隔离观察点对周边居民有影响吗？

在 1 月 26 日晚举行的上海市政府新闻发布会上，吴凡就此明确回答，设置的集中医学观察点对周边的居民没有影响。这次新冠肺炎，不是所有感染了的患者都会得重病，病毒感染以后可能会出现一些轻症患者，有的可能当做普通感冒没有去医院看，也可能出现“隐形患者”。设置 14 天的集中隔离，就是为了消除这些处于潜伏期或者隐性感染期当中的人对

市民造成传播的可能。

问题 2：新冠肺炎期间，如果有重要事情必须出门，如何保护自己？

对于有发热、咳嗽等呼吸道症状的人员，应尽量不要外出，外出时最好配戴医用口罩、医用外科口罩。没有的话，可以用织物口罩替代。一般市民出门时，尤其去医院、去人流较多的公共场所或乘坐公共交通工具，最好配戴医用口罩、医用外科口罩，不要佩戴织物口罩。佩戴口罩前和脱掉口罩后，应立即洗手或用免洗手消毒剂消毒双手。

问题 3：隔离 14 天的具体措施是什么？

1 月 28 日，吴凡就隔离期间具体措施进行解答，包括：负责医学观察的专业人员每日上、下午各一次对隔离对象测试体温，同时了解有无发热、咳嗽、流涕、咽痛等症状，并按照规定做好记录；指导隔离期间隔离场所（居家或集中）做好消毒工作；指导隔离对象做好个人防护工作。隔离期间，如隔离人员没有出现症状，家庭一般不需要特别的消毒措施，主要是加强开窗通风，做好家庭卫生。

问题 4：如何对隔离人员进行消毒？

1 月 28 日吴凡回答市民提问：如需消毒，可购买 84 消毒液（5%）与水按照 1∶99 比例配比稀释后，擦拭隔离人员接触过的物体表面，拖拭房间；用滴露衣物消毒液对隔离人员衣物进行消毒，天气好时勤晒被褥；使用碗筷消毒柜对隔离人员的餐饮具进行消毒；特别需注意的是，隔离人员在隔离期间应勤洗手；除此之外，正常家庭也可参照以上进行日常消毒，84 消毒液、衣物消毒液、洗衣槽和空调消毒剂等，均可使用。

问题 5：佩戴口罩有哪些注意事项？

1 月 28 日，吴凡就口罩注意事项进行解答。能否正确使用口罩，会很大程度影响口罩的防护效果。佩戴口罩前，先判定哪面戴在外面，一般有颜色的一面在外面，白色的一面靠嘴巴、鼻子；佩戴时，要将鼻夹朝上，让口罩很好地贴合在面部，将鼻夹用双手食指从鼻子往两边按压，使口罩与脸部贴合；医用口罩的弹力带挂在两只耳朵上，医用外科口罩系带一般

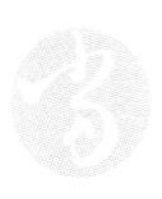

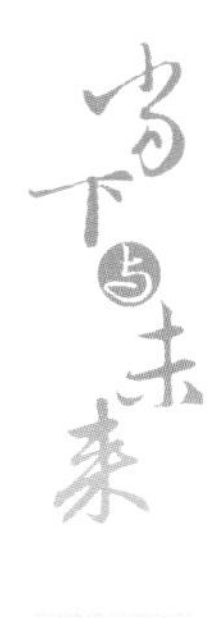

下面系带系在颈部，在颈部后面打结，上面系带系在头顶上打结。特别需注意的是，口罩佩戴期间不要调整口罩，不要接触口罩外面，以免污染手；一旦口罩受到分泌物等污染应立即更换，并洗手或用免洗手消毒剂消毒双手。脱口罩时，双手同时将两只耳朵上的弹力带挂取下；对于外科口罩，要先解开颈部的系带，再解开头顶系带，以防口罩翻转污染。

问题6：新发确诊病例已从最高点下落，这是否意味着大家可以“松口气”了？

2月3日晚间，吴凡出现在上海电视台《夜线约见》栏目就该问题进行回答。目前上海的疫情进展正值输入型的第一阶段转变为输入型与本地散发的第二阶段。对比上海市卫生健康委员会每天的病例通报也可发现，进入第二阶段的防控难度其实更大，因为不确定性更大。这个病毒最大的特点是传播能力强，所以存在部分隐性感染者，这类患者可能没有任何症状；也存在大量轻症感染者，所以有人参加了聚集性活动后被感染了。所以特别想告诉大众，别感觉10多天过去了，对疫情麻痹了，太阳又这么好，就憋不住想出门了，原本的家庭“一级戒备”模式松懈了，万万不可！

问题7：上海目前的疫情如何？

在2月5日下午的新闻发布会上，吴凡回答记者提问：上海仍然处于第一波输入型病例阶段。从近几日发布的病例情况来看，基本上环比增值一直在下降。从一方面来说，这反映了前一阶段的工作取得了阶段性的成效。在目前防控工作中，基本上从就诊到确诊，平均天数是一天，病例确诊非常快。一经确诊，上海对所有的患者是应收尽收，治疗也是比较有效，这可以有效隔离患者，切断进一步的传播。所以数字背后有前一阶段方方面面的很多努力，可以说上海疫情防控的阶段性成效还是比较好的。

问题8：上海会出现第二波输入性疫情吗？

2月5日，吴凡就此问题回答，随着春节后返程返工的流动，第二波输入性疫情可能会到来，甚至导致防控难度在加码。第一个难点是随着返程到来，流入人口巨大，尤其是呼吸道控制是挑战。第二个难点是防输入不仅仅是重点地区，其他地区疫情病例增幅也大，来源多、目标地多，所以防输入难度很大。随着返程返岗人员增多，这些人群在老家可能接触过第一波感染者，他们从不同地区来到上海，原本确定的"重点地区"防控目标变得不明确了；疾病表现的复杂性也增大了，目前已发现有确诊患者存在胃肠道消化系统的临床表现，换言之，要关注的目标人群不止是咳嗽、发热等有呼吸道症状表现的人。复杂性增大，密切接触者管理、患者管理都难度加大。所以不论处于疫情进展的第几阶段，做好自我防护非常重要，要继续坚持有效、强有力措施，特别不能放松警惕。

问题 9：传染病防控有"局外人"吗？

2 月 5 日下午，吴凡在上海市新型冠状病毒感染的肺炎防控情况系列新闻发布会上说，任何传染病的防控都没有"局外人"，疫情防控工作需要每位市民正向贡献。有普通市民觉得外面天气晴好、病例数也少了，想出去走走。实际上，防控中最关键、最有效的措施就是减少人员的聚集，不聚会、不聚餐、不开大会、不搞大型活动，开会尽量减少不必要人员的参与，尽量用电话会议解决等，减少人和人之间的近距离接触。普通市民要在认识上充分重视。

问题 10：为什么一再强调"管住手"对于做好自我防护的重要性？

2 月 5 日，吴凡回答记者：戴口罩阻断的是呼吸道传播，也就是飞沫传播；勤洗手、戴手套则是隔断手传播途径。试想一下，你的手如果沾染到病毒，再去揉眼睛、摸鼻子、摸嘴巴，病毒就可能通过口腔、鼻腔、眼黏膜等感染你。而勤洗手、戴手套，就能起到隔断作用。因此，不管门把手、衣服裤子上有没有病毒，严格"管住手"，切断传染途径即可。

问题 11：如何理解新型冠状病毒感染的肺炎还会通过黏膜感染？

2 月 5 日下午，吴凡在上海市新型冠状病毒感染的肺炎防控情况系列新闻发布会回答市民提问：我也听到大家在谈论门把手上有病毒，衣服上

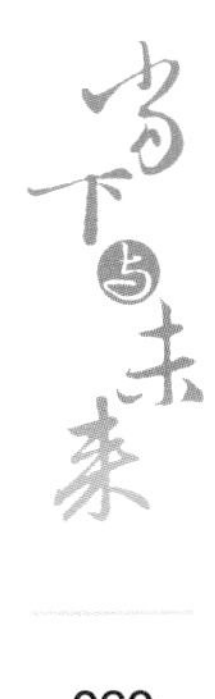

也有病毒。其实这不算新事， SARS 病毒也是如此。病毒离开人体后的抵抗力很差，一般消毒剂就能杀灭。所以大家不必惊慌，最重要的就是戴口罩、勤洗手、戴手套，要管住手。

问题 12：如何理解上海多年来扎实构建的防控体系？

2 月 5 日下午，吴凡回答市民提问：这就是蚂蚁“雄兵”的力量。上海是一座超大型城市，人员密集，我们也有过深刻的教训，比如 1988 年的甲肝暴发。这些年来，上海不断吸取教训，健全体系，完善机制。比如，努力健全基层防控体系，三级防控体系这些年只有加强，没有削弱。现在，上海的公共卫生体系乃至整座城市的管理运作机制在经历一次前所未有的“大考”，多年来常抓不懈的“平战结合”（和平时期—战争应急时期）防控重大传染病模式进入了真正的实战。危重患者都在三甲医院治疗，大量疑似病例、轻症患者在基层。一、二、三级医院的阶梯式三级防控体系，在当下的非常时期，这个历经多年努力构建起的“大网”就发挥作用了。网底“牢”，才能托得住。

问题 13：连日病例数减少，是否可判定拐点已到来？

2 月 10 日下午举行的上海市政府新闻发布会上，吴凡回答记者提问：大家要科学、理性地对待每日新增病例数的情况。从现在上海疫情走势来看，非常欣喜地看到，外防输入、内防扩散这一系列的措施是非常有效的。但传染病，尤其是呼吸道传染病有自己的流行规律，有自然的流行周期和过程，现在来看还远远没有到达流行周期要结束的时候。现阶段最关键的是，把行之有效的措施继续落实做细，争取做到无遗漏、全覆盖。“我今天最想说的是‘三个千万’：现在这个关键时候千万不能麻痹大意，现在这个关键时刻千万不能心存侥幸，现在这个关键时刻千万不能放松措施。这‘三个千万’至关重要。”

问题 14：复工后，市民防控重点在哪里？

2 月 13 日，吴凡回答记者提问：战胜疫情的过程中，每个人都可以做贡献。普通市民在家做好防护保护自己，也是做贡献，自己不变成患者，不将病毒传播给其他人，就做到了普通市民应尽的责任。作为居民的自治组织，小区业委会这时也可以发挥作用。居民不仅依靠政府“被动等着”，更可以作为“主动个体”，结合自身条件，做得比市里规定更严，实现共同约定共同遵守，这也是作为上海这个国际大都市居民高素质的体现。

问题 15：科研联动如何在抗疫战中担纲更重要的角色？

2 月 13 日，吴凡回答记者提问：科研联动在未来公共卫生突发事件中应实现更多担当。我们平日有许多地方科研力量储备，这些都是“地方队”，遇到当下这样的情况，可以形成组合拳，成为“国家队”，统一调配这些科研储备，为下一步的疫情防控提出方向和目标要求。集中一切科研力量来解决疫情防控，一是各种储备的“排兵布阵”，我们要做到上下游充分衔接，拿到病毒标本赶紧测序、发表文章公开基因序列、第一时间分享，科研企业此时就应立刻分析介入，疫苗研制、药物研发等同步启动。二是在应用上一定要捏紧拳头，形成分工合作，在学界发声之时，更应解决现场的实际问题。这方面，上海已有尝试探索。疫情刚开始时，上海市科学技术委员会启动应急预案，针对病毒开展检测试剂现场验证，同时对疫情实现预测，利用大数据预测，并为决策作支撑，进一步细化管控措施，在抗疫过程中发挥科研联动的作用。

问题 16：疫情为应急科研发展带来怎样的要求？

2 月 13 日，吴凡回答记者提问：科研储备在抗疫十万火急时刻，应尽快应用到现场。所谓应急科研，必须紧紧围绕解决现场、围绕防控需求、围绕策略措施来选择科研的“落脚点”，具体目标随着应急突发事件的发生发展有可能会做出新的调整，将通过边研究、边应用、边转化，提供最优化的解决方案，以此实现成果转化，科研与现场充分相融合，确保将科研成果第一时间应用在现场，为群众带来健康福祉。形象地说，应急科研的成果应该实实在在落在应用上，而不仅仅是科研论文上。比如随着境外输入型病例出现，应急科技攻关团队将重点关注现在的交通方式对本市疫情发展会产生什么影响，应采取怎样的有针对性的措施。应急科研的开展，在像防控疫情这类突发公共卫生事件中至关重要。

问题 17：海外疫情发展迅速，为什么说上海不必担忧？

在 3 月 11 日下午举行的上海市政府疫情防控新闻发布会上，吴凡解答：当前，海外疫情发展非常迅速，作为一个重要的口岸城市和对外开放城市，上海确实面临巨大的疫情输入风险。但是本市新增病例数维持在一个低位波动，关键是整个流行趋势非常稳定，可见防控的成效非常好。上海已经把前期国内防控的有效措施应用到入境防控工作上，重点国家人员入境，隔离 14 天，实行封闭式管理，没有传播的风险和可能；非重点地区人员登记信息，主动对接目的地，无缝衔接地开展健康管理。周边省份也在通力支持，启东、南通等地都派医疗队接回了本地居民。上海主动跨前一步，防控工作全国一盘棋，体现了上海市的担当和大局观。

问题 18：如何看待中国给世界争取的不仅是一个月的时间？

在 3 月 16 日下午举行的上海市疫情防控新闻发布会上，吴凡回答：更重要的是给大家提供了对病毒的深刻认识，对不同策略措施有效性的研究。这一系列的成果，给世界各国结合本国情况采取应对方案，提供了参考。

问题 19：上海市新型冠状病毒感染的肺炎流行病学研究包括哪些内容？

在 3 月 16 日下午举行的上海市疫情防控新闻发布会，吴凡介绍：上海市新型冠状病毒感染的肺炎流行病学研究由复旦大学上海医学院联合复旦大数据研究院、上海市疾病预防控制中心、上海市公共卫生临床中心、复旦大学附属中山医院等多家单位联合开展。该研究主要包括 6 个方面内容：①聚焦不同阶段新冠病毒肺炎流行病学、疫情发展预测预警，形成若干期《上海市新型冠状肺炎疫情趋势预测预警报告》，提交上海市政府新冠肺炎疫情防控领导小组；②快速研发“传染病智能溯源与管理系统”，对这次疫情期间密接者的排摸以及感染者感染来源的追溯，起到重要作用；③构建基础模型，揭示新冠病毒肺炎在人际传播条件下的传播方式、传播效率、传播强度、传播范围，尤其是接下来复工复市复学后的疫情趋势和风险研判；④及时评估不同流行阶段的各项措施，使防控措施可以全面覆盖到位；⑤关注了新冠肺炎疫情发生后医院不同部门控制院内感染的不同需要；⑥通过电话调查，评估上海市居民在疫情暴发期间的心理状态、活禽或野味市场访问情况、活禽和野味购买情况、野味消费和流浪动物接触情况等，为疫情防控后期采取永久关闭活禽市场、取缔野生动物交易等一系列长效措施，做了一些基础性的工作。

问题 20：如果我们身边存在无症状感染者，该怎么办？

在 3 月 27 日由上海市科协生物医药专业委员会主办的“病毒演变、进化、传播的基础研究与防治实践——从 SARS 到 COVID－19”研讨会上，吴凡回答提问：做好个人防护是最有效的手段。在政府管理层面，则要加强医疗卫生系统的监测防控网络建设。发热门诊和发热哨点诊室构建的全市网络可以及时发现病毒感染者，并有望通过流行病学调查找到无症状感染者。

问题 21：新冠病毒会和人类长期共存吗？

3 月 27 日，吴凡回答记者提问：从目前来看，我们了解的新冠病毒是会和人类共存的。通常来说，大家看到有一些病毒，如 SARS 病毒、埃博拉病毒，很厉害，甚至说它们的致病力很强，绝大部分感染的人都会生病，而且病得都很重，病死率也很高。但是这类致病力很强，病死率很高的病毒，反而使得病毒本身在人间的流行会变得很短暂。因为感染者都死了，病毒本身把自己也给消灭了。但是换过来像新冠病毒，我们现在了解到的，它有相当比例的轻症，中国看到 80％左右都是轻症，还有一些无症状的感染者，隐性感染也好，潜伏期也好。它的传播力很强，但致病力它绝对比不上埃博拉、SARS 病毒，它致病力是要弱得多，温和得多，这类病毒反而适合在人间长期存在。

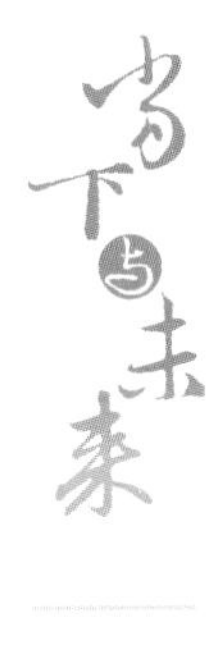

问题 22：如何在防疫中保障老百姓的知情权？

3 月 26 日，吴凡解答：知情权包含两种，第一种是对事件的知情权，专业医疗机构在了解清楚后及时公布出现了新冠肺炎，提醒公众要采取防护，这是在确保事件真实性后政府角度的权威发布。第二种“知情权”，比如居住的小区出现一例确诊患者，有的人就恨不得知道他住几层几号，涉及个人隐私问题，对于第二种的“知情权”，我非常不主张。专业人员已经把新冠肺炎患者走过的楼道进行消毒干净，再探知的话从防控的角度已经没有意义，还会带来一系列的负面后果。治愈的患者出来之后遭到了歧视，虽然已经好了，但是回归社会了大家都觉得他就是一个病毒，把人和病毒划上等号，这导致今后患者看到这样的情况就要隐瞒，最后的恶果是整个社会更加不安全。

问题 23：疫情暴发，城市还安全吗？

3 月 26 日，吴凡回答：与新冠肺炎共存的这段时间，个人防护和疾控、医疗机构的托底之间，就好比防范火灾中每个人和消防队之间的关系。疫情防控到现在，我们可以看到上海的医疗卫生系统的灵敏度、响应能力是非常强的。我们能够在第一时间发现患者、诊断患者、治疗患者。我们还可以追溯感染的来源，然后百分之百排摸密切接触者、管理密切接触者，防止造成更广泛的人群和社区的传播。但平时还是要靠大家自己去防火，要靠自己的防护措施来保护自己和保护家人。

问题 24：所谓的“三道防线”指什么？

3 月 26 日，吴凡回答：第一道是口岸，第二道是个人防护，第三道是如果再有常态情况下出现患者，患者及时去医院诊疗，我们通过百分之百的排摸密切接触者，可以将疫情控制在萌芽状态，对整个城市安全构不成威胁。

问题 25：如何养成“口罩礼仪”？

3 月 27 日，吴凡回答记者：在不同的流行阶段、不同的场所对于不同的人戴口罩的策略不同：高流行的阶段是主张大家一定要戴口罩的，处在低流行的阶段需要分类。第一类是如果出现呼吸道的症状，自己已经感觉不舒服了，还不一定非要到鼻塞流涕的状态。感觉有点咽痛的时候，其实可能已经感染了，这个时候已经有传播性了，应该戴口罩。第二类是一些特殊的或者公共的服务人员，包括医疗机构所有的医务人员，在日常的防护工作当中应该要戴口罩，而且要勤洗手。医疗机构中的患者、访客都要戴口罩。第三类是人群密集的场所，尤其是在一些封闭场所应该要戴口罩，比如地铁，在冬春季呼吸道疾病高发的时候更应该戴口罩。平时也可以戴，我觉得这是个好习惯。最后一类尽管不是必须的，但我觉得也是有必要的，建议大家还是要考虑自己的健康状况，如果本身就是体弱多病、免疫力低下的，还有一些患者建议戴口罩。

问题 26： One Health 是一种怎样的健康理念？

3 月 27 日，吴凡回答记者：老百姓要解除对新冠病毒的恐慌，从理念上，去树立一个非常重要的理念，这就是 One Health。它核心的理念，是人类不能仅仅追求自身的健康，它还应该要去追求生态系统的平衡和健康，包括植物、动物，所有这些你周围环境的健康。因为只有这些都健康了，人才能更健康，才能维持住你自身的这种健康。其实换句话说，人处在地球这个大的生态系统当中，你是没有办法独善其身的，你只有友善地对待所有的生物、所有的环境，你才能获得自己最终的健康。所以这一点，我觉得应该植入每个人的心里和理念当中去。

问题 27：“疫情防控常态化”是什么意思？

3 月 30 日，吴凡回答记者提问：“疫情防控常态化”是说新冠肺炎病例不可能天天为零，全球化态势下，人员往返和交流在所难免，尽管海关口岸把关严格，但常态下隔三差五有两三个散发病例出现。经过流行病学的追溯以后，可能会发现更多的密切接触者，他们当中也有人已经感染了，那么很可能就有局部聚集性疫情的发生，有那么三五个人感染。新冠病毒疫苗研发出来之前，新冠肺炎大概率是要跟我们一起共存的。但病例一经确诊，疾控部门会进行轨迹追踪，相关密切接触者全部隔离、关闭；

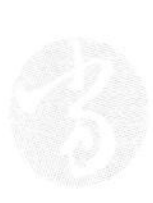

此外，病例去过的重点场所都实行了“终末消毒”，有他们为大家的安全兜底，不用着急。

问题 28：疫情防控常态化，如何坚持做好个人防护？

3 月 30 日，吴凡回答记者提问：总体上我国本轮疫情流行高峰已过，上海正在疫情防控常态化条件下加快恢复生产生活秩序。对普通市民而言，只要不出国，基本不会受到本轮全球大流行的影响。但新冠肺炎病例在一段时间内不大可能完全清零，防控会变成一种常态。公众在疫情期间培养起来的卫生习惯、自我防护意识以及健康科学的生活方式，应该坚持下去。比如，去人群密集处戴好口罩，外出归来务必洗手，聚餐使用公筷公勺，企业建立员工健康管理制度等。

问题 29：上海已正式复工，企业防控重点在哪里？

3 月 30 日，吴凡回答记者提问：企业复工是“有条件”的。企业需要申请，通过核查才能复工。针对劳动密集型、分散型等多种企业类型，政府给予分类指导，有利于精准解决企业复工前的准备。科技的发展也为企业复工创造条件。比如，上海“智慧城市”的建设为企业员工“远程办公”提供保障。上海市政府推出多项举措和多个便民 APP 上线，也为群众少跑动、一站式办事提供便利。

问题 30：建设全球公共卫生最安全城市，如何快速发现、识别、应对？

4 月 9 日，吴凡在《市民与社会》中回答：病毒是一直存在的，随着人口大规模流动传染疾病就有可能发生。重要的是我们的医疗卫生系统响应性、灵敏度足够高，能够阻止“火星”变成“火苗”。预警和传播比速度，如果传染病预警速度能像地震预警那么快，那么全球之最的称号就实至名归了。

问题 31：监测预警对于疫情防控具有哪些重要意义？

4 月 9 日，吴凡在《市民与社会》中回答：疾病预防控制中心就像是守护群体健康的哨兵，监测着疾病流行的全方位因素并发出预警。举个例子，上海市疾病预防控制中心始终监测着40种法定传染病、其他特殊传染病；监测着水、空气、土壤等各种影响因素，仅饮用水一项就有1 000多个监测哨点。监测到任何异常预警系统就会分析趋势提前做出反应，这比地震事后探测更加灵敏。除了监测预警，灵敏有效的医疗系统还应该做到快速识别、诊断以及现场处置。要建立平战结合的医疗救治体系。根据这个模式医疗救治体系可以迅速从常态切换到应急状态。

问题32：学校遇到师生发热、咳嗽怎么办?

4月24日，吴凡回答记者提问：遇到师生发热、咳嗽的情况，首先要区别真发热假发热，所以首先要测准体温。如单个学生出现发热、咳嗽等症状，第一，接报教职员工要迅速安排有相关症状的学生至临时留观区，立即给发热学生戴上口罩。相关人员立即通知学生家长，并指导家长或直接按照操作要求将学生送至发热门诊就医，并加强相关区域消毒等。第二，对于出现的学生聚集性发热、咳嗽等症状，如学生在同一宿舍或者同一班级，1天内有3例或者连续3天内有多个人员（5例以上）患发热、咳嗽等与新型冠状病毒感染有关的症状或者共同用餐、饮水史、上课史，对于出现症状的个人的处置与上述第一条相同。第三，及时隔离出现聚集症状的班级、宿舍其他人员临时隔离，及时报告所在区教育局及疾控部门（含社区卫生服务中心），在其指导下开展消毒、隔离、调查等措施。同时报告教育主管部门。后续根据医疗机构的诊断综合判断是否需要解除临时隔离。

问题33：上海复学，在防控方面对家长有哪些建议?

4月24日，吴凡回答记者提问：孩子或家里人出现健康异常一定不要隐瞒。家长和学生要配合学校，共同做好疫情防范。对于家长和学生务必要做好健康观察，如果孩子或者家人中，有发热等症状的，建议不要去学校；要尽量避免人员聚集场所，如果到学校是可步行距离建议步行，如果孩子要通过公共交通上下学，一定要做好防护，进家门第一时间洗手；家长也要做好健康管理和防护。对于孩子在校期间出现相关症状，要按照学

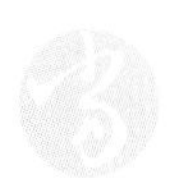

校的通知和要求，在医院和疾控部门的指导下，配合治疗和相关检测。

问题 34：学生复学后，还可以像往常一样做眼保健操吗？

4 月 24 日，吴凡回答记者提问：孩子回校后，主要考虑到佩戴口罩无法操作，而且口罩外层是受污染的，所以建议目前主要以远眺等方式缓解眼部疲劳。

问题 35：上海复学，对学生在防控方面有哪些建议？

4 月 26 日，吴凡回答记者提问：校内上课、用餐还是应该保持社交距离，目前很多学校实行套餐式供应，打了饭走人在教室吃、在寝室吃，吃饭不要说话，这样避免了人群聚集，上课鼓励保持教室内的通风状态，并戴好口罩，就可将感染风险降至最低。

要相信落实了戴口罩、勤洗手、保持社交距离等习惯后，今年春季，很多其他呼吸道传染病发病也会跟着走低。

问题 36：学校针对住宿的学生要落实哪些工作？

4 月 26 日，吴凡回答记者提问：针对住宿的学生，需要严把几道关：首先是“校门关”，周末返校后，确保返回的学生和老师都是安全的；其次是“距离关”，无论在寝室、食堂还是教室，都应保证通风保持适当距离；再者是“消毒关”，卫生间、浴室等必须定期消毒到位。另外，建议学校不要开空调。安全和健康是第一位的。如果实在闷热难耐，可用除湿机来解决问题，一旦环境干燥，温度就会适宜很多。

问题 37：疫情期间可以乘坐公共交通吗？

4 月 26 日，吴凡就此问题回答：对于乘坐公共交通不要太紧张。牢记个人防护原则以不变应万变，做好全程佩戴口罩；排队保持一定距离；下车后洗手。

问题 38：应鼓励哪些人主动进行核酸检测？

4 月 26 日，吴凡就此问题回答：上海自上周起对个人开放核酸检测，四类人需要去检测：从高流行地区、境外等返回，鼓励检测；工作和生活状态相对聚集的，例如劳动密集型企业、流水线工作人员、住在集体宿舍等人群，建议检测；医务人员有职业暴露风险，鼓励检测；近期频繁去外地出差者，也应去检测。至于其他日常生活没怎么流动，也没有太多重要风险点，没有必要太纠结，更没必要一直生活在焦虑状态中。

问题39：如何看待吃补品补营养？

4月26日，吴凡就此问题回答：吃补品不如减少应酬。城市人目前基本都不缺乏营养，反倒是吃得太多，建议根据自己的体质指数，调整营养含量，同时做到充分休息、充分运动、尽量减少应酬，这些都有助于提升自身免疫力。只要做到饮食多样化、不挑食、加强运动、充足睡眠，我相信任何年轻人都有能力抵抗新冠肺炎疫情。

问题40：成年人需要接种疫苗吗？

4月26日，吴凡就此问题回答：目前针对新冠肺炎的疫苗还在研制中，其他呼吸道疾病疫苗如流感疫苗和成年人肺炎疫苗，后者对预防肺炎链球菌继发感染效果非常好。孩子、老年人、医务人员、养老院人员、公共服务行业人员等，建议应该及时接种疫苗，这不仅是保护自己，更保护了身边人。

问题41：疫情赶上“小长假”，还能出去旅游吗？

4月30日下午2:00，上海举行新闻发布会，围绕五一出行市民自我防护。吴凡回答：我们要做好较长时期抗疫的心理准备，小长假期间健康出游、避免扎堆、调试身心非常重要。目前大部分景点采取分时段预约制，可预约后有秩序前往。

问题42：小长假出游有哪些自我防护的原则要牢记？

4月30日下午，吴凡回答出游防护原则：保持社交距离，注意个人防护。提前规划，事先预约；口罩，免洗液，餐巾纸，自用筷子、勺子，水杯等；准备好健康码。具体措施是戴口罩，勤洗手，不摸眼、口、鼻，打喷嚏、咳嗽用手肘遮掩，使用公筷、公勺，室内开窗通风。

问题43：外出购物有哪些注意事项？

4月30日下午，吴凡提示：首先注意不扎堆、不拥挤，进入商场超市

前务必戴好口罩，购物过程中和他人保持一定距离。

问题 44：在餐馆用餐如何做好自我防护？

4 月 30 日下午，吴凡就假期外出餐饮建议：错峰用餐；选择清洁、通风好、间距大的餐馆（也可以室外）；使用公筷、公勺或自带筷子、勺子；餐前洗手。

问题 45：天气越来越热，口罩戴不住了怎么办？

4 月 30 日，《新民周刊》采访，吴凡回答记者问题：面对温度，大家要掌握一个戴口罩的基本原则：人群聚集场所、高危场所要戴口罩。还有一些特殊场所也要戴口罩，比如假期里很多人要去探望养老院里的老人，为了保护老人的健康，也要戴好口罩。

问题 46：既然未来新冠肺炎感染者还会零星出现，那么大家的生活该怎么安排？

4 月 30 日，《新民周刊》采访，吴凡说：这个答案掌握在每个公众自己手里，那就是你要做好个人的防护。这一系列疫情期间我们已经养成的行为方式和习惯，后疫情时代应该保留下来，成为我们生活中的一部分，而这些个人卫生习惯恰恰是我们自己防控的关键。

问题 47：如何以“平常心”看待新冠病毒？

5 月 20 日，吴凡回答记者提问：用“平常心”看待新冠病毒，需要一个认知过程。事实上，日常生活中也有不少传染病，比如流感、水痘，也具有很强的传染性，但现在很少有家长会特别担心孩子感染水痘，因为人们已经掌握了这些疾病的规律。经过几个月的奋战，医学界、科研界对新冠病毒的了解也在不断深入，对于新冠肺炎目前已基本能做到“预防有办法、治疗有经验、防控有措施”。

问题 48：哪些健康好习惯值得永久坚持？

5 月 20 日，吴凡回答记者提问：公众只要牢记“口罩，洗手，喷嚏礼仪，公筷、公勺，通风”这些关键词，正确做好这五件事，就不必过度担忧。良好的健康习惯是每个人的“无形防护服”，它们不仅对抵御新冠病毒有效，而且对所有呼吸道传染病都有效。在常态化防控下，第一，戴口罩与保持社交距离是一对灵活掌握的措施，二者必具其一。第二，正确的洗手三要素，即肥皂、20 秒和流水。第三，打喷嚏时用手肘或纸巾掩住口鼻，摘口罩时不要触碰口罩表面。第四，聚餐使用公筷、公勺，防止病毒通过唾液传播。第五，工作生活场所多开门窗通风。

问题 49：线上学习成常态，如何预防青少年近视？

5 月 27 日，吴凡在参加全国政协十三届三次会议期间接受媒体采访，强调户外活动对有效预防近视的重要性："学校应明确将'通常情况下保证学生每天不少于 2 小时的户外活动时间''不得挤占体育课'等要求纳入对学校的管理规定，将近视率与升学率一样纳入对学校、老师的评价指标，并建立督导检查和评估考核及追责机制，从制度上保障落实。"

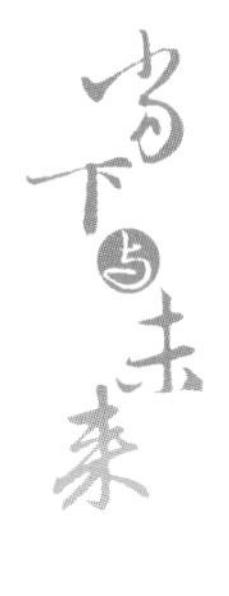

第五章

应急科研　助力抗疫

一、 牵头上海新冠肺炎应急攻关项目

这次新冠肺炎疫情发生后，上海市科学技术委员会及时启动了应急科研攻关的项目，吴凡承担的是由复旦大学上海医学院牵头的项目，联合了多家单位、多个学科领域的科学家一道攻关。这些单位既包括复旦大学公共卫生学院、大数据研究院，复旦大学附属中山医院，也包括上海市疾病预防控制中心、上海市公共卫生临床中心，有临床、有疾控、有大学院校，多个学科、多个领域、多个单位共同联合攻关，开展“上海市新型冠状病毒感染的肺炎流行病学研究”。

吴凡负责的这个科研攻关项目紧扣应急响应中急需解决的问题，边研究边支撑决策、边研究边转化现场应用，并对不同防控阶段的策略进行及时评估，进一步调整、优化、升级，强化策略措施的科学性、时效性和针对性，在本次上海市新冠肺炎疫情防控发挥了重要作用，被上海市科学技术委员会作为支撑防控实践的典型。吴凡在 3 月 16 日召开的上海市新冠肺炎疫情防控新闻发布会上作专题介绍：①聚焦在新冠肺炎发生发展不同阶段的流行病学特征，对疫情的发生、发展做预测和预警。现在正在密切关注的就是境外输入疫情对本市新冠肺炎疫情防控有什么影响。这些研究会及时形成预警预测报告，提交给上海市政府新冠肺炎疫情防控工作领导小组做决策，为不同阶段采取不同的科学措施，发挥了重要作用。②研发了一个“传染病智能溯源管理系统”，这个系统其实是一个大数据应用的平台，在这次密切接触者的排摸以及感染者感染来源的追溯上，发挥了重要的作用，突破了传统的询问方式，用大数据的系统平台来进行追溯。③构建了一个基础模型，揭示新冠病毒在人际传播的条件下，它的传播方式、传播效率、传播强度以及传播范围。这个研究有什么用处呢？在给定的流行条件下，不同的干预措施会对疫情发展走势产生不同的影响。大城市的人员沟通、流动的模式不一样，也决定了流行的可能性也是不一样的。我们研发构建了这个基础模型，就可以用来预判流行的趋势。④针对不同的疫情防控阶段，及时评估上海采取的各类各项干预措施、控制措施的效果。评估以后，对控制措施在其他阶段的应用就可以做一个调整，哪些是效果非常好的，哪些是需要升级和优化的，哪些方面还可以再做补充的，这可以使得我们的防控措施全面覆盖到位。⑤针对医院研究了医院不同部门防护需要。这次新冠肺炎发生以后，医院是特别关注的一个场所。对医院的不同部门如何加强有效的感染控制进行研究，特别是医院内部发热门诊、呼吸门诊还有一般的门诊、外科、普外科等不同部门，都有不同的防护需要。⑥这次通过电话调查的方式，对上海市民在疫情暴发期间的心理状态，活禽或野味市场访问情况、活禽和野味购买情况、野味消费和流浪动物接触情况等，也做了基础了解。这为疫情防控后期如何管理活禽市场，提供决策参考。

吴凡强调，近阶段也特别关注输入性的疫情，研究在其他国家暴发流行病的情况下，现在的防控方式会对本市疫情产生什么影响，可以采取哪些针对性的措施。世界卫生组织的报告以及系列访谈会上都谈到了，中国的疫情防控给全世界各国争取了一个月的时间。我们不仅仅是给各个国家争取了一个月的准备时间，更重要的是，在这一个月当中，通过这些应急科研的攻关，中国帮助全世界加深了对这个病毒的认识，关于诊疗的完整方案，也给大家提供了不同策略措施有效性的研究成果。这一系列应急攻关的科研成果，目前正在给世界各国结合本国的情况采取措施提供了至关重要的科学证据，这也是应急攻关科研最大的意义。

吴凡认为，应急科研和常规科研相比，第一个特点是攻关目标不太一样，它的目标是以应急事件中急需要解决的一些应用问题设立的，比如说这次突发公共卫生事件。这个大目标设定了之后，随着应急突发事件的发生、发展以及改变，具体的目标可能会有一些新的调整。第二个特点就是应急科研它是边研究、边应用、边转化。正因为它是要解决现场应用的问题，所以研究的过程其实就是解决的过程，有一些成果可能就直接转化成技术、产品，在实践当中加以应用。像刚才讲的这次临床的方案，就是通过摸索总结出来的，直接应用在患者救治过程当中，优化了诊疗效果。第三个特点是应急科研往往是多单位平行同步开展科研攻关的，而且是上下游衔接。任何的科研攻关都是有风险的，所以在应急科研攻关时，几家单位同步迅速展开，谁先做出来谁先拿到成果就直接应用，而不是在招标环节比较，确定后就由一家科研机构推进的研发模式。在这其中，上下游是充分衔接的，比如这次的疫情科研攻关中，基因筛出来以后试剂研发马上跟进，这就是上下游衔接。第四个特点是及时进行评估调整。在这个过程中，无论是研发的策略、技术还是一些产品，只要在应用过程中发现了它还可以进一步升级优化，应急科研攻关就会不断地对这些策略技术进行评估，不断进行优化和调整。

二、提出应急科研要讲究“排兵布阵”

4月9日下午为推进抗击新冠肺炎疫情的科技攻关工作，上海市新冠肺炎疫情防控科技攻关组召开工作会议，交流总结近期疫情防控科技攻关工作情况并部署下一步工作重点。

会议提出，自新冠肺炎疫情发生以来，在市委、市政府的统一领导下，通过科技攻关工作小组、专家委员会及各专家小组的通力合作，上海疫情防控科技攻关工作紧张有序的推进，通过科研、临床、防控相互协同，产学研各方紧密配合，推动检测试剂和医疗设备实现突破进展，开展一批具有重要意义的药物研究，并采取多条技术路线同时开展疫苗研制，利用人工智能、大数据等新技术开展流行病学追踪溯源调查，为打赢疫情防控阻击战提供了强有力的科技支撑。

会议也强调，抗疫是一项长期性、系统性的工程，要充分认识疫情防控科技攻关面临的新变化，加快补短板、强弱项，不断提高应急科技攻关能力。针对“外防输入，内防反弹”的新形势不放松。下一阶段，科技攻关工作组将按照全市统一指挥和部署，不断优化协同应急科技攻关机制，切实抓好应急科研攻关重点任务实施。①继续抓好临床救治工作，不断优化“上海方案”；②加快疫苗和药物研发进度，只争朝夕推进相关产品早日进入临床试验；③推动新一代检测产品的研发和医疗设备的智能化、国产化，争取早日取得关键突破；④加强病原学和流行病学研究，为政府决策提供科技支撑，为病毒溯源提供科学依据；⑤进一步加强国际合作，充分利用国际资源推动技术攻关；⑥贯彻落实《若干意见》，进一步加强科技攻关体系能力建设。

1. 加强疫情预防科研攻关

吴凡认为打造疾病预防控制的网络，主要有三个方面可以继续加强。

- 健全疾病预防控制网络体系，不断完善体制机制

所谓网络，就有纵横，纵向是以市区二级疾病预防控制中心为骨干的疾病预防控制机构，横向是各级各类的医疗机构、科研机构等，还有非常非常重要的就是社区卫生服务中心，社区卫生服务中心“六位一体”的功能中，其中一项功能就是落实预防，社区卫生服务中心是整个网络的网底。有了这张网之后，公共卫生疾病预防控制的网络才能说是比较健全的。上海的疾病预防控制网络的基础比较好，要使网络协调高效运行，关键是要不断调整、不断优化体制机制，适应当今疾病预防控制和公共卫生安全保障的需要。

- 提升疾病预防控制的核心能力

对于疾病预防控制来讲，有五大能力不可或缺：公共卫生安全保障能力、疾病预防控制服务能力、“一槌定音”的实验室检定能力、公共卫生

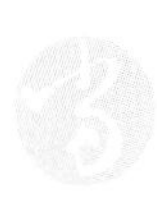

科学研究能力、信息利用与循证决策能力。

- 加强疾病预防控制体系软硬件建设

对标国际先进水平推进疾控机构硬件设施升级，发挥硬件升级对学科发展、能力提升的支撑作用。

2. 战胜疫情最核心的还是科技

科技是疫情防控的核心支撑点，疫情防控效果提升关键在于平时的布局和储备，包括重大科研设施和平台的基地建设、从基础到应用的科研项目布局、先进技术和领军人才的储备。通过这次新冠肺炎疫情的防控，全国政协委员、复旦大学上海医学院副院长吴凡认为，科研对于疾控体系的正常运行发挥着核心的支撑作用。疾控领域的科研工作来源于现场，服务、反馈于现场，并且致力于解决应急处置过程中现场出现的问题。这些目标的实现，离不开能发现问题的、能用科学方法去解决这些问题的科研人员。但是，科研人才不会凭空出现，而是有赖于平时的培养和储备。因此，只有让“科创 25 条”精神在疾控领域落地、落实，只有让相关的政策汇聚到科研人才身上，才能真正走出一条疾控现代化之路。

3. 应急科研要将学术成果变成应用指南

应急研究为我们带来了理论依据和局部的快速应用。但如何以“接地气”的方式与各级官员、民众沟通，把学术变成应用指南，扩大应用范围，由点及面的将成功经验进一步推广全国并在其他情况下进行再评价也是现今亟待解决的问题。上海已正式复工，这也意味着疫情防控进入新阶段。“排兵布阵”“科研联动”是吴凡提出的解决关键点，为了让大家更好地理解方案如何执行，吴凡一改之前学术性的描述，而是用平实的语言一边在纸上写写画画，一边慢慢数着即将要做的事情。

在抗疫的关键时刻，政府牵头应急科研整合了大数据信息，逐步明确新型冠状病毒传播模式，并通过媒体向市民建议一定要做到“三个千万”：千万不能麻痹大意，千万不能心存侥幸，千万不能放松措施。无论是政府还是专家都在每次新闻报告或发布会上鼓励公众去了解新冠病毒是怎么回事、有什么应对手段、个人如何保护自己以及怎么防护才能解决问题这些知识。当知识丰富后，市民就会意识到如何才能保护自己，让自己不要成为患者，也不要让疑似患者传染自己。其实，战胜疫情的过程中，我们也是一种特殊的“群体免疫”，是人人为我，我为人人，一群人彼此关心、凝聚的“群体免疫”。

应急科研的开展，在像防控疫情这类突发公共卫生事件中至关重要。研究内容紧紧围绕解决现场、围绕防控需求、围绕策略措施的大方向来选择科研“落点”。以冲着解决问题来实现成果转化、科研与现场充分相融合为目标，确保将科研成果第一时间应用在现场，为群众带来健康福祉。形象地说，应急科研的成果应该实实在在落在应用上，而不仅仅是科研论文上。另一方面，唤醒平日储备的地方科研力量，通过中央与地方结合的“排兵布阵”，可以形成组合拳，经过统一调配、共同合作为下一步的疫情防控提出方向和目标要求。为集中一切科研力量来解决疫情防控。吴凡认为需要着重做到两点。首先，是各种储备的“排兵布阵”：需要做到上下游充分衔接，如当科研部门拿到病毒标本后，应赶紧测序、公开基因序列并第一时间分享；随后，科研企业就应立刻分析介入，将疫苗研制、药物研发等同步启动。其次，科研应用需形成分工合作，在学界发声之时，更应解决现场的实际问题。

目前，上海已初步探索科研联动机制。在疫情刚开始时，上海市科学技术委员会即启动应急预案，针对病毒开展检测试剂现场验证，同时利用大数据同时对疫情实现预测，并为决策做支撑。

三、 开展超大城市公共卫生治理体系研究

4 月 7 日，中共上海市委、上海市人民政府召开全市公共卫生建设电视电话会议，并印发《若干意见》。强调构建一个依法防控、系统治理，预防为主、平战结合，统一指挥、联防联控，科技引领、精准施策的超大城市公共卫生安全治理之路。其构筑起的保障不仅仅是守护上海城市安全

的坚固防线，更可以面向全国，使我们国家重大疫情和突发公共卫生事件的应对能力达到国际一流水准。

吴凡接受上海市公共卫生三年行动计划委托，负责开展“超大城市公共卫生社会治理体系研究”。研究聚焦超大城市公共卫生社会治理体系，分析梳理超大城市公共卫生社会治理体系的内涵、架构、组成部分、运行体制机制。通过对国家公共卫生应急管理体制机制、公共卫生和应急管理的立法、公共卫生体系和“平战结合”防治体系搭建、突发公共卫生事件应急科研攻关体系的多方面研究，在立足上海的基础上，将公共卫生社会治理体系建设逐步拓展长三角区域一体化。再从长三角区域一体化发展角度，提升周边省份一同建立超大城市公共卫生社会治理机制。

1. 国家公共卫生应急管理体制机制研究

开展国际间比较研究；评估现行国家-省-地-县纵向四级网络以及横向各级部门间应急管理体制和运行机制的有效性；研究有效的应急响应决策机制、救济机制、协同机制和上下联动机制。

2. 公共卫生和应急管理的立法研究

分析从疫情发现、报告、公布到启动响应、处置、执法等各环节出现的涉及《传染病防治法》《突发公共卫生事件应急条例》等主要法律问题，综合平衡各利益相关方权责、执法成本以及可操作性等提出修订的具体建议和意见，以及其他相关法律法规配套的建议。

3. “平战结合”防治体系研究

开展全国疾控体系现况研究，包括机构性质、职能定位、体系能级、工作任务、编制岗位、人员队伍、考核激励、财政保障、运行管理等方面，提出我国公共卫生体系改革的基本路径和方案。

4. 突发事件应急科研攻关体系研究

通过系统综述方法研究美国涉及应急科研攻关的重大科研设施设备或平台部署、应急科研体制机制、成果转化与管理等，研究建立资源、成果共享机制，形成科研上下游衔接的科技攻关链，并能实现快速转化的重大突发公共卫生事件应急科技攻关规划布局建议方案。

5. 公共卫生应急有效风险沟通研究

通过社会调查、焦点组访谈等方法，寻求有效地进行风险沟通、提高公众应急素养的最佳模式。

四、启动重大传染病与生物安全研究

近日，吴凡提交了“关于建设上海市重大传染病与生物安全研究院的建议”，作为落实市委、市政府《若干意见》的重要抓手，整合复旦优势和上海相关资源，打造上海平台，汇聚全球精英，做到平时全链式部署，做好人才和技术储备，推进生物医药科技发展和产业融合；战时多维度应用，启动科技攻关服务应急处置。该研究院将与市疾控、中科院等科研院所以及高等院校等建立资源共享机制、协同攻关机制、成果共享机制，形成定位互补、错位发展、支撑联动的重大科技平台总体部署格局，努力确立上海在该领域的领先地位。

1. 建设目标

集合复旦大学的人才优势和科研优势，整合全市相关力量，打造全链式科研和技术转化平台，形成具有国际领跑地位的系统性重大传染病和生物安全科研攻关体系，通过持续关注重大传染病和生物安全领域，储备一批具有国际影响力的顶尖专业人才和核心技术，在 5～10 年内建成代表国家最高水平、世界顶尖的重大传染病和生物安全科研机构，在上海市、长三角乃至全国重大传染病防治和生物安全支撑体系建设中发挥关键性作用，为上海建成全球最安全城市保驾护航。

2. 核心任务

• 构建“全链式”科研平台和技术转化平台

包括病原生物分离鉴定平台、快速检测技术与试剂研发平台、高通量药物筛选技术平台、疫苗研究与制备技术平台、药物和疫苗临床试验平台、生物安全大数据超算平台、重大传染病预警技术与趋势分析平台、重

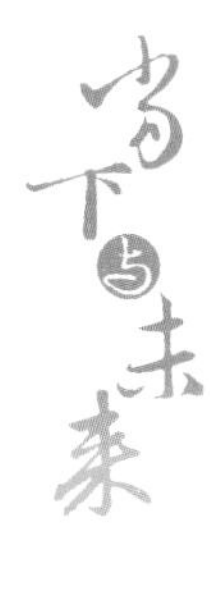

大传染病与生物安全公共政策研究基地。

- 加快创新公共卫生人才培养模式

以研究院为载体，坚持平战结合、问题导向，集合多学科多单位力量，培养融合医工、医理、医文等多学科交叉、适应全领域、具备多种岗位胜任力的“大公共卫生”精英人才。

- 建立国际一流的公共卫生交叉研究队伍

围绕重大传染病防治的关键问题和核心环节，组建包括流行病学与预防医学、临床医学、基础医学、药学、生命科学、化学、信息科学、材料科学、社会科学和人文学科等领域研究人员和生物医学产业转化人员在内的综合研究创新团队，面向世界吸引顶尖学者和优秀的青年人才，切实加强公共卫生安全领域高水平人才的储备。

- 建立公共卫生安全重大问题研究的新模式

加强战略谋划和前瞻布局，从重大传染病防治所涉及的科学问题出发，构建医学研究、多学科交叉研究、药物研究、诊断试剂研究、产业化研究、临床转化研究和公共卫生转化研究全方位立体化科技攻关模式，储备一大批技术成果；结合上海市公共卫生社会治理体系建设，每年聚焦若干重点领域，形成年度进展报告。

第六章

校园防控　返校复课

一、担纲教育系统疫情防控专家副组长

2 月 10 日，上海市教育系统疫情防控工作部署会议召开。副市长陈群出席会议并讲话，市教育系统疫情防控专家组副组长吴凡介绍本市疫情防控总体情况和防控建议，协助上海市教育系统进行下一步疾病防控工作。

这次会议为上海市各学校停学、复学提供了具体操作建议，对各级学校在疫情中的工作提出了新要求。会议指出，市教卫工作党委、市教育委员会要进一步完善疫情防控工作机制，加强统筹协调和服务保障，尤其要确保教育系统疫情防控工作能有力、有序的稳步推进。各区要落实好属地责任，按照"一区一策"要求，在疫情停课期间不放松，尽快研究制订本区学校远程教学方案和疫情之后的开学预案，做好各项疫情过后的开学准备工作。同时，各学校都要组建疫情防控工作专班，通过结合市政府文件加强学校防疫形势研判，制订落实"一校一策""两案十制"（开学准备工作方案、学校突发公共卫生事件应急预案；学校传染病疫情及突发公共卫生事件报告制度、学生晨检制度、因病缺勤缺课登记追踪制度、复课证明查验制度、学生健康管理制度、环境卫生检查通报制度、传染病防控的健康教育制度、宣传制度、消毒与隔离制度、清洁制度）。各学校要在一线狠抓落实，书记、校长起带头作用，带领师生员工坚定信心、科学防治、精准施策，扎实开展好疫情防控工作。

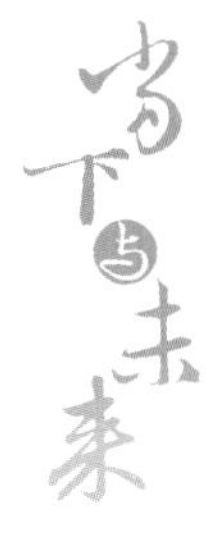

二、讲授新冠肺炎疫情科学防控公开课

2 月 24 日，吴凡在面向全市学校新冠肺炎疫情科学防控公开课上，介绍了新冠肺炎在全国和上海的流行趋势，解读了流行病学调查典型案例，以问答形式重点介绍了校园防控和学生个人防护措施。

本视频录制时间2020年2月13日
復旦大學
新冠肺炎
如何防控?
吴凡 主任医师/博导
复旦大学上海医学院副院长
上海市预防医学会会长

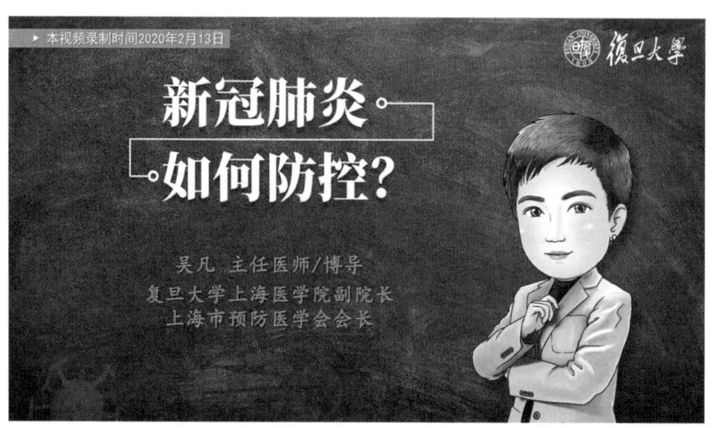

吴凡讲授“新冠肺炎防控第一课”

问题 1：如何看待数千的密切接触者数字?

回答：密接者数字多，并不意味着不好，说明上海疾病预防控制中心的流行病学调查质量高，如果 10 个密接者只找到了 8 个，剩下 2 个很可能就是危险的传播者。最传统最有效的传染病防控措施：早发现、早报告、早诊断、早隔离、早治疗。

问题 2：上海到底怎么进行居家隔离?

回答：第一，要提醒同学身边有外来人员，及时帮助居家隔离申报和登记。第二，别给自己乱吃药，发热门诊要记牢。第三，及时向学校辅导员老师告知外出史，配合医院调查。第四，请大家放心，我们不可能关闭城市，但要限制人口流动。举一个例子，一对夫妇去法国，回上海的航班上测温出现发热，直接送到医疗机构确诊为新冠肺炎。当时提出疑问，怎

么去了法国就得了肺炎？经过流行病学排摸，发现这家人 1 月 10 日去武汉办理赴欧签证，曾经到华南海鲜市场附近吃饭。欧洲旅行后回来后两人在飞机上发现发热，家里共同旅行的一人在法国被确诊，另一人留法国陪护也被确诊。那么同行的旅行团怎么办？29 人立即被集中隔离观察，后有 3 人再被确诊。

另一个例子是在上海宝山区有一起聚集性的疫情，A、B、C 是一家，他们没去过湖北，没有过接触，没有人得过感冒。经过流行病学仔细排摸，3 人在 1 月 14 日到 19 日去安徽蚌埠旅行，2 月 5 日蚌埠发了消息，1 月 11 日到 19 日有 5 个确诊患者去过某健身房。追问下来 A、 B 两人曾经多次去过健身房，他们和患者同时暴露在健身房。 A 回来后和好多人包括 D、 E 在黄浦区聚餐。最终 D、 E 被确诊。

虹口区 1 月 30 日一家人，丈夫身体不舒服，其后妻子被确诊。流行病学调查发现，丈夫自驾去外地看球赛，去聚会。结果其中有 4 人在外省市被确诊感染。

因此，大规模人口流动仍然需要被暂时的限制。

问题 3：如何做好个人防护？

回答：第一，不结伴外出、聚会，不去人员密集场所。第二，前往公共场所、乘坐公交时注意个人防护，开窗通风。第三，互相交流不宜近，保持一米的距离，避免握手和拥抱。第四，用拱手微笑的传统礼仪打招呼，经常通风换气防飞沫。第五，医院、集中隔离观察点等都是高危场所，尽量避免去这些地方。1/3 到 1/2 的患者中，粪便中都检出了病毒。所以，马桶、下水口等都有潜在的危险，日常注意消毒。新冠病毒很狡猾，但我们有很好的手段对付它。

问题 4：如何正确戴口罩、勤洗手和戴手套？

回答：正确戴口罩和如何洗手的方法如图所示。

还有一个重要的措施，大家会不会打喷嚏？有人会说，喷嚏咋不会打，张嘴就可以了。不能在公共场合，不能在教室里面，哪怕在家也不能

復旦大學
平展口罩 深色朝外 硬条朝上 覆盖口鼻 挂上两侧耳带

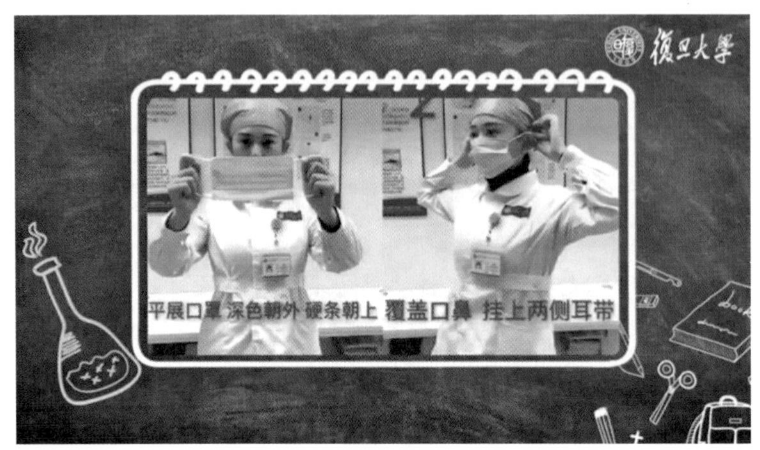

正确戴口罩的演示

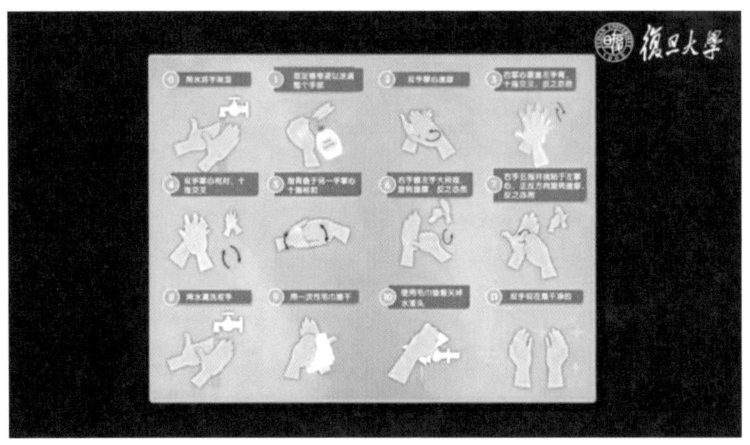

正确洗手的演示

毫无遮拦、肆无忌惮地打喷嚏，因为喷嚏一打，整个空间就弥漫了这些飞沫、气溶胶，很危险。怎么打喷嚏？如果来得及抽纸巾，一点问题也没有。如果来不及掏纸巾喷嚏就出来了，教大家一招。头微微低下，用你的手肘捂着口鼻，左右无所谓，这是最容易的。

那么，衣服手肘弄脏了怎么办？没关系，这个病毒在干燥物体的表面能存活的时间比较短，回家以后清洗衣服，不能洗的就晾在阳台上，经常晒晒太阳，病毒对紫外线是敏感的。

最后，提醒大家，不共用一些个人生活用品、毛巾。有中央空调的办公室关闭空调，保持开窗通风。

问题 5：如何在宿舍、图书馆、教室、食堂等学习生活场景中进行科学防护？

回答：餐厅安排错峰错时就餐，一人一桌，提供盒饭。乘坐电梯时，能不坐尽量不坐，避免密闭空间。正好利用这个时间爬楼梯锻炼身体，走楼梯也不要摸扶手。若必须乘电梯，一定要戴口罩、避免打电话、不饮食；避免用手直接触碰按钮。生活垃圾处理方面，用过的手套、口罩属于干垃圾。如果有发热、咳嗽等症状或接触过有症状的人，使用过的口罩要装进密封袋，按照干垃圾处理。

三、 出席新闻发布会解读开学工作指南

4 月 24 日上午 9：30，上海举行新闻发布会，邀请上海市教育委员会主任陆靖，上海市卫生健康委员会新闻发言人郑锦，上海市教育系统疫情防控专家组副组长、复旦大学上海医学院副院长吴凡，上海市闵行区教育局局长恽敏霞，针对上海市教育委员会对于各级各类学校开学，在物资储备和制度规定方面的统一要求进行解读。

1. 在校期间，学生或教职员工出现发热、咳嗽等疑似感染症状的处理

吴凡：这个问题有两个，一个是先要判别发热是真发热还是假发热，现在天逐步开始热了，有时候课间小朋友比较活跃，特别是爱动的小朋友一跑一跳就觉得有点热了，这时候测温度很可能就是高的。第一先要判别他是因为运动引起的或者在太阳底下时间太长了，要做一个真假发热的判别。出现这种情况，你可以先把他安排到一个清净暂时隔离区域让他稍做休息，平稳安静下来了以后再测体温。第一个先把体温测准。如果真的出现了一些孩子或者老师有这样的情况，出现体温有点高，超过了正常警戒

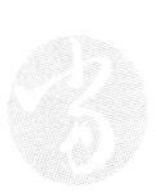

线，甚至有一些其他症状像干咳等等，学校做了很充分的安排，有临时的留观区域将他和其他学生隔离开。一定要给孩子戴好口罩，采取措施。这时候戴口罩是防范万一有可能是患者的话，避免传播给别人，别的孩子戴口罩是保护自己。

第二，这时候学校老师第一接报人会负责起这项工作，同时通知家长。通知家长以后，这个孩子要送到发热门诊及时看病，这当中可以是家长来送，如果家长赶不过来，学校由老师直接把孩子送到医院发热门诊进行就诊。这是单个孩子出现这样的情况。

我们不排除有可能一天里面同一个班级，或者有些住宿的学校出现同一个寝室一天里面有超过 3 个以上的人出现发热、咳嗽等相关症状。有可能是聚集性的案例或者病例的发生，另外也有可能连续 3 天，不是同一天出现，连续 3 天出现多个疑似异常情况，多个一般来讲可以掌握在 5 例左右的情况出现，这时候第一时间要报告学校相关责任人员，负责的老师要报上级教育主管部门，同时要及时和当地疾病预防控制中心取得联系。联系好了之后，一方面要通知报告，另外一方面学校要当即采取措施，最直接的就是就地隔离。

如果这些孩子在寝室、在同一个班级赶紧就地隔离，等到疾控部门来进行调查采取一系列相关的消毒措施。这些孩子什么时候解除隔离呢？一般相关医务部门和疾病预防控制中心上门进行甄别之后会做出一个基本判断，另外相关消毒的场所如果可能出现一些密接的话，还可能做出进一步处置的安排。这个处置安排是根据不同的症状，如果是腹泻有一套流程，如果是发热、咳嗽则有另外一套流程。

这里我特别要提醒各位家长，长期以来卫生和教育部门建了一个非常好的教卫合作的平台，那就是报告每日学生的因病缺勤缺课情况，包括教职员工的，从平台上的以往大数据来看，每天全市都有 2%左右的比例，尤其是发热、咳嗽症状出现比较多，在这个呼吸道疾病高发季节。但是这些病并不是新冠肺炎，大家不要因为出现发热就很紧张，我们既要重视它，又要理性地对待，相信学校、相信卫生部门会把这个处置好的。我最担心有些家长一听到什么就很紧张，赶紧在家长群里一发，不得了，我们班级有患者有发热了，还没有得到真实信息，就广泛传播，引起不必要的紧张。

2. 学生返校后，对于家长、学校和学生在防控方面的意见建议

吴凡：家长、学生、学校，我重点想讲校外的，因为校内的刚刚大家都听到教育部门、各个学校“一校一策”做了大量准备，无论是从空间布局还是负责人的安排上、责任人的到位上、物资储备上都做了充足的准备。校外还是蛮重要的，因为任何一个学校都不能独立于社会，尤其是家长和学生每天的往返对于学校防控还是有巨大风险的。

对于校外，首先请大家记住几个环节。

第一，关于人，人是最重要的。哪些人？当然孩子是首要的，第一是学生，第二是家长，千万不要忘了我们还有和家庭有关联的人。这三类人，都需要在这个期间重点看护或者注意他们的健康状况。

第一类人是孩子，我们要关心孩子的健康状况，因为孩子发热情况还是蛮多的，如果在校外上学之前、回家的时候出现了一些发热、咳嗽等相关症状也包含腹泻的症状，家长应该及时带孩子就诊，还要及时向老师报告，这个孩子第二天就不能再去学校了，这是非常重要的。哪怕孩子出现了一些轻微的症状，早上起来有时候孩子自己不太明白，不像平时睡醒了之后活蹦乱跳的，有点蔫，你也要关注一下孩子有没有发热的情况，如果出现了症状就不要送去学校，必须赶紧就医，家长在这个时期要特别关心孩子健康状况。

第二类人是家长，家长必须关心自己的健康状况，包括同住家里人的健康状况。比如老年人，进进出出的家长可能不生病，很可能家里的老人因为你没有注意防范把病带回去了，所以老年人容易生病。千万不要觉得老人没有出去过病了就病了，孩子照常上学也不行。如果同住的人出现了健康异常相关情况，也要跟学校报告，这个期间孩子就不要去上学了，这

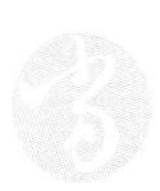

个特别重要。因为孩子不去上学，有些家长担心课程落下了怎么办，特别焦虑，怕孩子跟不上，但是你一定要想到，你不仅是为你自己孩子的健康在考虑问题，还是为了整个学校的孩子承担这一份家长的社会责任，这个特别要提醒。

第三类人和家里似乎没有什么大关系，但是每天可能进进出出这个家庭，就是和家庭相关的关联人员，大部分情况是家政服务人员。在这个期间，家里最好有人每天问一下家政服务人员的健康状况，你今天怎么样，有没有什么情况？还要关注家政人员自我防护的情况，有没有戴口罩，进家门是不是第一时间先洗手而不是先干活，进门先洗手非常重要。

第二，校外的重要环节就要通勤，上下学的过程当中我们有各种通勤方式，尤其是那些利用公共交通进行通勤的，尤其是一些大年龄的孩子自己乘坐公共交通工具，家长要担起责任。学校已经安排了防疫教育第一课，但是家长要不断提醒孩子在路上怎么做好个人的防护，口罩应该怎么戴，把手应该怎么弄？如何防护？进了学校老师会监督这个孩子进校园第一时间洗手，作为家长也要监督孩子进家门第一时间洗手。通勤过程当中防护工作要做好。

第三，在这个过程当中，一旦孩子或者家里人出现了健康的异常情况，千万不要隐瞒。除了对孩子负责，对所有学校的老师同学负责以外，其实你还要承担法律责任的。无论是《传染病防治法》还是人大常委会通过的决定，都赋予了你要承担这个义务，同时也要承担法律责任。如果因为你的隐瞒，或者说你想算了、没有关系，侥幸的心理觉得这是小问题，怕课落下跟不上很麻烦，这种侥幸心理出现的话造成在学校疾病的流行暴发，你不仅影响了孩子还影响了一大批学生，还要承担法律责任的。家长要给孩子做出负责任、承担社会责任的一种榜样，教育孩子如有健康异常就不要去学校。这点我特别提醒大家。

最近大家有点纠结：如果孩子眼睛不好，眼保健操还让不让孩子做？我建议：在学校戴口罩的时候，暂停眼保健操。一般来讲口罩外层是污染的，如果手碰在上面手又到处乱摸会出现问题的。建议在这期间就不用眼保健操的方式保护视力，保护视力方法很多，学习一段时间可以看一下远方保护视力也是一个方法。另外还有一个特别好的招，如果学校和家里距离在适宜的范围之内，就是走路可以到达的范围内，在家长的陪护下尤其是低年龄的孩子走路上下学是非常好的办法，既避免了公共交通的通勤风险，同时对近视防护特别有用，适当的户外活动，不光对预防近视、视力改善是非常有用的，既避免了风险，还锻炼了身体，一举几得。可能以后走惯了，孩子还不愿意坐公交了，形成了运动的习惯。

新冠肺炎的暴发流行是一个危机，但是危中有机，怎么抓住这样的时间段养成一种更健康的生活方式，我觉得是家长要学习的，要抓住帮助孩子养成健康的生活方式和习惯的好机会。

四、“疫”线对话答疑上海市健康大讲堂

4 月 27 日起，上海中小学即将陆续开学，许多家长既担忧又期盼，孩子在学校里该如何防控疫情？校外生活怎样确保安全？26 日下午，由上海市卫生健康委员会、《解放日报》· 上观新闻主办，上海市健康促进中

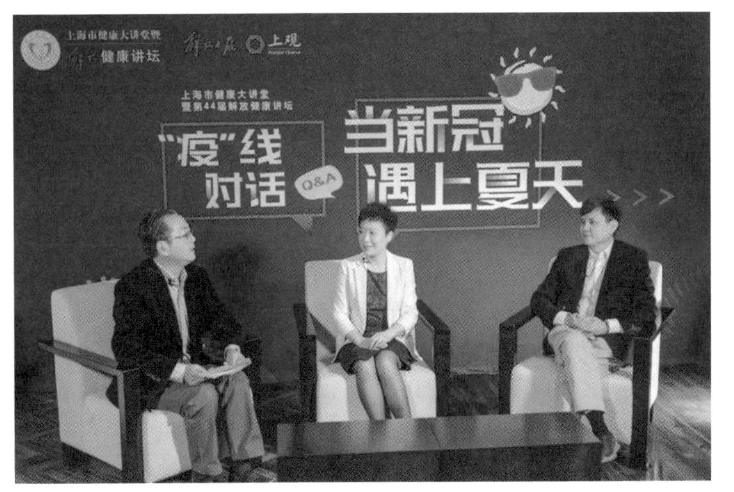

吴凡出席“上海市健康大讲堂暨第 44 届《解放日报》健康讲坛上观直播”

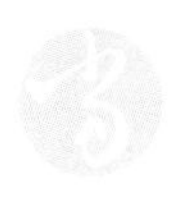

心、上海市健康促进协会协办的“上海市健康大讲堂暨第 44 届《解放日报》健康讲坛上观直播”，特邀中国-世界卫生组织新冠肺炎联合专家考察组成员、复旦大学上海医学院副院长吴凡，复旦大学附属华山医院感染科主任张文宏共同为“神兽”复学支招。

1. 学校防控已配齐，校外生活家长应关注三类人

疫情期间孩子上学、放学方式与日常会有哪些不同？家长需要格外注意点什么？面对特邀主持、上海市健康促进办副主任王彤的疑问，吴凡首先为家长卸下“心理包袱”，上海市教育委员会已做好充分准备，实行“一校一策”，家长不用太紧张、也不必太纠结。她特意举例两条：过去中小学校也有测体温，入校晨检，而今增加频次，一日两检。此外学校已为应急情况准备了一套完整的处置流程，一旦孩子出现异常，有专门老师第一时间带领孩子前往留观室留观。如有学校出现聚集性病例，同寝室同学将就地隔离，同时上报教育部门、当地疾控部门进行后续处置。

校外生活中，家长格外需要关注三类人，除了孩子本身，还有与孩子同住的家庭成员，以及家庭密切关联者。这些人员的健康随访、健康状况都需要多留神，“对自己孩子的健康负责，就是对广大孩子负责。”吴凡如是说。上学通勤中，家长应该学着如何科学给孩子戴口罩。

考虑到明天复学的是毕业班同学，吴凡特意强调，“孩子本身生病需要请假，如果家庭成员中出现发热、咳嗽、腹泻等一系列症状，孩子也应该及时告知老师，暂缓前往学校。”这样做主要是考量万一家庭成员是患者，孩子就属于密切接触者，学校在集体状态下的防范角度来看，必须确保学校安全。“我们要教育孩子和家长，自己不仅对自身负责，更要承担社会责任，家长心存侥幸的心态不可取，一旦隐瞒病情等将承担法律责任。”

2. 公共交通很安全，但更主张孩子走路去上学

在张文宏看来，目前国内疫情基本控制住了，感染风险极低，但感染科专家最担心的就是偶然事件的发生。如果上述防护都落实到位，在学校被感染的风险可以说是微乎其微。“我们无论在哪种公共交通、公共场

所，实际上按照现在防控效果来看，被感染风险是很低的，上海已连续30多天没有本土病例，总体来说城市是很安全的。”

尽管城市很安全，但“我们还是要有底线思维”。张文宏特意解释，所谓的底线思维就是，万一在公共场所遇到了无症状感染者，怎样防范被感染？记住两个动作至关重要。第一个动作是戴口罩，第二个动作是洗手。如果孩子在学校里洗手不方便，可以用免洗洗手液，必须要牢记的是，避免手接触公共场所把手、栏杆、电梯按钮后，再直接接触口鼻。只要记住这两个动作，无论孩子步行、乘网约车、乘公交车等，都可以避免被感染的风险。张文宏特意强调，家长还需对孩子进行非常有效的培训，做到位就可以避免被感染。

专家们最主张孩子步行去上学。户外通勤感染风险降到最低，还锻炼了身体，预防了近视。“每日户外活动两小时，如果一直养成走路上学的好习惯，视力也会变得好。”吴凡说，“此外，校内上课、用餐还是应该保持社交距离，目前很多学校实行套餐式供应，打了饭走人在教室吃、在寝室吃，吃饭不要说话，这样避免了人群聚集，上课鼓励保持教室内的通风状态，并戴好口罩，就可将感染风险降至最低。”

3. 住宿生严把“三道关”，顺势培养孩子健康习惯

上海即将迎来夏季，学校里到底要不要开空调？张文宏认为，许多人以为气温高了病毒会死，其实并不是这样，主要是夏天通风了，通风对疾病控制有极大好处。上海真正的酷暑是7、8、9三个月份，建议这个夏天学校里就不要开空调了，疫情防控面前，安全和健康是第一位的。如果实在闷热难耐，可用除湿机来解决问题，一旦环境干燥，温度就会适宜很多。

针对住宿的学生，吴凡提出需要严把几道关。首先是“校门关”，周末返校后，确保返回的学生和老师都是安全的；其次是“距离关”，无论在寝室、食堂还是教室，都应保证通风保持适当距离；再者是“消毒关”，卫生间、浴室等必须定期消毒到位。“类似大家共用一个水杯，你

喝我喝大家喝的做法，非常不可取。趁着这次疫情，学生们不断改进自己的生活方式，培养良好健康卫生习惯，何乐而不为？”张文宏补充。

面对家长的紧张情绪，专家认为，紧张不焦虑、不纠结是一种科学态度。张文宏直言，疫情来了最怕的就是大家疏忽、不够警觉，紧张起来适应了体系，就会呈现较好的防控效果。吴凡说，适当督导孩子形成良好习惯，自然而然成为生活的一部分，家长应该给孩子这样的心理干预和指导，相信落实了戴口罩、勤洗手、保持社交距离等习惯后，今年春季，很多其他呼吸道传染病发病也会跟着走低。

五、支招各类学校开学返校安全防控点

1. 中小学校

上海返校开学时间4月9日正式公布，结合当前疫情防控形势，经研究决定并报教育部备案，上海高三年级、初三年级将于4月27日返校开学，而其他学段和年级在5月6日前做好分批返校开学的准备，那么开学返校之后，校园的疫情防控工作如何展开？教学任务如何完成？对此，吴凡以及建平实验中学校长、浦东新区初中教育指导中心主任李百艳接受了看看新闻Knews的专访。

对于学校在开学之前从防御的角度来讲，最重要的任务，吴凡认为，除了预案以外，有几项措施必须要坚持得非常好，原来就有晨检制度，这个晨检制度应该在现在这个阶段要特别地落到实处，每个孩子进校，一定要做的就是晨检；第二个是健康巡查，原来是早上做一次，但有些孩子早上来的时候不发热，到了下午有可能出现发热的情况，所以学校现在需要一日两检，多增加一个频次；另外，孩子进学校，要保证每个孩子首先是洗手，因为孩子来学校的交通方式是不一样的，有一些可能坐公交等，但是进学校洗手怎么洗？一定是保证肥皂在手上20秒，然后是流水冲洗，这个一定要坚持。还有一个很重要的事情，就是要学会打喷嚏。今年情况很不一样，今年的开学第一课应该是健康防疫课，教会孩子在现在这个阶

"疾控女侠"网上直播开讲
学习防疫知识 共迎返校开学
"新冠病毒自我防控"第一课
上海市新冠防控领导小组专家组成员
上海市疫情防控公共卫生专家组成员
复旦大学上海医学院副院长
上海市预防医学会会长

吴 凡
直播时间：4月24日19：00
主办：上海市浦东新区初中教育指导中心
协办：上海市建平实验中学

扫描二维码
活动当天观看精彩直播

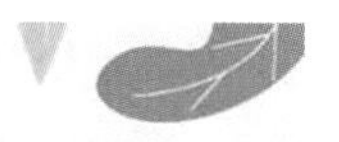

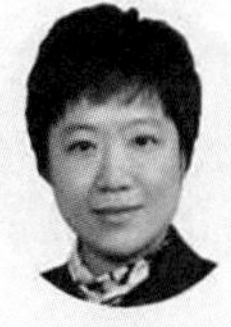

吴凡指导建平实验中学校园防控工作

段，应该掌握哪些技能，知道哪些知识？比如说打喷嚏，要打喷嚏了，来不及拿餐巾纸了，就直接一捂，这是不对的，因为你的手会把这些细菌污染到其他台面上，准确的打喷嚏方式是头低下，用胳膊肘捂住，所以一定要教会孩子怎么打喷嚏，像这些在防疫期间是必须要会的；此外，是保持孩子之间的这个距离，尤其是低年级的孩子，他可能不明白，所以这些都是应该在开学第一课上要解决的。从学校的层面还可能要应对一些特殊情况，比如孩子在学校期间量了体温，这个孩子体温有点高怎么办？学校就需要有一个留观室，平时其实学校也有，但现在，就是刚才李校长讲到的要做得实，如果这个孩子出现发热的情况，在留观室里待着，有老师陪

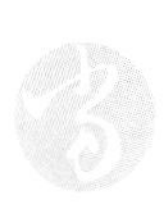

着，不要让他太紧张，然后及时通知家长，领着孩子去看病，同时要让孩子把口罩戴上，因为他已经有发热，但是这个发热不见得就是新冠肺炎，大家千万不能觉得这个时候发热了，可能就是新冠肺炎疑似病例。上海市疾病预防控制中心原来建了一个大的报备系统，是学生因病缺勤缺课的系统，这个系统长年统计下来发现，一般情况下，每天整个上海有2%左右的学生会出现发热的情况，也就是说正常情况没有新冠肺炎，也有人会发热。

吴凡说，学校比较大的话，每天都有可能有人发热，学校还要把握一个方面，就是如果学生在课间运动比较厉害，汗流浃背，测体温时这个孩子温度有点高，像这种情况下，完全没必要紧张，让这个孩子缓一缓，休息一段时间，然后再测一下体温。

实际上，外地有些学校已经做了一些模拟开学的相关工作，包括一些演练。在大连一所中学的疫情防控应急演练现场，身穿运动服的老师扮演学生间隔一米排队进校，并逐一检测体温。老师说，学生早入校是按照分时分批，然后分距来进行，高三分成三个时间段，分别是6:50、7:00和7:10，学生之间的距离要保持一米以上。此外根据当地教育委员会要求，在教室上课时，学生之间要保持前后左右一米以上距离，且每班人数不得超过30人，就连午饭也被改为在教室内统一吃盒饭。合肥的一所省级示范高中保留了食堂用餐模式，不过相较之前，每张餐桌上多了一个挡板。

吴凡进一步强调，如果有些孩子发热，我们不能马上给他扣一顶帽子是疑似患者，因为是不是疑似得到医院检查之后才能确定。另外，低年级的孩子还会出现一个情况，就是一个孩子发热了，家长已经教育过他以后碰上发热的孩子要远离或者怎样，低年级小孩可能还会坐到边上，问他说“我发热了”，然后过一会儿另一个孩子说，我好像也有点头晕，这个称之为癔病或者癔症。这个就会有集体性的，出现这种情况后，孩子也跟家长报告了，然后家长就非常紧张，觉得不得了了，学校出情况了，这就容易造成在情况没有完全整明白的情况下，没有诊断清楚的情况下，开始传播恐慌情绪。这种情况特别容易高发，所以学校在处理这些情况的时候，刚才说的“准”“快”，非常重要。动作越快越准确，信息就越实，谣言就没有了空间。另外，学校出现这种情况，一定要做好“校卫合作”，学校的卫生联络员一定要第一时间跟疾病预防控制中心报告这个情况，让他及时得到进一步的医学上的指导。

在看看新闻 Knews 的前期采访中，对于开学，有些家长表现得很开心，有的家长还是很焦虑。

对此，吴凡认为，开学不光是孩子开学，也是家长开学，家长要从自己心里做一个非常好的调试，此外，还要做几件事，第一就是孩子每天的健康情况必须要了解，送孩子上学时，他有没有头痛脑热、咳嗽？这个时候对自己孩子的关心，不仅关心的是自家孩子，还同时关心所有这个学校的孩子，这点非常重要；第二，家长还要负一个责任，就是家中和孩子共同居住生活的其他的家庭成员有没有头痛脑热，因为如果今天早上出来，突然发现家庭其他成员咳嗽了，或者有发热的情况，这个时候就应该让孩子暂时不去上学，要跟老师报告一下。同时学校也应该跟孩子讲，你如果家里有人发热看病，举个手要跟学校报告一下，这样家庭社会学校联动起来以后，来共同把住这道篱笆，防控好，这个对家长来说是非常关键的。

现在学校要陆续开学了，都在复工、复产、复课，生活基本上都开始逐渐进入这样一个“常态化”的状态，对于这种“常态化”，吴凡认为，对于疫情也有一个常态化，新冠肺炎发生以后，对国家是个大考，对政府是个考试，其实对每个家长和学生也是一场考试。如何理解常态化？我们千万不要认为常态化就应该是零，这是由病毒本身的特点决定的，它大概率是会跟我们长期存在了，那么我们就要理解，社会上可能会有病例，这些病例也有可能极小概率会在学校发生，甚至于个别的，会有一些聚集性病例发生，家长没必要非常紧张，要正确、客观理解这个常态化；还有一点非常重要，孩子的一生很长，在他的人生当中，可能还会遇到这样的疫情，怎么样在他年幼的时候，在成长的阶段，家长和他一起用科学理性的态度来对待疫情，而且在这种疫情的状态下还能正常的学习、生活，去保持追求人生的目标，这个其实是更长远的意义。

2. 高校

• 华东理工大学

随着各地高校陆续公布开学时间，沪上高校也开始相关培训，为开学做准备。日前，在华东理工大学，吴凡进行了校园疫情防控培训。在面向全体学生讲授的在线教学第一课“新冠肺炎防控”基础上，吴凡特别讲解了返校、通勤、寝室住宿、教室及图书馆、餐厅、电梯以及相关垃圾处置等校园防疫措施。

吴凡表示，学生应根据学校通知的报到时间有序返校，在报到前自觉申报健康情况，报到后一般不得离校。通勤过程中，要全程佩戴口罩，减少站点停留时间，避免近距离接触；不上拥挤的车辆，减少交叉感染风险；可以戴手套，不乱摸；最好少交谈，不饮食。她说：“应妥善保存旅行票据信息，配合可能的流行病学调查。”

对于不同场景，校园防疫措施有哪些？吴凡一一讲解。

在寝室住宿方面，应按要求封闭管理，进出登记和体温检测；做好个人日常清洁，注意寝室通风和消毒卫生；由专人负责健康检查，每日测量体温和查询症状，并及时报告。“若有异常，根据学校安排就诊和隔离观察，做好相应寝室和其他生活场所的消毒防护。”

在教室和图书馆，上课学习应勤洗手，必要时可使用免洗消毒液；不开空调，保持通风；控制场内人数，保持座位间隔。在餐厅，错峰、错时就餐，一人一桌，避免集中就餐；快进食、少说话；提倡打包带回单独用餐。

高校有一些高层建筑，如何安全健康地使用电梯？吴凡认为，尽可能走楼梯，减少电梯使用，可降低可能存在的传播概率；若搭乘电梯，则一定要戴口罩，尽量避免直接接触按键；不在电梯内打电话、交谈或饮食。

对于相关垃圾处置，吴凡特别提醒：有发热、咳嗽等症状，或接触有症状者之后使用的口罩等，应装袋封闭后按干垃圾处置；学校、医院、卫生室、隔离观察场所产生的垃圾，使用专用垃圾袋包装后，作为医疗废弃物处理。

华东理工大学党委书记杜慧芳表示，学校将根据教育部和上海市统一安排确定返校时间，原则上采取分批返校方式。“学校将通过分批返校对各方面工作进行压力测试，不断总结经验、优化流程，确保安全平稳有序。”她透露，全校各学院建立以党政主要领导为第一责任人的防控体系，校内组建了 460 人的疫情防控应急工作队伍，为学生集中返校做准备。

• 东华大学

4 月 23 日下午，吴凡应邀为东华大学做《中国新冠肺炎防控的措施和经验》专题培训辅导报告。报告会通过视频会议方式举行，在延安路和松江校区分设会场。副校长陈南梁主持报告会。

吴凡介绍了中国新冠肺炎疫情防控的措施及经验，对当前全国和上海疫情防控形势以及国内疫情防控决策应对体系作了详细分析。针对上海各级各类学校师生返校复学将面临的防疫工作挑战，吴凡深入浅出地讲解校园防疫知识，重点聚焦“返校及通勤”“寝室住宿、教室、图书馆管理”“相关垃圾处置”“易感人群保护”等工作给予专业性防护指导。

陈南梁在主持报告会时指出，新冠肺炎疫情发生以来，学校党委始终把师生的生命安全和身体健康放在第一位，认真推进各项工作，扎实做好疫情防控。当前，疫情防控依然面临外防输入、内防反弹的严峻形势，要全面落实常态化防控要求，不断完善细化工作方案，加强实战演练，把防控措施落实到位，统筹推进学校各项工作发展。

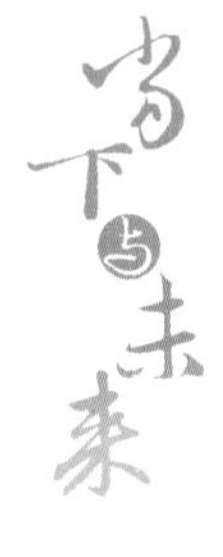

第七章

中国温度　大国担当

一、东方卫视:《这就是中国》

纵观人类历史，大规模传染病对人类生存和文明带来严峻挑战，也让人类付出惨痛代价。今天这场疫情也将改变历史进程。我们正在经历百年未有之大变局，正在见证世界历史的大转折。

3月16日，在东方卫视《这就是中国》第49期节目中，复旦大学中国研究院院长张维为教授和复旦大学上海医学院副院长、上海新冠肺炎疫情防控专家组成员吴凡共同探讨全球化时代各国该如何通力合作。

东方卫视
这就是中国
CHINA NOW
全球抗疫中的中国担当
中国人以巨大的牺牲为世界创造了宝贵的窗口期，中国抗疫的经验是全人类的财富
吴凡
张维为
何婕

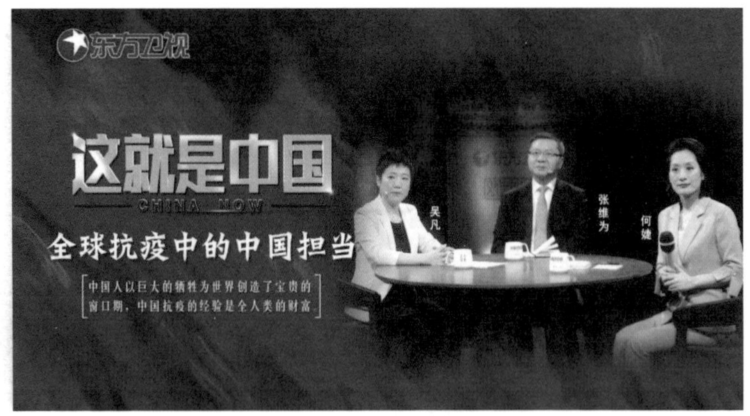

吴凡参加东方卫视《这就是中国》节目

主持人：在张教授的演讲中，列举了很多人类历史上曾经遭遇到的大规模传染病，对人类造成严峻挑战。但现在不管是理念也好，还是措施也好，我们看到了很多很多的进步，越来越有共识，因为这是全人类共同的挑战。但是在这里面我们还是注意到，有一些不和谐的声音。美国国务卿蓬佩奥，美国一些政客，老是把“武汉肺炎”“武汉病毒”挂在嘴上，完全不顾世界卫生组织已经有的官方定名。想问一下两位，这种行为是不是倒退和狭隘？其背后又是什么？

张维为：世界卫生组织在 2015 年曾经专门通过一个决议，就是不用地名来命名这种国际上的传染病，原因就是要防止种族歧视和地域歧视，这是很重要的。绝大多数包括那些批评中国的西方媒体，多数没有用“武汉肺炎”。美国的政治人物，蓬佩奥国务卿，用“中国病毒”是非常恶劣的。台湾地区的媒体现在还在用“武汉肺炎”。这种情况，讲得客气点叫没教养，实际上还是太缺少知识。背后就想给污名化，以达到某种政治目的，但是现在好在世界上绝大部分受过教育的人都认为这样做是错的。

吴凡：从社会层面来讲，采用这种污名化的做法，其实并没有把疾病看成人类共同的敌人，也给一些西方人传递了一种信息，好像这个病毒只有亚洲人种会得，西方人种不会得，其实对他们自己本国的防控也是非常不利的。

主持人：一个大家都能够认知的公共名字是为了让所有人意识到这个事跟你是零距离的。吴院长，您觉得在全球化时代，疫情传播有一些什么样的特征？

吴凡：全球化时代疫情传播最大的一个特点就是“快”。所以我们一直在讲，传染病跟我之间的距离就是一个飞机舱门的距离，无论是人员流动还是国际间交往，都决定我们今天是一个大家庭，一个地球村。

主持人：所以从武汉封城一直到现在我们采取的种种动作，跟全球化之下的传播特点关联度在哪里？

吴凡：首先发现的这个国家或者地区，采取了哪些有效措施？这些措施和后续其他国家、周边地区的准备是有关系的，就是你留给了我多少时间去做这些准备。这一次我们也看到了，中国就是采取了很负责任的态度。

主持人：中国在对抗疫情时，迅速封城，让整个社会暂停下来，付出了巨大代价，完全是跟全球化的传播特性是相关联的。站在现在这个时间点，可以回溯我们从抗击新冠肺炎到现在，中国所付出的努力。这是所有奔赴武汉的 4 万多名医护人员和武汉当地的医护人员，以及当地乃至全国各地各种各样的志愿者、默默无闻的奉献者共同努力的结果。

张维为：我们讲“一方有难，八方支援”，一般的国家只有“一方”，没有“八方”，更谈不上“八方支援”了。今天我看到一个漫画，说意大利现在这么困难，要欧盟帮助，欧盟没法帮助，各个国家自顾不暇，结果是中国在帮助它。这就形成了一个对比：其他欧盟国家没法来帮忙，反而是中国派了专家组，还给了他们大量物资。

主持人：在这里我们也可以引用前几天中国-世界卫生组织联合考察组的外方组长布鲁斯·艾尔沃德，在接受美国记者采访时说：中国的抗疫方式可以被复制，但这需要速度、资金、想象力和政治勇气。速度、资金这两者大家可能不难理解，特别想问一下两位，想象力和政治勇气怎么去解读?

张维为：这个想象力就是，过去西方人好像认为，战胜疾病就要等疫苗药物，其他办法不行。中国是能用什么办法就用什么办法，没有这么多条条框框，包括封城，他们估计想都不敢想，我们就这样做了。政治勇气，我觉得特别重要，几个月前我在俄罗斯，他们问我中、俄、美三者的关系，我说你们就看领导人的素质，中国和俄国是政治家治国，美国是政客治国，甚至连政客都不是，只是商人在治国，这产生的结果是不一样的。封城的决定是不得了的，我真希望哪天能把封城的整个决策过程写出来，我想一定是惊心动魄的，真的，晚一天都不行，你想马上就是年三十，大家吃饭，病毒可能就传开了。所以这个勇气是非凡的，我真的觉得我们党中央很给力，习总书记非常给力。

主持人：说到考察组，吴凡院长有话讲，因为跟布鲁斯这些外方专家也朝夕相处很多天了，您怎么解读他的这个观点？

吴凡：我特别理解他为什么说想象力这个词。布鲁斯在中国的那场发布会以及此后接受西方媒体采访时，都说了自己的一个感受，他说我去的时候，是带着偏见去的。我理解他这个偏见是从一个科学家的角度来说的，这么厉害的病毒，没有治疗经验，现在突然之间已经开始减缓了，没有特效药，没有疫苗的情况下，你们居然控制住了，这个我绝对不信。

但随着他一路考察，到了北京，将信将疑，他看了就走了，再到四川、广东，最后去了武汉，从武汉回来后，我们能明显感受到，他和刚来的时候完全判若两人，他肯定中国政府采取的措施，之前的疑惑全部消除；他没有疑惑，也知道这个措施是管用的，而且他看到中国人民无论是医务人员的义无反顾、政府的决心还是老百姓这种配合，都把所有这些事当成咱家自己的事在做。布鲁斯的经历很丰富，去过西非，埃博拉项目就是他牵头的，我相信他从来没有经历过、感受过这样的场景。

主持人：应该也是绝无仅有。他在最后那场发布会上，非常动情地说，世界欠武汉人民的。我想他是发自内心地说出这句话。您刚才详细介绍的这些细节，让我想到张教授在演讲中举的埃德加·斯诺的例子。当时斯诺到延安，外界也很多污名化、很多不了解。但是通过他的走访，他也是心悦诚服。我们中国其实是不怕你来观察，不怕你来走访，我们很坦诚，摊开给你看。

吴凡：这也就是为什么这次新冠肺炎发生以后，中国政府一直在和世界卫生组织这样的国际组织不断地沟通和交流。还有一个特别有意思的点，就是他们来的时候一直追着我们问，你们给我们说说，中国同事到底是哪招起作用了，哪招最管用？他希望从这么多招里边，找出那一招，我就学这一招就行。但是最后我们告诉他，这是个组合拳。

一个是政府的决心、决策、拍板，二是多部门之间的协同，还有上下

之间的，国家、省一级，一直到地、市、村。布鲁斯他们这些专家也是特别有感受，他去看了居民居住点，门口有测温，有进门条，他就觉得很奇怪，你们怎么能在这么短的时间，从中央做出决定，就能落实到每个居住点，他甚至疑惑地说你们是不是给我看了示范点，其实并不是都一样。我们就说，你随便走，都可以去，你说哪儿停车就哪儿停车，就去看。我们这种社会动员和老百姓的自我管理能力，他是没有想到的。他说，在我们西方，政府有再大的决心和号召，喊破嗓子可能都没人搭理你。

主持人：甚至不仅不搭理，还提很多反对意见。这一次，从总书记到各地管理者都反复提出，这场疫情阻击战，是一场人民战争，在党的领导下，每个人要动员起来，才能够发挥力量。

张维为：我们现在讲的是阻击战，总体战，人民战争，这个是中国模式，西方确实很难学。阻击战就是要一批人冲上去，很危险，没有办法了，我们可以党员带头冲上去。总体战就是多部门合作，外国专家佩服得不得了，怎么十几个部门一起开会、做出决策，就开始分头实施。人民战争就是整体人民的动员。西方报道讲到传染病，一到社区传染就没办法了，几乎就是听天由命；我们这里即便有社区传染，可以精准到个人，查到他的流行病学路径，这就是中国模式厉害的地方。

主持人：说到这儿，我们马上来连线两位观众。麻烦做一下自我介绍好吗？

观众1：你好，两位老师，主持人。我叫杨佳辉，是毕业一年刚刚步入职场的银行员工。在这次疫情中，我国采取的应对措施得到了多方的肯定，甚至连世界卫生组织的谭德塞也多次夸赞。但与此同时，也有不少国外媒体，没有给出正面报道，一度认为我国对于这次疫情小题大作，甚至反应过度，对此两位老师有什么看法？

张维为：我注意到，西方前段时间采用的方法，被我们网民叫做“佛系”。这就是一场大一点的感冒，中国反应过度。但我发觉这些人，包括专家始终没有讲一个事实，就是它的传播系数。因为根据我看到的不同资料，新冠肺炎的 R_0（基本传染数），是2～4。哈佛大学教授认为是3.6，他说相当于是原子弹。如果是指数级传播的话，那就不得了了。现在英国、法国、德国都说可能人口的30%、40%都会感染，哪怕病死率很低，1%，甚至不到1%，那死亡人数都是几十万的。在我看来，这是他们犯的巨大错误，现在证明不是我们过度了，是他们太轻视了。

吴凡：对。我觉得，还有一个反映出不同国家的价值观。他们觉得2%～3%的病死率是可以接受的。但是在我们今天中国，觉得是不能接受的。我们是一个人口大国，哪怕1%，乘上人口基数，都是不得了的绝对数。所以是不是把人民健康放在第一位、是不是放在心上，从这些所谓的政治家也好，政客也好，他们的言行举止中，其实是能判断出来的。所以谭德塞总干事一直在强调的一句话是，这不仅仅是一个个数字，每个数字后面都是生命。

观众2：主持人好，两位老师好。我叫申雯，来自西南财经大学金融学系的一名大一新生。我前段时间看到《纽约时报》在报道中国和意大利采取封城措施时的态度，真的可以说是截然不同。谈到中国时说我们的封城给人民的生活和自由带来损失。而意大利是为了防止疫情在欧洲扩散，而不惜牺牲经济。想问两位老师怎样看待某些西方媒体的双重标准的呢?

主持人：这位同学说到双重标准，我先引用一个网友的调侃，网友给《纽约时报》起了个名字叫"《纽约时报》，驰名'双标'"，不是商标，是双标。

张维为：实际上西方主流媒体双重标准，已经屡见不鲜，比比皆是。说到两个地方封城的不同报道，最典型的就是对恐怖主义事件的态度，中国人被杀了不是恐怖主义，美国人（被）杀了才是恐怖主义事件；人权也是，他们侵犯人权，在阿富汗杀了这么多人，但这不是侵犯人权，而是捍卫人权；中国的任何事情都是侵犯人权，包括建方舱医院。这些事情我们见得太多了，所以我们在这个节目中总是说，不要理睬它了，把他们留在黑暗中吧。这一次我发觉随着疫情的逆转，他们自己在面临生命受到巨大威胁的时候，有些人开始悟出来了，他们的媒体对中国的报道，可能这么长时间以来出了很多问题了。

主持人：其实中国投入巨大能量抗击疫情，不光是为我们自己，也是为了这个世界，因为我们本身就是世界的一个部分。在这个过程中，中国跟国际组织之间积极合作。我们知道，国际组织的很多规则制定，都是西方社会主导的，在这个国际组织当中，西方社会是一种什么样的态度，比如说在公共安全、卫生这一块领域？

吴凡：就我以往的工作经历来看，跟他们打交道的过程中，会发现以往制定规则，更多是由西方牵头，他们有很强的话语权。但随着我们国家的发展进步，尤其是他们看到在公共卫生、医疗救治、药物研发领域，中国力量越来越强，取得了一个又一个成绩的时候，他就不能选择漠视了。

这次特别有体会就是，这些外国专家来自各个国家，他们回去之后也要考虑我这个国家、这个区域怎么防控新冠肺炎疫情，所以刚来的时候也想来看一点，学一点什么。他们最大的疑惑就是，我能学吗，中国情况跟我们情况完全不一样。我们跟他沟通了以后，就告诉他，中国就是一个缩小的世界。我们每个省份打法是不一样的，因为处在不同的疫情阶段，不同的社会经济发达程度，以及不同的文化背景和习俗，我们即便是同样的原则在不同地方落地时，具体做法也是不一样的。所以最后你会发现，世界卫生组织联合报告里边，我们在附件里面就附了很多不同层次的案例参考，是我们给全世界贡献了中国的解决方案和路径。

主持人：前不久在德国召开第 56 届慕尼黑安全会议，今年会议的主题叫“西方缺失”。我们也很好奇，在这样一个会上是什么样的气氛，讨论一些什么样的议题。我们马上连线上海外国语大学国际关系学院副教授、全球公共卫生治理专家汤蓓。汤教授，您参加了这次的慕安会，感觉西方与会学者是一种什么样的态度？整个会议氛围如何？

汤蓓：我感受最深的还是西方学者在安全领域的前瞻性和他们的危机

感。他们一直都觉得，我们建立在个人权利基础之上这套体系一定可以把世界上所有的国家和人民都包容进来。但是现在我们可以看到，其实西方自己也认识到，它的内外都出现了很多危机和问题。比方说 2008 年经济危机，新自由主义这套机制已经是非常明显的市场失灵，很多国家都已经开始越来越接纳和反思凯恩斯主义。在政治上，民族主义抬头了，种族主义抬头了，连欧洲的好盟友美国也喊出“美国优先”这样的民族主义口号。所以西方也在反思，他的这套共同体，是不是有一些分裂，对“西方缺失”的认识，我觉得他们是在从根本上反思这套价值体系、治理体系的运作。

主持人：刚才汤教授说在到西方世界尤其是欧洲有自己的反思。我们的十九届四中全会提出中国将会积极地参与世界治理的改革和建设当中，我们将以什么样的状态，在命运共同体这个共同命题之下，积极参与全球治理？

张维为：就我自己的观察，实际上中国现在多边外交、国际组织外交方面，已经是前所未有的活跃，我觉得这个非常好。但还有一块我们真的可以做得更好，就是创建新的国际组织，而且可以把总部就建在中国。这是一个新的增长点，现在很多领域内，我们是绝对领先的。比如说电子商务，我们是远远走在西方的前面，再比如基础设施，“一带一路”证明中国庞大的基建能力。其中很多新的规则，世界上没有的。这次谭德塞反复地讲，中国的经验实际上创造一种新的标准。所以这也是咨政建言，我们可以考虑建一些新的国际组织。实际上世界上很多国家，希望国际组织建在中国；我知道联合国总部就说，我们搬到中国去吧，美国老是使坏，这个人不能来，那个人不能来。这是联合国官员跟我说的，如果特朗普再干 4 年，说不定美国真要退出联合国，到时候中国考虑接手。他是开玩笑地说，但确实很多国家希望新的组织能建到中国。

吴凡：其实中国可以做得更好，一个是中国人有很多贡献，我们的爱国卫生运动其实是给世界卫生组织在贫困地区消除疾病提供了一个非常好

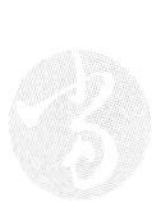

的样板，但是我们自己的学者没有做非常好的提炼、归纳和升华，很可惜；西方的学者就去总结了，他们今天建立的健康教育、健康促进的基础实践来源是什么？就是中国的爱国卫生运动。所以我们有很多好的模式，但是需要提炼成全世界、全人类共同理解的那些规则、标准、方案，变成一个 universal（广泛适用）的一个东西带出去，这是我们今后应该更加强的地方。

主持人：新冠肺炎疫情毫无疑问给我们带来了伤痛，但是也催生了无穷的勇气和信心，而且事实上到现在已经证明中国的努力可以战胜它，所以我们也希望在跟世界分享经验的同时，也把这种信心和勇气分享给全世界。未来可能还有其他人类共同面临的挑战，我们一起应对。

二、 上海教育电视台：《周末开大课》

举国上下、万众一心，打好新冠肺炎疫情防控战，《周末开大课》第三季应时而生，利用“空中课堂”引领学生在战疫中成长。4 月 18 日，吴凡作为开篇嘉宾，深情讲述了国家、政府在此次应对疫情中所展现出的中国情怀和大国担当；她也历数了中国医务工作者和科研人员的世界水准，以及中国经验、中国策略对全球抗疫的积极贡献；吴凡还多次提到了

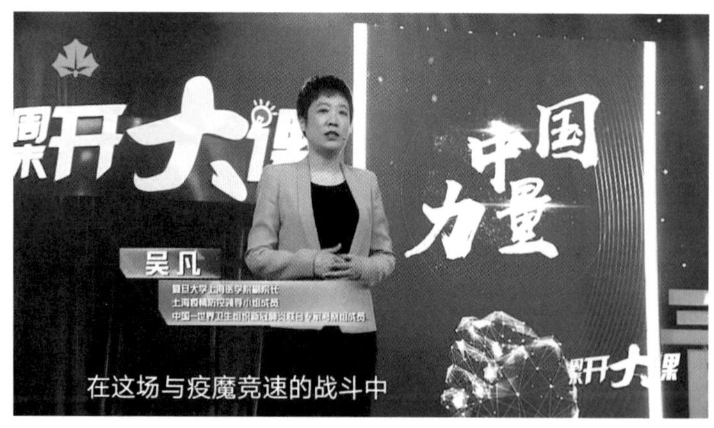

吴凡担任《周末开大课》开篇嘉宾

中国的老百姓，在她看来，“识大体、顾大局”的中国人民是中国在短时间内取得抗疫阶段性胜利最坚强的后盾。

1. 中国人民抗疫的信心从哪里来

中国为什么能在这么短的时间内取得疫情防控的阶段性胜利？

首先，中国具备了充足的能力和充分的底气。从除夕，首批医疗队连夜出征驰援武汉，两个月的时间内全国各地累计派出340多支医疗队、4万多名医护人员；大后方的保障也充分体现了国家的实力，中央财政向湖北省拨付各类防控物资60多亿元、全国各级财政累计下达疫情防控补助资金超过1 000亿元，最大程度地保障和支持了疫情的防控、稳定经济、稳定预期；全产业链的生产能力和产能保障以及调度机制和储备体系都确保了应急物资保障的有序、有力。

其次，是中国国家的制度优势。在党中央的统一领导下，各部门高度协同、全国上下快速联动、军地深度融合，充分体现了我们国家政府应对突发事件的果断决策和快速响应。在这场艰难的战争中国家展现出的领导能力、应对能力、组织动员能力、贯彻执行能力令全世界信服。

再者，是中国人民识大体、顾大局，自觉服从疫情防控需要的集体主义精神。

最重要的是中国共产党的凝聚力和感召力。一个党员一面旗帜，一个支部一座堡垒，中国共产党用行动践行了把人民群众生命安全和身体健康放在第一位的庄严承诺。

在这场与疫魔竞速的战斗中，强大的祖国是我们坚强的后盾；我们的身边有一往无前、奋不顾身的白衣战士和伟大的人民，让我们继续坚定信心、团结一致、共同努力去赢得这场人民战争的更大胜利。

2. 世界卫生组织考察组带着巨大的问号前来

考察组带着对中国抗疫措施的巨大的问号前来，他们在多地实地考察，中国的开诚布公让他们信服，也让他们能深切地感受到，每个中国人的心里，都有一种坚定的信念，那就是“中国必胜”。

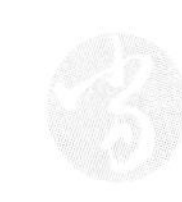

就像考察组外方组组长艾尔沃德博士说的那样，“中国人好像每个人都很清楚自己该干什么，而且确实也做到了”。

3. 给老百姓打 120 分，必须加分

在很短的时间里，中国从中央到地方对组织体系完成了一次重新的构架，连社区的大爷、大妈都能去执行政令，这个在西方是难以想象的，这是中国制度的一种优越性。

千百年来，家国同构、天下为公的中华传统文化一直都镌刻在中国人民的文化基因当中，老百姓在关键时刻团结一心、信任政府、抱团取暖。评论员沈逸补充到，民众不仅仅是待在家里面这么简单，他们并没有仅仅被动的停止在那儿，而是力所能及地做一些事情，用自己的一切所长为这个社会做出一份贡献。

4. 德不孤，必有邻

全球抗疫、命运与共。人类有了一种同舟共济的感觉。中国不仅倡导了“人类命运共同体”这个理念，而且为推进、建设、保卫这个理念做出了重大的贡献；中国在推动、协同全球共同抗击疫情的过程中，不断贡献能力、贡献知识和贡献领导力。

世界卫生组织感谢中国牺牲自己，为世界赢得了一个多月的时间。在这一个多月的时间里，中国的科学家加深了对病毒的研究和认知，中国的临床大夫摸索出了有效的治疗方案，整个国家和人民拿出了抗疫最有效的策略和措施，呈现给世界的一套套中国方案、中国策略，助力全球抗疫。

5. 战“疫”一线岗位在哪里讲台就在哪里

在这堂“中国温度、大国担当”思政课中，主讲人、评论员与上海市第六人民医院团委书记郁诗阳、复旦大学上海医学院学生王丹、华东师范大学学生王游方等青年观察员一起，解读了中国人民抗疫的信心从哪里来，中国为什么能在较短时间内取得疫情防控的阶段性胜利。

一方面，中国具备了充足的能力和充分的底气。从除夕起，首批医疗队连夜出征驰援武汉，2 个月的时间内全国各地累计派出 340 多支医疗

队、4 万多名医护人员；大后方的保障也充分体现了国家的实力，中央财政向湖北省拨付各类防控物资 60 多亿元、全国各级财政累计下达疫情防控补助资金超过千亿元，最大程度保障和支持了疫情防控，并稳定经济、稳定预期；全产业链的生产能力和产能保障以及调度机制和储备体系，也都确保了应急物资保障的有序有力。

另一方面，就是国家的制度优势。在党中央统一领导下，各部门高度协同、全国上下快速联动、军地深度融合，充分体现了从中央到地方政府应对突发事件的果断决策和快速响应。在这场艰难的战“疫”中，国家展现出的领导能力、应对能力、组织动员能力、贯彻执行能力，令全世界信服。中国不仅倡导了“人类命运共同体”这个理念，而且为推进、建设、保卫这个理念做出了重大贡献。

三、 演讲《中国温度　大国担当》

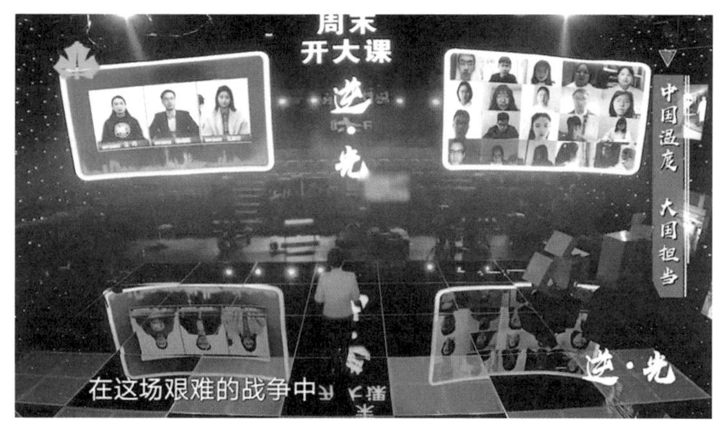

吴凡在《周末开大课》节目中演讲

各位同学，大家好！

今年，我们一起经历了一个非常不平凡的开年。突如其来的新冠肺炎疫情打乱了我们所有人的节奏，大家或多或少都参与了这场与疫魔的较量

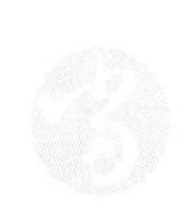

和抗争中。这场战疫，看不见硝烟，听不到枪炮声，但我们真真切切感受到生命的可贵、人民的力量。

习近平总书记在考察武汉时说，“武汉必胜，湖北必胜，全中国必胜”。这声“必胜”强音，坚定了前方将士、武汉人民和全国人民打赢湖北保卫战、武汉保卫战的必胜信心。

这份信心从何而来？中国为什么能在这么短的时间内取得疫情防控的阶段性胜利？

首先，我们具备了足够的能力和充分的底气。这份能力和底气，既包括医疗卫生系统的医疗服务与技术，突发公共卫生事件快速响应能力，也包括全产业链的物资生产保障能力；既包括全覆盖的基本医疗卫生保障体系，也包括强大的应急科研攻关能力。

从除夕首批医疗队连夜出征驰援武汉，两个月的时间里，全国各地累计派出340多支医疗队、4.26万名医护人员，这些训练有素的专业医务人员很快打赢这场阻击战。而大后方的保障，也充分体现了我们国家的实力。

中央财政共向湖北省拨付各类疫情防控资金60多亿元，全国各级财政累计下达疫情防控补助资金超1 000亿元，最大程度地保障和支持疫情防控、稳定经济、稳定预期。全产业链的生产能力和产能保障，以及调度机制和储备体系，都确保了应急物资保障的有序有力。

在科研方面，国家紧急动员，科学家们日以继夜加紧攻关，从检测试剂开发、药物筛选、疫苗研发等方面多管齐下，已经取得显著成效。

其次，是我们国家的制度优势。为了打赢这次疫情防控的人民战争，我们看到，在党中央的统一指挥下，各部门间高度协同，全国上下快速联动，军地深度融合，充分体现了我们国家政府应对突发事件的果断决策和快速响应。

在这场艰难的战争中，国家展现出的领导能力、应对能力、组织动员能力、贯彻执行能力，令全世界信服；一批批军地医护人员、一位位科研人员、一群群志愿者，以及广大党员尤其是基层党员，不畏艰险、敢于担当、英勇奋战，令我们敬佩；大江南北、长城内外，“一方有难、八方支援”，众志成城、守望相助、共克时艰的感人故事，令我们温暖；中国人民识大体、顾大局，自觉服从疫情防控需要，让我们看到了人民群众的迎难而上、坚韧不拔。

十天建成火神山，一日建起一方舱。这些中国速度，相信大家印象深刻，也令全世界叹服。中国-世界卫生组织新冠肺炎联合专家考察组外方专家赴武汉考察的时候，医护人员、道口值守人员、居委干部、志愿者，乃至患者本身都令他们深深感动，给他们留下了难忘的记忆，也彻底消除了他们原有的偏见和疑惑

再者，我要说的是中国共产党的凝聚力和感召力。“一个党员一面旗帜，一个支部一座堡垒”，中国共产党用行动践行了把人民群众生命安全和身体健康放在第一位的庄严承诺。

在抗击疫情的特殊时期，“60后”的复旦大学附属中山医院感染科主任胡必杰教授深受身边党员无私奉献的影响，积极申请，火线入党；很多90后、95后们也紧随其后，宣誓入党。

在抗疫战争的方方面面，党员成为这个战场上披坚执锐的先锋，为这场战疫扬起一面面旗帜，带领我们勇往直前、夺取胜利。

在这场与“疫魔”竞速的战斗中，我们应该庆幸，我们的身后，有一个强大的祖国；我们的身边，有一往无前、奋不顾身的白衣战士和伟大的人民。让我们继续坚定信心，团结一致，共同努力，去赢得这场人民战争的更大胜利！

世间万物，人是最宝贵的。

在总书记的亲自指挥、亲自部署下，中国共产党践行了把人民群众生命安全和身体健康放在第一位的承诺。中国政府果断决策、迅速应对；各部门高效协同，上下有序联动；医务人员义无反顾、舍我其谁；人民群众展现出高度自觉的集体主义精神和发自内心的爱国主义情怀。

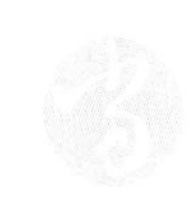

病毒没有国界，人类命运休戚与共。中国在为世界抗击疫情赢得宝贵时间的同时，也奉献了中国方案和全球治理的智慧，体现了大国担当。

让我们同舟共济、守望相助，迎来人类更加美好的明天！

第八章

中国经验　全球共享

一、 作为中国-世界卫生组织新冠肺炎联合专家考察组成员

吴凡作为中国内地高校公共卫生领域的唯一代表，参加了中国-世界卫生组织新冠肺炎联合专家考察组工作。2 月 16—24 日，中国政府邀请世界卫生组织对中国新冠肺炎疫情防控进行考察。考察组对北京、四川、广东、武汉等地进行了深入全面的实地走访和现场考察，最终形成了《中国-世界卫生组织新型冠状病毒肺炎（COVID-19）联合考察报告》中、英文版，全面介绍了中国疫情状况、预防和救治情况、应急科研进展及成效，总结了中国联防联控、群防群控、分类指导、精准施策的综合防控措施，并对世界各国提出了分类指导建议，为世界了解中国新冠肺炎疫情防控情况、分享中国防控经验起到了决定性的作用。报告中大量详实的数据、丰富的内容、充分的证据，不仅说明了中国政府强有力的防控举措给世界各国争取了一个多月的准备时间，更重要的是，中国科学家通过应急科研攻关，帮助全世界加深了对新冠病毒的认识，为各国采取针对性的策略措施提供了至关重要的科学证据，也提供了中国解决方案。

来自中国、美国、德国、日本等国和世界卫生组织的 25 名专家组成的联合考察组，在中国开展了为期 9 天的考察调研，吴凡作为中方专家参与其中。令她欣慰的是，带着“巨大问号”前来的世界卫生组织考察组，通过考察看到了中国政府的决心、医护的义无反顾，还有公众的高度配

LIVE
电话连线
吴凡
中国-世卫组织新型冠状病毒肺炎
联合考察组成员
上海医学院副院长
22:25
中国–世卫组织联合考察报告发布
信息提示

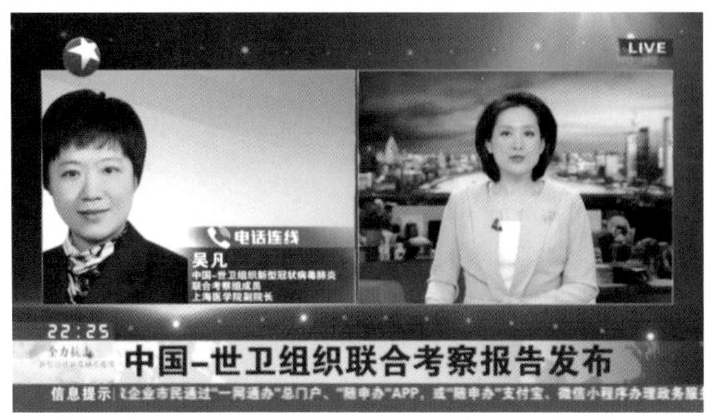

吴凡解读《中国-世界卫生组织新型冠状病毒肺炎（COVID－19）联合考察报告》

合，彻底改变了看法。此后，她作为中方专家，向远在美国、意大利、法国、芬兰、马来西亚、澳大利亚等地的海外侨胞及国外抗疫一线分享中国的抗疫经验，其中有不少是上海的做法。

说到抗疫期间的上海实践，吴凡感到，最重要的是市委市政府的社会治理能力强，决策部署站位高，系统全面。自己感触最深的有四个方面。一是上海的预防保健体系比较健全。上海形成了市、区两级疾控，各级医疗机构、社区服务中心都是疾控的“前哨”，使得整个防控体系得以有条不紊地运行。二是医护、疾控人员的专业能力较强。无论是对病情的诊断能力，还是通过流行病学调查快速排摸的能力，都有效地提升了对疫情的研判、检测，切断社区传播的源头。三是政府的社会动员力与领导力比较强，与人民群众基本生活保障有关的部门能高效运转。无论是大力发展在线新经济，还是有序推进复工、复产、复市，通过一整套社会体系的支撑，让人“居家居得住”，“有事有人管”。四是社会基层的管理能力比较强。从这次“严防死守”的社区防控来看，说明政府的最末一级“神经”，即居村管理的能力同样经得起考验。比如社区干部、志愿者协同相关部门，担负起居家隔离人士的买菜、倒垃圾等工作。“这些上海做法，对传染病防控来说都非常重要。”吴凡说，这次疫情防控凸显了中国的制度优势，也证明了任何传染病的防控都没有局外人，“我要给我们的参与者、奉献者，给中国老百姓打 120 分！”

对于上海人民的“健康素养”，吴凡总结为三句话：总体来说，在全国可以排第一；但是，离专家的期望值还有相当的距离；相对慢性病、营养学等，在传染病上表现出的“健康素养”偏低。吴凡感到，所谓“健康素养”，包含的不仅是知识，更是认知、技能、实操等方面的综合体现。她相信，经过这次疫情，大多数人的“健康素养”都得到了全方位的提升。比如，从一开始不太愿意戴口罩，到后来大多数人都自觉戴口罩，再到现在人们进入医院、餐厅等容易发生疾病传播的地方主动戴口罩，就是很大的进步。不过，一场场“声势浩大”的“心理战疫”，也让她看到了人们“健康素养”亟待提高的一面。另外，还有些现在做得不够但值得推荐的健康好习惯，像是聚餐时使用公筷公勺、用流动水洗手超过 20 秒等，她希望能够进一步得到普及，被人们接受，并坚持下去。

二、 作为中国公共卫生疾控专家的全球战“疫”活动

吴凡作为中国公共卫生疾控专家，向远在美国、意大利、法国、芬兰、马来西亚、澳大利亚、墨西哥等地的海外侨胞及国外抗疫一线分享中国的抗疫经验（表 8-1）。

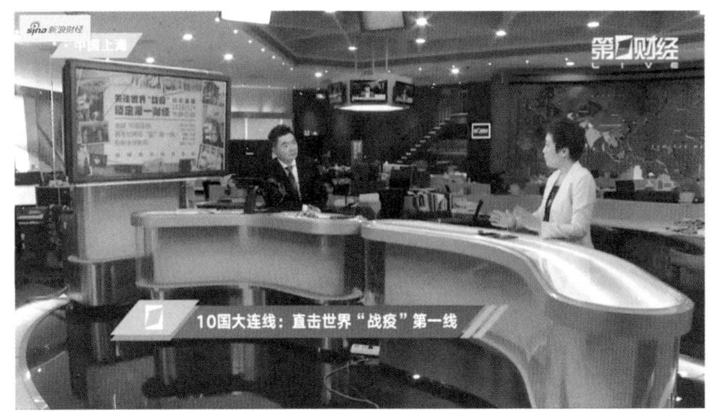

吴凡参加直击世界战“疫”第一线活动

表 8-1 吴凡参加的全球战“疫”活动

日期	活动名称	主要内容	活动组织方
2月29日	解读《中国-世界卫生组织新型冠状病毒肺炎(COVID-19)联合考察报告》	解读《中国-世界卫生组织新型冠状病毒肺炎(COVID-19)联合考察报告》	东方卫视
3月9日	10国连线，直击世界战“疫”第一线，剖析全球影响（葡萄牙、韩国、阿根廷、菲律宾、越南、西班牙、法国、美国、比利时、德国）	介绍中国在疫情防控中的重要举措：第一类是加快病人的诊疗、发现，以及相关密切接触者、聚集性病例的排摸和管理。第二类措施是减少人群的聚集，包括大型集会、学校、停课等。第三类措施包括封城，限制本地的一些输出或者是限制人员流通。第四类像戴口罩这一类的，属于个人防护	第一财经
3月16日	共住地球村齐心共抗“疫”——支援海外华侨华人参与新冠肺炎疫情防控防治爱心连线	介绍上海疫情防控八大成功经验，分享中国新冠肺炎防控和救治经验，对海外疫情防控防治给予积极建议	上海市侨联联合上海海外联谊会以及意大利上海总商会、马来西亚中华大会堂总会、法国华侨华人会、澳大利亚悉尼上海商会、阿联酋上海总商会暨同乡会
3月18日	为全球战疫分享上海经验——“疫情防控”专家视频线上交流会	介绍了上海市针对性的人群防控措施	复旦大学全球健康研究所和复旦大学-约翰霍普金斯大学公共卫生联合科教中心
3月25日	“科技战疫”线上国际研讨会以Zoom远程视频网络研讨会的形式举办。来自中、英、法、美等国的国际顶尖科学家与本市抗击疫情战线的院士专家等16位重量级嘉宾，围绕“全球思维下的科技战疫”，聚焦疫情防控（流行病	介绍联防联控的中国方案和上海经验，从宏观层面介绍了上海的严控措施，如病例监测和报告制度，及时发现病例进行检测，动员社会进行社交隔离，进行密切接触者的管理、流行病学调查等，并把这些信息与全球共享。指出流行病学调查特别重要，上海针对确诊病例开展了4 000	上海市科学技术委员会发起并指导，世界顶尖科学家协会上海中心智库与上海市生物医药科技产业促进中心共同主办、比尔及梅琳达·盖茨基金会协办

（续表）

日期	活动名称	主要内容	活动组织方
	学）、临床诊疗、药物疫苗与抗体研发等议题开展交流研讨	个流行病学调查，密切接触者的追踪和管理达到了 12 000 人次。目前上海生活、工作已经基本恢复正常，得益于这些防控措施的扎实到位。尤其是上海医务人员目前零感染，说明上海防控措施十分有力	
3 月 31 日	国际工程防疫视频咨询会	介绍中国在疫情防控中的重要举措，解答 13 国关于国际工程项目的防控方案	北方国际总部和 13 国别项目部（巴基斯坦、孟加拉、克罗地亚、伊拉克、老挝、刚果金、肯尼亚、埃塞俄比亚、尼日利亚、伊朗、蒙古、缅甸、南非项目部）
4 月 3 日	与芬兰赫尔辛基大学医院集团连线交流新冠肺炎防控经验	介绍了复旦大学上海医学院及复旦大学附属医院积极投入抗疫一线的情况；分析当前全球疫情蔓延及其可能带来的新一轮的挑战	赫尔辛基大学医院集团、上海市欧美同学会北欧分会和复旦大学上海医学院
4 月 3 日	全球疫情发展形势专家座谈会	分析全球疫情发展形势和上海疫情防控重点工作	上海市人民政府
4 月 15 日	中国上海-美国德州抗击新冠肺炎疫情经验交流会	介绍中国在抗击新冠肺炎的不同阶段、不同地区采取的相应措施；总结上海的防控措施为“联防联控、群防群控、分级分类指导、科学精准施策”	上海市人民政府外事办公室
5 月 5 日	美国西北大学连线	介绍中国和上海的防控措施	美国西北大学
5 月 6 日	抗击新冠肺炎疫情视频连线会	介绍中国的防控措施：国家应急状态的组织管理模式；介绍上海的防控措施	中国驻墨西哥大使馆与上海市外办

1. 美国约翰斯·霍普金斯大学

当前，新型冠状病毒肺炎疫情的暴发构成“全球大流行”。值此抗击疫情的关键时刻，复旦大学全球健康研究所和复旦大学-约翰斯·霍普金斯大学公共卫生联合科教中心联合开展“疫情防控”专家视频线上交流会，总结与分享上海抗击疫情的好做法、好经验。

3 月 18 日晚，“疫情防控”专家视频线上交流会正式启动。复旦大学上海医学院副院长吴凡接受约翰斯·霍普金斯大学彭博公共卫生学院副院长 Josh Sharfstein 教授的视频访谈，分享上海的疫情防控现状与经验。

Josh Sharfstein 教授就疫情展望、传播特性、确诊检测方法、重症治疗和用药，以及隔离手段等连连发问。吴凡逐一作出详细解答，她先介绍了疫情期间的上海市基本数据，包括确诊病例、疑似病例和临床救治成功率等。同时，也介绍了病例临床诊断与治疗、流行病学调查追踪、密切接触者的管理等措施。她强调，防疫最重要的就是及时发现和管理病例，并通过严格流行病学调查追踪密切接触者。与此同时，上海市高度重视保护医护人员，为他们提供了高防护标准的防护用品，严防院内感染，目前实现了医护人员零感染。

然后，吴凡介绍了上海市针对性的人群防控措施，主要为识别高风险人群和保持社交距离等策略。首先，疫情在武汉暴发之初，即开始排查武汉旅居史和武汉居民密切接触史，要求具有上述风险的居民实行居家隔离或集中隔离。第二，迅速采取强有力的措施防止人群聚集，例如大型比赛、活动采取“零观众”策略，观众仅可通过视频观赏。第三，为防止春运期间大规模人群流动所带来的疫情传播风险，将原本一周的春节假期延长至两周，并号召民众取消传统的走亲访友，以减少传播尤其是家庭聚集性疫情。最后，为应对春节后返工潮可能导致的疫情传播风险，安排全市各单位分批复工复产，最大限度减少人群聚集。

关于如何有效做好公众防护，吴凡也介绍了上海经验，包括加强对公众的健康教育与宣传，提高防疫意识，鼓励勤洗手、使用公筷公勺；强烈建议民众在地铁、医院、广场等高风险区域戴口罩，有基础疾病的老年人出门应戴口罩。同时，通过企业进行返沪员工的健康管理，督促重视每个员工的健康状况。

对于防控的未来发展趋势，吴凡表示防控措施调整与疫情发展形势密切相关。当前，上海防疫重点是防控境外输入病例。现阶段，复工、复产在严格的疫情防控措施下顺利进行，一度全部关闭的餐饮业也逐步恢复正常营业。尽管上海取消了各级学校的线下教学，但所有学生均通过网上课堂进行复学，既实现学生的健康管理又保证正常的教学进度。

最后，吴凡将上海经验总结为四点：一是及时诊断发现病例，进行明确管理和医疗救治；二是全覆盖追溯管理密切接触者，阻断可能的传播链；三是卫生系统充分准备，具有良好的反应能力，确保患者能够及时获得医疗救治；四是政府民众完全响应，实现政府应急、学术界理论支持、民众积极响应配合的有机协调。 Josh Sharfstein 教授赞赏中国政府及上海市政府所采取的疫情防控措施。他表示，上海作为全球特大城市之一，能在如此短的时间内迅速响应并实现防控目标是一件了不起的事情，其中的优秀经验值得传播和学习。

面对全球性的“防疫大考”，复旦大学全球健康研究所和复旦大学-约翰斯·霍普金斯大学公共卫生联合科教中心通过视频连线方式，分享中国及上海的防控经验，携手共同应对此次疫情的挑战，为全球健康做出应有的贡献。

2. 芬兰赫尔辛基大学

4 月 3 日下午，应赫尔辛基大学医院集团要求，通过上海市欧美同学会北欧分会与复旦大学上海医学院沟通协调，复旦大学上海医学院与芬兰赫尔辛基大学医院集团两地抗击新冠肺炎疫情的著名医学专家成功召开线上交流会议。

会议由复旦大学附属中山医院副院长朱畴文主持。芬兰驻沪总领事 Pasi Hellman、复旦大学上海医学院副院长吴凡参会并致辞。上海市欧美

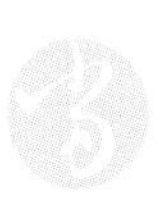

同学会北欧分会会长顾静文出席会议。与会的还有中国北欧信息交流中心、复旦大学上海医学院医院管理处相关人员。

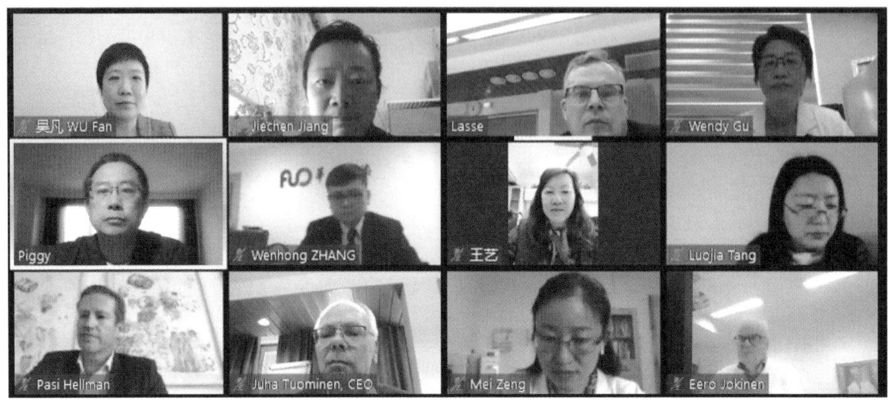

吴凡参加与芬兰赫尔辛基大学医院集团线上交流会议

吴凡在致辞中介绍了复旦大学上海医学院及复旦大学附属医院积极投入抗疫一线的情况。当前全球疫情蔓延，面临着新一轮的挑战，上海医学院的专家将与芬兰的专家在一起共同商议，积极应对。

Pasi Hellman 代表芬兰政府表示问候，对组织方复旦大学上海医学院及支持方中国北欧信息交流中心表示感谢，并代表芬兰驻沪领事馆表示积极支持双方共同应对疫情防控工作，愿意提供更多的帮助，双方共同协作，共抗疫情。

来自复旦大学附属医院的三位著名的抗疫一线临床医学专家分享了抗疫信息，交流了防控经验。

复旦大学附属华山医院感染科主任张文宏教授是上海市新冠肺炎临床救治专家组组长。他介绍了我国新冠肺炎疫情临床诊治的整体情况，比较分析了各地的具体防控措施，结合实战经验对新冠病毒感染的预防、药物与呼吸支持等诊治措施、疫情发展趋势等各方面提出了自己的观点。

复旦大学附属中山医院（以下简称中山）副院长朱畴文教授是上海第

四批支援湖北武汉医疗队的领队，他带领的中山医疗团队接管了武汉大学人民医院东院区的两个重症病区，2 天前刚从武汉回沪。中山医疗团队将专业、严谨与精细的“中山标准”深刻复制到武汉前线，提高了危重症患者的救治成功率。朱院长同时还在线分享了“落日余晖”的感人照片与故事。

复旦大学附属儿科医院感染传染科副主任、传染科主任曾玫教授是上海新冠肺炎儿科医院定点防治负责人。她介绍了上海不同年龄段儿童的感染现况，并从儿童感染病毒的主要途径、治疗方式等各个方面进行了详细阐述。

芬兰赫尔辛基大学医院集团整合管理团队及传染病科、重症监护科、急诊科、儿科的临床专家在互动环节积极提问，双方就如何优化病毒检测的人群覆盖率、对于癌症患者感染冠状病毒是否存在其他风险、医护人员是否有预防性用药、医护人员治疗患者的防护要求、出院患者的随访等问题进行了热烈讨论。

芬兰赫尔辛基大学医院集团对复旦大学上海医学院专家针对新冠病毒防治经验的倾情分享和组织方的大力支持表示诚挚感谢，同时希望双方加强团结协作，共同抗疫。复旦大学上海医学院也希望在当前全球疫情扩散的形势下，将新冠病毒防治的“复旦经验”“上海经验”进行信息共享，与各国一起携手，共同打赢疫情防控的阻击战。

3. 中国驻墨西哥大使馆

北京时间 5 月 6 日晚 8 时 30 分，中国驻墨西哥大使馆与上海市外办联合组织抗击新冠肺炎疫情视频连线会，中国—世界卫生组织联合专家考察组成员、上海市政府新冠肺炎疫情防控领导小组专家组成员、复旦大学上海医学院副院长吴凡等出席。

吴凡认为中国防控措施最重要的是，最高领导直接亲自指挥领导，我们从平时的组织管理模式，切换到国家应急状态的组织管理模式。其中，最重要的是两点，一是最高领导亲自指挥，成立了九个工作组，分别由部

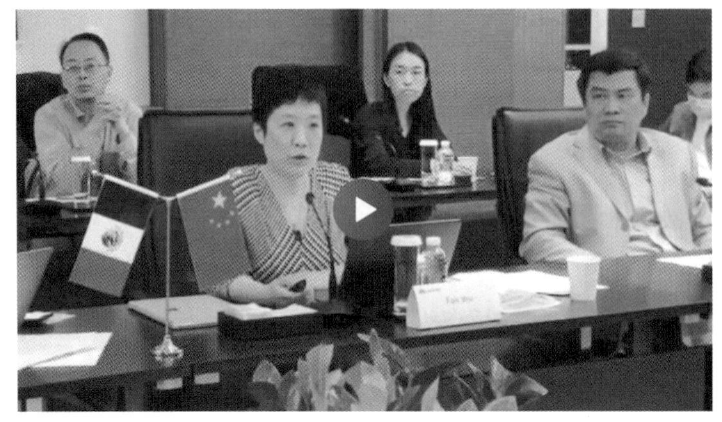

吴凡在中国驻墨西哥大使馆与上海市外办联合组织的抗击新冠肺炎疫情视频连线会上介绍中国防疫经验

长担任组长。二是，立法支撑也为后续疫情防控措施开展提供了法律依据。同样，在省一级，同样的政府组织架构也迅速组织起来。截至 1 月 29 日，全国所有省、自治区、直辖市建立起由省级最高领导担任组长的防控领导小组，以及下设的工作组。

第一，中国建立起了统一高效的决策命令体系，这标志着政府从平时运行状态，迅速切换到应急处置的、组织资源的模式中。

第二，立法提供了依法科学精准地制定防控策略的支撑。

第三，确定了四早原则，即“早发现、早报告、早隔离、早治疗”。

第四，全国统一协调卫生资源，前后派出 4 万多名医护人员赴武汉支援。

第五，调动社区、广泛动员公众力量，这是非常重要的，每位公民的积极参与，对防控有重大意义，我们发出居家令，大家也能很好配合政府措施，是对整个疫情防控取得胜利的至关重要的一个环节。

同时，我们也和其他国家积极开展合作，不断分享中国对防控知识的认知等。

对于上海这座有着 2 000 多万人口的城市来说，上海早期面临防输入压力，及时发现输入病例，管理密切接触者是最重要的。根据大城市的特点，上海取消大型集会，无论是官方还是民间活动，并采取了交通管制措施，但是市内交通从来没有停止。同时，上海加大了公共场所的消毒措施。

上海有很好的医疗卫生条件，能及时发现和治疗病例；努力追踪密接者、严格管理密接者。截至目前，上海没有发现一例感染来源不清楚的患者，也没有发生社区传播。

目前，上海仍面临来自国内和国际的防控风险，戴口罩对于进入常态化防控是重要的；早诊断、早治疗，做一些高危人群的筛查也是重要的。

目前，上海有三道防线，第一道是口岸防线；第二道就是公众自己的防控措施；第三道防线是我们的底线，即由医疗卫生系统及时发现、及时治疗患者、及时做密接追踪管理来控制传播。

有人预测疫情的二次出现，我们希望能有有效疫苗的出现，能有效、及时地检测，能有更好的药物研制出来。如果这些都没有，我们就要密切关注病毒的变异，密切追踪整个流行趋势的进展，还有就是卫生系统及时发现治疗患者，同时及时做密接追踪管理。最后，我们要评估之前采取的措施，哪些是符合成本效益的措施，接下来如何优化处理。

疫情大考

停课不停学

第九章

给研究生的一封信

一、 致信全体复旦研究生

防控新型冠状病毒感染引发的肺炎疫情是当前重中之重的任务。自觉配合防控工作，不仅关乎我们自身以及身边每个人的生命安全和身体健康，也是每一位公民理应承担的法律责任和义务。请同学们从自身做起，积极理解、响应并配合疫情防控工作中的各项措施。

2020 年 1 月 26 日，复旦大学正式发布《关于推迟 2020 年春季学期开学安排的通知》，号召全体师生顾全大局，以防疫为重，以人民群众生命健康为先，自觉做好疫情防控工作。新型冠状病毒潜伏期具有传染性，目前疫情进入比较严重复杂的时期，请同学们一定遵守学校要求，务必不要提前返校。

“居家”就是对国家最大的支持！

“阻断传播”就是为抗击疫情做贡献！

为更好地开展疫情防控工作，学校各部门的老师都在忙碌地工作，既要确保将学校发布的信息通知到每一位同学、核对各类信息，也要时刻关注同学们的身心健康、协调解决突发状况。

寒假中，辅导员们会继续每天与各位同学保持联络，请同学们一定要多多理解和支持，配合辅导员和一线老师们的各项工作。根据《中华人民共和国传染病防治法》等相关法律法规规定，同学们务必如实报告个人情

况。特别是曾经到过疫情重点地区或身体出现异常情况，请一定随时、及时向辅导员报告。

除了做好信息上报以外，复旦人面对疫情也不要过于恐慌，一切行动听指挥。

1. 疫情发生地的同学

请听从官方指导做好防护工作，尽可能留在家中。保持冷静，减少不必要的恐慌，不传谣、不信谣。如有感觉身体异样，可根据官方指导进行自我评估，然后前往医院就诊。请每一位同学做好自我防护工作。

2. 在家的同学

寒假期间请尽量留在家中，取消集会活动，不去人群聚集场所，保持良好的生活习惯，注意自我防护。在家勤洗手，出门戴口罩。

3. 留校的同学

目前，学校已开展多项防控措施，保障大家的健康与安全，请留校的同学积极配合学校工作。尽可能留在宿舍内，减少外出。

此外，复旦大学各个部门也发布了最新的通知，落实防控措施。①复旦大学通知：@复旦全体师生员工：关于推迟2020年春季学期开学安排的通知来了。②保卫处通知：携手努力，抗击新型冠状病毒。③总务处通知：关于2020年寒假期间后勤服务信息相关调整的通知。④研究生院通知：关于推迟研究生2020年春季学期开学安排的通知。⑤校医院通知：校医院告全校师生健康倡议书。

保障无处不在，防控无微不至。所有的防控措施都是对师生校友、社会公众的切实保护。希望大家都能够安心享受寒假，维持正常的生活规律，尽可能遵守往常的生活规律，保持一颗平常心，做好身体的防护，也做好心灵的防护。

众志成城抗疫情，齐心协力保平安，请大家牢记：我是复旦人！我牢记，疫情就是命令，防控就是责任！

春节拜年线上发，情到意到安全到；人人做到早防范，野生动物莫嘴馋；出门口罩防护好，通风清洁要趁早；多消毒来勤洗手，让它病毒无路走；发热症状及早看，自行隔离不传染；心态积极保持好，莫听谣言瞎传道。

为了让在家的同学也可以度过一段充实而有意义的学习时光，复旦研究生之后也将为大家送上一系列的书单推荐，大家可以：文献看一看，外语学一学，论文写一写。把握居家的学习时光，充实自我，提升自我。为开学做好更充分的准备吧！

（来源：2020 年 1 月 29 日"复旦研究生"微信公众号）

二、 复旦研究生学务办理 FAQ

1. 研究生服务中心业务办理

（1） 疫情防控期间，研究生服务中心还能否办理业务及相关联系方式：当然可以办理业务，疫情防控期间研究生服务中心上班时间为每天 9：00—16：00。联系电话：021－65642670/65643563；联系邮箱：fdgs@fudan.edu.cn。

（2） 可否提前返校，返校后如何办理注册手续：所有研究生按照学校通知分批返校，返校后在移动端自助注册，未经学校批准一律不准提前返校。返校工作安排、自助注册办法由学校另行通知。

（3） 之前办理了保留学籍，如何办理复学手续：保留学籍的变动结束时间在 2020 年 3 月 31 日之后、计划按时复学的研究生，学籍变动事项可在返校后办理。

（4） 能否办理退学、转专业、（参军）保留学籍、修改姓名等学籍异动：等正式开学后按正常程序办理。

（5） 如何办理毕业证书和学位证书的复印件：针对暂未完成离校手续，或申请学位时因论文录用暂未发表而无法领取证书原件的毕业生，服务中心可免费提供复印件一份，复印件加盖学业证明专用章，有效期 60 天。请先电话联系服务中心或提供姓名、学号、身份证件（电子版）等材

料至 fdgs 邮箱。

（6）如何办理毕业证书和学位证书的翻译件：针对已取得证书原件的毕业生，请提供姓名、学号、身份证件（电子版）、证书原件的扫描件等材料至 fdgs 邮箱。

（7）如何办理中、英文成绩单：在读研究生、毕业生均可办理此业务，请先电话联系服务中心或提供姓名、学号、身份证件（电子版）、学生证/校园一卡通（在读研究生提供）等材料至 fdgs 邮箱。

（8）如何领取毕业证书：①确认离校系统中前置业务办理完结，满足符合领取证书条件的毕业生，可委托符合入校条件的老师和同学代办，领取时需提供被委托人身份证原件、委托人和被委托人双方身份证件复印件、委托书（请至研究生院官网—下载专区下载）、学生证；②或联系研究生服务中心，提供本人的学号和姓名，服务中心值班人员提供证书编号，由本人去学信网或学位网自行查询。（注：按照规定，毕业证书不可以发扫描件。）

（9）如何领取学位证书：①确认离校系统中前置业务办理完结，满足符合领取证书条件的毕业生，可委托符合入校条件的老师和同学代办，领取时需提供毕业证书原件（非学历生无须提供）、委托人和被委托人双方身份证件复印件、委托书（请至研究生院官网—下载专区下载）、同等学力人员和文章处于录用状态的人员均需携带期刊原件，以及经由导师、院系分管领导或院系秘书签字的杂志封面、目录页和文章首页复印件；②或联系研究生服务中心，提供本人的学号和姓名，服务中心值班人员提供证书编号，由本人去学信网或学位网自行查询。（注：按照规定，学位证书不可以发扫描件。）

（10）请问自助打印机是否保持开放：自助打印机可正常使用，请委托符合进入校园条件的老师或者同学办理，凭个人账号和密码登录。

（11）毕业证书和学位证书遗失证明、补办学生证等其他业务何时能够办理：因学校还未正式开学，暂时还不能办理。请在 fdgs 邮箱提交申请，可以办理后会统一通知。

2. 选课及教学管理要求

（1）排课系统中的周次是校历规定的周次，还是实际授课的周次：是校历规定的周次（2020 年 2 月 24 日为校历第一周）。排定第一周、第二周开始上课的，统一从 2020 年 3 月 2 日（校历第二周）开始上课；排定第三周及以后开始上课的，按照排课时间安排教学进度。“班级名称”中有特殊备注的，按学校部署另行通知。

（2）不在规定时间内退课有何影响：学校严格按照最终选课名单记载课程成绩及学分。选课系统关闭（2020 年 3 月 9 日周一 10:00）后，研究生不可以操作退课。特别提醒：研究生课程没有“期中退课”的安排。如需退课或补选课程，请及时完成相关操作。如所选课程由院系教务老师代为操作，选课学生本人不能直接操作退课，请联系院系教务老师咨询、处理。

（3）我已经退过课，这门课为什么还出现在我的课表里：请在退课日志栏中查询所有退课操作日志，确认本人已进行过退课操作。如退课日志栏中已查到退课操作记录，但课表中仍有该课程的显示，请联系信息办或研究生院核查处理。

（4）什么时候确定最终选课名单：研究生院将待所有研究生全部返校后 2 周内，完成选课研究生注册及在校状态核查，根据核查结果确定最终选课名单，并通知任课教师按最终选课名单记载课程成绩。

（5）预计本学期需要保留学籍（休学、联合培养等），课程没法上完怎么办：准予保留学籍（休学、联合培养等）的研究生，本学期选课记录失效，所选课程不予记载成绩及学分。

（6）计划本学期申请毕业/申请学位，但还有培养方案规定的课程学分数没修完，怎么办：有课程正在修读的，当学期不建议申请毕业/申请学位。确有特殊需要的，请向开课院系和任课教师详细了解拟选课程的教学安排，书面确认拟选课程能在学校规定的当批次毕业/学位申请截止日

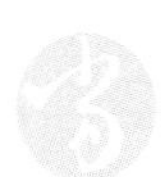

期前完成教学和成绩记载后再做决定。

（7）本学期的本研互选课程是如何安排的：本学期的本研互选课程暂停进行。

3. 学位申请

（1）如计划在今年6月毕业，论文已经基本完成，是否可以通过视频答辩方式进行预审：可以。预审采取评阅方式或答辩方式由各培养单位具体确定。若通过视频答辩方式进行预审，须全程录像留存，并按要求保存好相关纸质材料，待疫情结束后补签字。

（2）如果在3月底前能通过论文预审，是否可以在4月上旬提交论文送审：可以。我校已全面开展网上送审论文工作，论文送审可照常进行。

（3）因疫情管控等原因无法返校进行实验补充工作或查阅相关文献，是否可以延后提交论文：可以。研究生若无法在4月初提交论文送审申请，可以适当延后提交论文，但须在3月20日前向所在院系提交延后送审申请；否则须在5月底前办理延期毕业手续。

（4）如果提交了延后送审申请，是否可以及时获得学位：可以。学校会在6月上旬增加一次学位论文送审工作，拟于8月下旬增开一次学位评定委员会会议。

（5）如果上半年来不及提交论文送审申请，今年是否还有机会申请学位：有机会。可以在9月初提交论文送审申请，下半年的学位申请工作照常进行。

（6）我参加了此次抗击疫情的一线工作，是否可以顺延学位申请最长时限：可以。若因参加抗击疫情一线工作而延误学位申请，经所在单位出具相关证明后可顺延学位申请时限。

（7）本学期学位申请、审核工作具体如何安排：经研究决定，2020年上半年毕业研究生的学位申请审核工作分两批开展。对能够按期在6月份完成各项学位申请工作的，按原计划于6月下旬召开学位评定委员会会议审议学位；对受疫情防控影响无法按期完成学位申请的，拟在8月下旬增开一次学位评定委员会会议审议学位。两批学位申请审核工作所涉及的论文提交、送审、答辩信息维护等工作均通过研究生学位申请管理系统线上完成。

1）第一批学位申请、审核工作安排如下。

3月31日前：学位申请人完成学位论文预审。（①向所在研究生培养单位上交已初步定稿的学位论文及相关申请材料，提交截止日期由各研究生培养单位确定；②参加由研究生培养单位组织的学位论文预审，并上传填写完成的学位论文预审表；③向研究生培养单位提出学位申请，并网上下载、填写学位申请材料。）

4月8日前：学位申请人提交学位论文，送审申请。

4月13日前：导师完成学位论文审核。

4月16日前：研究生培养单位完成学位论文相似度检测、确定论文送审名单。

4月20日前：研究生培养单位指定答辩秘书，进行论文送审。

5月25日前：研究生培养单位维护评阅信息，完成答辩申请及审批，确定答辩安排。

6月7日前：研究生培养单位组织学位论文答辩（特殊情形答辩方式视疫情发展情况另行通知确定），提交学位申请。

6月14日前：学位评定分委员会召开会议，完成分委员会表决结果上报。

6月25日前后：召开校学位评定委员会会议，审议第一批学位申请。

6月底前：发放学位证书。

2）第二批学位申请、审核工作安排：受疫情管控影响无法按第一批学位申请时间在3月底前提交论文的研究生学位申请人，需在3月20日前向所在研究生培养单位提出延后申请，选择按照第二批学位授予时间安排申请学位。延后申请具体操作由各研究生培养单位统一安排。第二批学位申请、审核工作安排在第一批的各时间节点基础上顺延 2 个月。

3）延期毕业：未在 3 月 20 日前提出延后申请，又无法按第一批学位申请时间在 3 月底前提交论文的研究生学位申请人，须在 5 月底前办理延期毕业手续。

（8）相关表格及网站：①《复旦大学研究生学位论文预审表》《复旦大学 2020 年上半年研究生学位论文延后送审申请表》《学位申请书》等表格至研究生院网站下载专区学位板块下载：http://www.gs.fudan.edu.cn/2881/list.htm；②2020 年上半年各类研究生学位申请、审核程序详见研究生院网站“学位工作—申请流程”：http://www.gs.fudan.edu.cn/2803/list.htm。

（9）如有学位申请其他问题，如何联系：如有其他问题，可发送邮件至 gs_degree@fudan.edu.cn 咨询。

4. 出国交流

（1）申请人参加校内选拔的截止时间是哪天：校内选拔申报系统将于 2020 年 4 月 9 日 23:59 关闭，但各院系的截止时间由院系确定。申请人需在院系规定的截止时间前完成校内选拔申报，提交所需申报材料，并接受所在院系的评审。未经院系推荐、评审，申报材料不予受理。

（2）学校什么时候公布推荐名单：暂定 4 月 15 日。拟推荐名单将在研究生院主页公布。

（3）申请人什么时候可以操作国家留学基金管理委员会的网上申报：2020 年 4 月 10—30 日晚 24:00 前，申请人可登录国家公派留学管理信息平台（http://apply.csc.edu.cn）完成网上申报。研究生院将根据通过校内选拔确定的拟推荐名单接收、上报拟推荐人申请材料。

（4）学校什么时候完成国家留学基金管理委员会网上申报的推荐审核：国家建设高水平大学公派研究生项目、艺术类人才培养特别项目等项目的申报，学校将在 2020 年 5 月 12 日前完成推荐上报。其他项目，按照国家留学基金管理委员会的安排进行。

（5） 申请人应于何时提交《国家留学基金管理委员会出国留学申请表》：2020 年 5 月 12—15 日。申请人打印申请表后，请核对/填写申请表右上角的 CSC 学号，贴好本人照片，在最后一页申请保证处签字确认后提交备案。《单位推荐意见表》空表不用提交。

（6） 国家留学基金管理委员会什么时候公布最终录取结果：国家建设高水平大学公派研究生项目、艺术类人才培养特别项目等项目的录取结果预计于 2020 年 6 月下旬公布。其他项目的公布时间以国家留学基金管理委员会主页或国家公派留学管理信息平台公布的时间为准。

（7） 今年的留学资格有效期是否发生变化：留学资格有效期按照国家留学基金管理委员会的规定执行，被录取人员一般应在当年派出，确有特殊情况者应及时向（医学）研究生院说明情况。未按期派出者，其留学资格自动取消。

（8） 以上时间是否还会调整：如遇国家留学基金管理委员会再次调整工作安排，我校将及时作出相应调整，并在研究生院主页、复旦大学研究生教育微信公众号及时公布。

（9） 申请人如何提交申请材料：2020 年度国家留学基金资助出国留学项目校内选拔采用线上申请的方式进行，申请人可登录学校网上办事服务大厅（www. ehall. fudan. edu. cn），搜索“研究生科研学术项目（活动）学生申请”，选择“复旦大学国家公派留学项目申请”，填写本人申报信息，打印并签署《复旦大学研究生公派留学项目校内选拔申报表》。疫情防控期间，纸质申请材料可暂缓提交。

（10） 申请材料的要求是否发生了变化：按照《关于做好 2020 年国家留学基金资助出国留学项目选派工作的通知》（研通字〔2020〕6 号）执行。

（11） 国内导师推荐意见哪些人需要提交：高水平项目攻读博士学位研究生和联合培养博士研究生均应提交导师推荐信，但应届本科毕业生申请攻读博士学位的可不提交。其他项目以项目简章规定的为准。

（12）国内导师推荐意见一般应包含哪些内容：对申请人的推荐意见；重点对申请人出国学习目标要求、国内导师或申请人与国外导师的合作情况及对国外院校、导师的评价等。

（13）邀请函是否需要更新：申请人务必在申请前与邀请方做好沟通，避免因录取时间推迟导致入学通知/邀请信自动作废等情况。考虑完成各项派出手续所需的时间，建议正式邀请函中的开始日期不早于2020年8月。

（14）因为疫情无法参加外语考试，还能否申请：对受疫情影响无法按时取得外语合格证明的申请人，允许其先行申报，如获最终录取，录取人员须外语合格后方可派出。

（15）需要签名、盖章的材料如何处理：导师推荐意见、研修计划等材料涉及签名的，可采用经授权的规范电子签名。非英语书写的外文材料的中文翻译件需国内推选单位审核盖章的，请申请人提前联系所在院系获得，并在校内申报系统上传。其他需签字盖章的材料：《单位推荐意见表》由院系在提交研究生院前盖章；《校内专家评审意见表》由院系提交给研究生院盖章；延期承诺、超1/2学制情况说明等其他材料由申请人自行书写并在正式返校后、提交纸质材料前盖章。

（16）还有哪些注意事项：拟赴美国、英国、日本、瑞典、比利时等国的申请人还有一些申请、派出的注意事项，请查阅留学基金委网站：https://www.csc.edu.cn/article/1812。

（17）我还有其他问题，可以向谁咨询：可以通过咨询QQ群、邮件与研究生院培养办公室赵老师“云联系”，学生QQ群号：839554536（验证方式：学号+姓名+院系），邮箱：gs_prof@fudan.edu.cn。

5. 研究生招生工作

（1）学校何时公布硕士生考生的初试成绩？如何查询？如果对初试成绩有疑问，如何申请复核：我校2020年硕士生招生考试的初试成绩于2月20日公布。初试成绩查询及申请复核的办法已在我校研究生招生网公布，详见《复旦大学2020年硕士研究生招生考试初试成绩查询及相关事项通知》。

（2）学校何时公布硕士生考生进入复试的初试成绩基本要求：请考生关注“中国研究生招生信息网”和我校研究生招生网之后发布的通知。需要提醒的是，学校公布的初试成绩“基本要求”是各学科的最低要求，考生成绩须达到招生院系的复试要求才能进入复试。

（3）学校如何开展硕士生招生复试录取工作：我校密切关注疫情防控进展情况，将在充分考虑师生健康、保证公开公平公正的前提下确定复试时间和方案，确定后及时在学校研究生招生网公布。各招生院系此后将通过院系网站、报考服务系统、邮件、电话等方式中的一种或多种发布复试名单和有关信息。

（4）如何查询硕士生考生的准考证号：从2月15日开始，“中国研究生招生信息网”再次开通下载准考证功能，考生可使用微信绑定自己的学信网账号，直接在“学信网服务号（微信号：chsi _ chesicc）—研招网报”菜单栏里点击下载准考证。其他下载方式可关注“中国研究生招生信息网”微信公众号2月15日推送的内容：“@所有考生，准考证丢失别慌，研招网再次开通下载了。”

（5）学校博士生招生的考试/考核时间是否推迟：我校原计划于3月14日举行的2020年博士生招生外国语考试推迟举行（考生下载准考证的时间同时推迟），部分院系原计划同期启动的博士生招生考核工作也相应推迟举行，具体安排将视疫情防控进展情况另行通知。请各位考生耐心等待，认真备考，并及时关注我校研究生招生网的信息。

（6）重点疫情地区的考生如何参加学校的硕士生复试（或博士生招生考试/考核）：我校的硕、博招生工作方案将考虑疫情防控的实际情况，不会因考生所处地区不同而影响复试录取结果。

（7）学校面向港澳台研究生招生考试时间是否推迟：我校面向港澳台地区招收研究生的初试时间由上级主管部门统一安排，原定4月18—19

日举行的2020年面向港澳台地区研究生招生考试推迟举行，具体工作安排等事宜将视疫情防控进展情况另行通知。请考生关注我校研究生招生网和各考点官网发布的信息。

受疫情影响，我校延长了2020年面向港澳台地区招收博士生的申请材料寄送时间。寄送截止时间暂定为学校开学后第三天，具体开学时间以学校通知为准。考生如有实际困难，可发邮件到gs_admission@fudan.edu.cn，与研究生院招生办公室联系。

（8）近期研招办工作时间与联系方式：联系电话：021－65643991，65642673，工作时间：周一至周五，9:00—16:00。

6. 研究生导师工作

（1）研究生导师任职资格直接认定如何办理：符合直接认定条件的老师可通过"研究生导师系统"（登录地址：复旦大学网上办事大厅http://ehall.fudan.edu.cn，搜索"研究生导师系统"）填报申请，打印出相关导师申请简况表后提交院系及分委员会审核，批准后报研究生院院长审批并提交学位评定委员会备案。导师任职资格直接认定的条件及申报所需材料，详见《复旦大学研究生指导教师任职资格直接认定条件及办法》（http://www.gs.fudan.edu.cn/2c/9d/c11106a208029/page.htm）。

特别提醒，受疫情影响，绿色通道直接认定的办理时间可能较往常有延长，若有特殊情况或需求请与学位办老师联系处理。正常情况下，需列入下一年度研究生招生简章的老师在本学期内完成任职资格认定手续即可。

（2）若不符合直接认定的条件，老师如何申请研究生导师任职资格：研究生院拟于2020年4月份（具体时间视疫情情况而定）启动新增研究生导师遴选工作。届时，我们将发布遴选工作启动通知，明确有关遴选的具体要求、审核流程及时间节点等事项。老师可根据学校及所在院系的工作安排和要求，在规定的时间内通过"研究生导师系统"进行网上申报。

（3）如何办理导师证明：疫情防控期间，需要办理我校研究生导师证明的老师，请发送邮件至导师服务中心（gs_supervisor@fudan.edu.cn），提供本人姓名、工号、身份证件或一卡通照片，办理电子版证明。

（来源：2020年3月6日“复旦医学生”微信公众号）

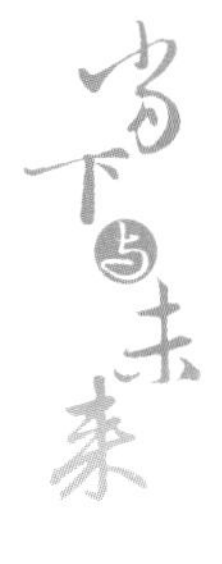

第十章

新冠肺炎防控第一课

一、“新冠肺炎防控第一课”上线

朋友圈
浅显易懂的第一课，很赞的科普
复旦大学新冠肺炎防控第一课！“硬核教授”张文宏开讲了！
3小时前
真的好棒！生动形象，重点突出！而且感觉好多人都在看呀！
同学们别走！课间休息结束，第二节又开始了！
#哔哩哔哩直播# 新冠肺炎防控第一课
3小时前
：张爸爸的课太棒啦！又生动又清晰哈哈哈！吴老师的课也好期待呀！

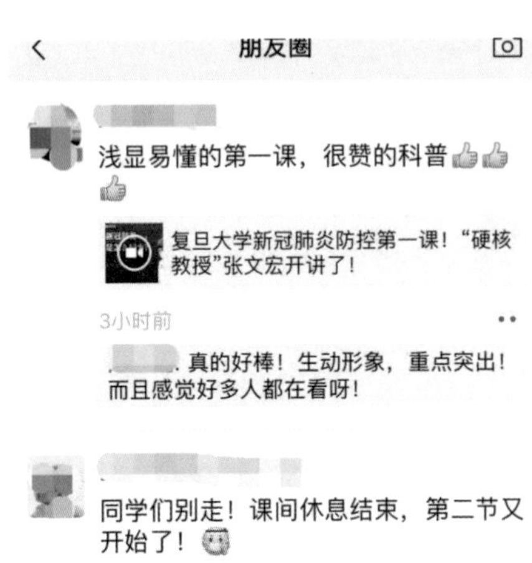

“新冠肺炎防控第一课”
引发朋友圈“打卡”潮

2 月 24 日，复旦大学开设的“新冠肺炎防控第一课”正式上线，课程由中国-世界卫生组织联合专家考察组成员、上海市新冠肺炎疫情防控领导小组专家组成员、复旦大学上海医学院副院长、上海市预防医学会会长吴凡和上海市新冠肺炎医疗救治专家组组长、复旦大学附属华山医院感染科主任张文宏联袂主讲。

上午 10：00，课程正式开始。学生们通过网络收看“新冠肺炎防控第一课”，纷纷在朋友圈“打卡”，为“疾控女侠”和“硬核教授”打 call。

吴凡介绍了新冠肺炎的起源、发现和传播特点，从流行病学角度介绍了新冠肺炎在全国和上海的流行情况和趋势，抽丝剥茧地解读流行病调查典型案例，探查新冠肺炎病例行动轨迹。她还介绍了目前的防控策略，特别介绍了校园内的防控措施：如何正确戴口罩，如何正确地打喷嚏，如何正确洗手，如何在宿舍、图书馆、教室、食堂等学习生活场景中进行科学防护。

张文宏则从人类传染病的历史说起，介绍了曾经参与的“非典”、H7N9 禽流感等重大传染病疫情防控救治工作。他用通俗易懂的语言介绍了新冠病毒的来源和特性，新冠肺炎的传播特点和传播途径，新冠肺炎患者的临床表现及临床诊治效果等。两位重磅级的教授用自己的专业权威和接地气的语言圈粉无数。

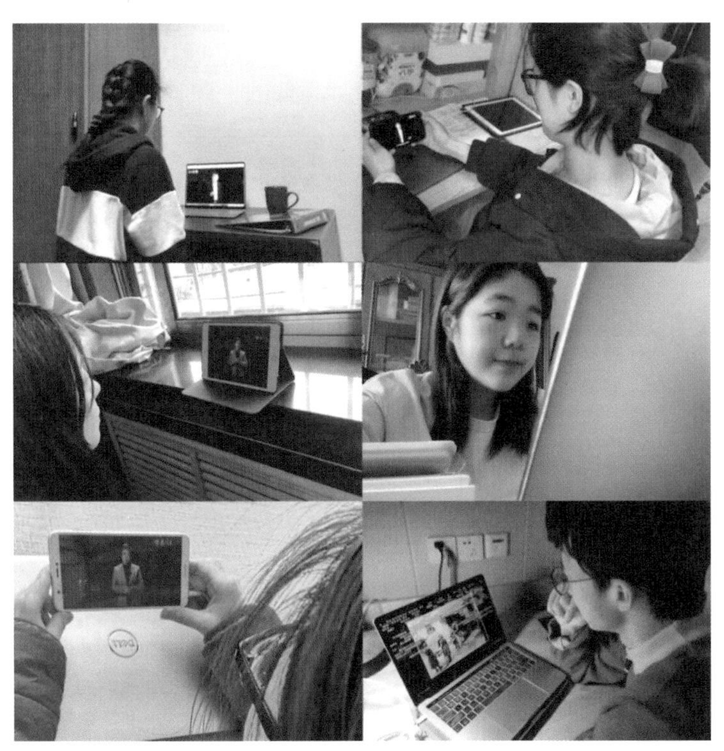

复旦上医学子通过网络收看“新冠肺炎防控第一课”

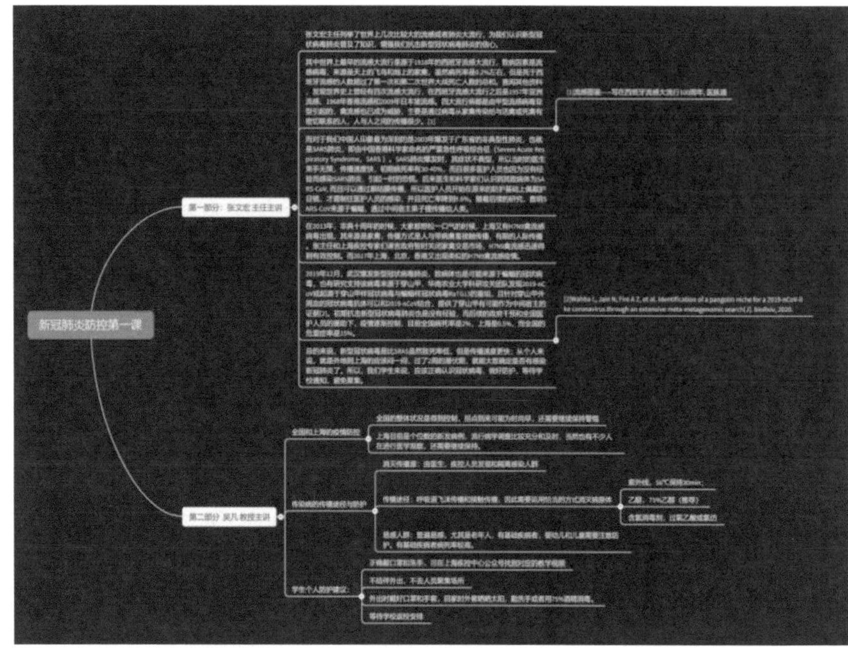

复旦大学附属浦东医院 2017 级博士生黄毅军的听课笔记

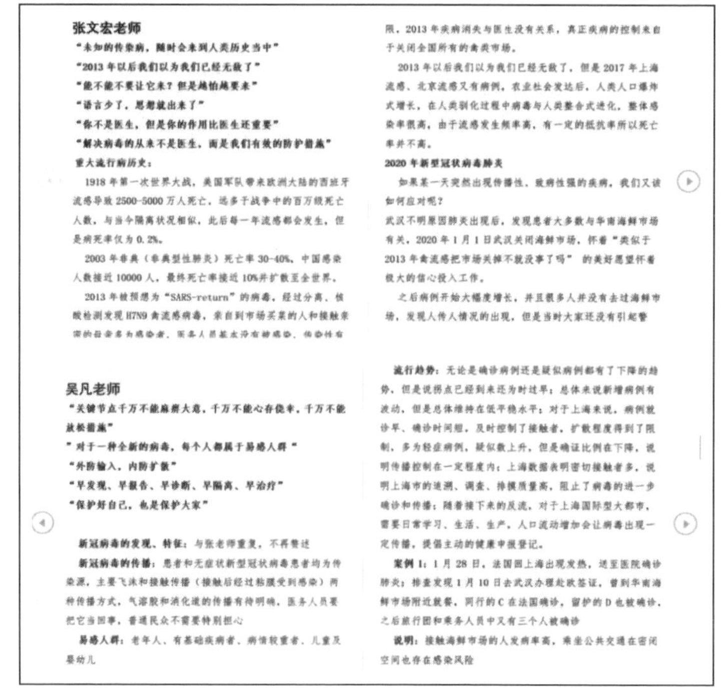

张文宏老师

“未知的传染病，随时会来到人类历史当中”

“2013 年以后我们以为我们已经无敌了”

“能不能不要让它来？但是越怕越要来”

“语言少了，思想就出来了”

“你不是医生，但是你的作用比医生还重要”

“解决病毒的从来不是医生，而是我们有效的防护措施”

重大流行病历史：

1918 年第一次世界大战，美国军队带来欧洲大陆的西班牙流感导致 2500-5000 万人死亡，远多于战争中的百万级死亡人数，与当今隔离状况相似，此后每一年流感都会发生，但是病死率仅为 0.2%。

2003 年非典（非典型性肺炎）死亡率 30-40%，中国感染人数接近 10000 人，最终死亡率接近 10%并扩散至全世界。

2013 年被预想为“SARS-return”的病毒，经过分离、核酸检测发现 H7N9 禽流感病毒，来自到市场买菜的人和接触亲密的家禽多为感染者，医务人员基本没有被感染，传染性有限，2013 年疾病消失与医生没有关系，真正疾病的控制来自于关闭全国所有的禽类市场。

2013 年以后我们以为我们已经无敌了，但是 2017 年上海流感、北京流感又有病例，农业社会发达后，人类人口爆炸式增长，在人类驯化过程中病毒与人类整合式进化，整体感染率很高，由于流感发生频率高，有一定的抵抗率所以死亡率并不高。

2020 年新型冠状病毒肺炎

如果某一天突然出现传播性、致病性强的疾病，我们又该如何应对呢？

武汉不明原因肺炎出现后，发现患者大多数与华南海鲜市场有关，2020 年 1 月 1 日武汉关闭海鲜市场，怀着“类似于 2013 年禽流感把市场关掉不就没事了吗” 的美好愿望怀着极大的信心投入工作。

之后病例开始大幅度增长，并且很多人并没有去过海鲜市场，发现人传人情况的出现，但是当时大家还没有引起警

吴凡老师

“关键节点千万不能麻痹大意，千万不能心存侥幸，千万不能放松措施”

” 对于一种全新的病毒，每个人都属于易感人群 “

“外防输入，内防扩散”

“早发现、早报告、早诊断、早隔离、早治疗”

“保护好自己，也是保护大家”

新冠病毒的发现、特征：与张老师重复，不再赘述

新冠病毒的传播：患者和无症状新型冠状病毒患者均为传染源，主要飞沫和接触传播（接触后经过粘膜受到感染）两种传播方式，气溶胶和消化道的传播有待明确，医务人员要把它当回事，普通民众不需要特别担心

易感人群：老年人、有基础疾病者、病情较重者、儿童及婴幼儿

流行趋势：无论是确诊病例还是疑似病例都有了下降的趋势，但是说拐点已经到来还为时过早；总体来说新增病例有波动，但是总体维持在低平稳水平；对于上海来说，病例就诊早、确诊时间短，及时控制了接触者，扩散程度得到了限制，多为轻症病例，疑似数上升，但是确证比例在下降，说明传播控制在一定程度内；上海数据表明密切接触者多，说明上海市的追溯、调查、排摸质量高，阻止了病毒的进一步确诊和传播；随着接下来的反流，对于上海国际型大都市，需要日常学习、生活、生产，人口流动增加会让病毒出现一定传播，提倡主动的健康申报登记。

案例 1：1 月 28 日，法国回上海出现发热，送至医院确诊肺炎；排查发现 1 月 10 日去武汉办理赴欧签证，曾到华南海鲜市场附近就餐，同行的 C 在法国确诊，留护的 D 也被确诊，之后旅行团和乘务人员中又有三个人被确诊

说明：接触海鲜市场的人发病率高，乘坐公共交通在密闭空间也存在感染风险

复旦大学附属中山医院临床医学（五年制） 2016 级本科生黄海怡的听课笔记

二、“新冠肺炎防控第一课”观后感

复旦上医学子认真学习了新冠肺炎防控第一课，下面来听听他们的观后感吧。

• 药学院 2016 级本科生　秦艳晖

吴凡老师在第一课上强调现在是疫情防控的关键节点，千万不能麻痹大意，千万不能心存侥幸，千万不能放松措施。等到我们可以返校的时候，集中生活带来的疫情防控工作对每一个人都是巨大挑战，我们应当从小事做起，自觉履行主动申报、报告健康状况的义务，在返校前及时掌握知识、学习技能，做好上网课、“闷”在寝室的准备，保护自己也是保护他人。

• 药学院 2017 级本科生　张童语

今天，复旦大学的张文宏、吴凡两位老师为我们专业地讲解新冠肺炎，让我们再次了解了新冠病毒。作为药学院学生，看着数以万计的同胞因为没有特效药物而受到病毒侵袭，深切感受到肩负的责任。虽然这次疫情来势凶猛，但中国的防疫抗疫能力也让世界折服。自疫情暴发以来，无数医护人员每天都奋斗在战疫一线，他们的英雄事迹激励着我们，在和平年代如何打赢没有硝烟的战争，我们的前辈、老师给我们做出榜样，钟南山、李兰娟、陈薇……他们心忧民瘼而展现的科学精神，标注了专业深度，也折射出科学家应具有的家国情怀。向他们致敬的同时更加坚定了我的理想信念，知识强国，守土有责。要为实现“中国梦”而努力读书。

• 药学院 2017 级本科生　贺云鹏

在今天的“第一课”上，两位老师深入浅出的讲解让我收获颇丰。让我更加认识到了新冠病毒是什么，也让我更加坚信了，在党和国家的领导下，我们一定能够打赢这场疫情防控阻击战。疫情之下，中华民族展现了无与伦比的凝聚力，全国各地的落实防疫举措和恢复生产工作都有序进行，这样“集中力量办大事”的制度优势让世界上很多国家都钦佩向往。

而作为一名预备党员，我意识到了自己更应该投身于防疫之中，听从统一安排，协助做好疫情防控工作，为打赢疫情防控的人民战争贡献力量！

• 药学院 2018 级本科生　李天龙

从 1918 年的大流感到 2003 年的“非典”，从 2013 年的 H7N9 禽流感到今天的新冠肺炎，人类历史上不乏强劲的致命性病毒，但是更不缺少的是我们坚持不懈抗击疫情的勇气和毅力。正如约翰·多恩所说：“没有人是一座孤岛。”这不是个别患者和医护人员的战役，更是全国人、全世界人的战役。而当前，作为大学生的我们更应该从自身做起，响应国家政策，遵循学校指令，在疫情还未被全面消灭之前要时刻提高警惕，坚决杜绝侥幸心理，尽量少出门，注意个人卫生，在生活中不断锻炼自我，在学习中不断充实完善自我，坚定信心，期盼这场防疫阻击战的胜利能够早日达成！

• 基础医学院 2017 级硕士生　许玮月

成功打卡“新冠肺炎防控第一课”，两位老师用通俗易懂的语言和例子介绍了世界流感发展史以及新冠肺炎流行病学研究过程，同时也教给同学们应该如何科学防控，大大提升了我们的安全感。

• 基础医学院 2017 级硕士生　荆沙

新学期从“新冠肺炎防控第一课”开始。张文宏教授讲到了冠状病毒病毒学、流行病学等重要信息以及我们不断努力应对的过程，让我们了解了新冠肺炎，也明白了目前新冠肺炎的防控措施。吴凡老师客观分析了个人防护的重要性和面临的挑战。着重强调了未来学生返校后，要严格实行自我隔离，牢记单独就餐、避免宿舍串门、不扎堆聚餐等，防止感染传播。另外，尽量少乘坐电梯、注意打喷嚏方式，注意开窗通风，尤其是在实验室等公共区域，尽量不开中央空调。个人还要注意戴口罩、勤洗手、少摸楼梯栏杆等设施表面，等等。“这一课”及时而重要，也很接地气，全面详细地告诉我们返校后要怎么做，我们也会认真学习，走好防“疫”每一步。

• 公共卫生学院 2019 级硕士生　吕超

两位老师的生动讲解，让我对疫情防控的知识有了更全面的认识，也让我更加理解目前学校对学生不返校的要求。作为学生，我会继续做好居家防护，静待学校的返校通知，根据两位老师讲解的防护内容做好返校前的必要防护准备。张老师风趣幽默又非常专业的讲解让我再一次感受到他强大的人格魅力，特别是当他说到他在百忙之中抽空来为我们上的这第一节课，我感到十分心疼又同时感到钦佩，向张老师等一线医务人员致敬。同时，吴凡老师也是我们学院的大学姐，看到她在防疫一线坚定勇敢的身姿，更激励我学好专业知识，将所学应用于实践中，在未来的公共卫生领域献上自己的一份努力。情系江城，天佑中华，致敬所有战斗在一线的人们。武汉加油！中国加油！

• 公共卫生学院 2019 级本科生　朱晗

今天是开学第一天，我在家观看了张文宏老师与吴凡老师向我们讲授的新冠肺炎防控第一课。两位老师在课上讲授了许多关于新冠肺炎的知识，让我受益匪浅。这次新冠肺炎疫情来势汹汹，在疫情面前，我们每个人都有责任、有义务去对它有一个比较全面的了解。正所谓“恐怖源于蒙昧”，如果我们每个人都能够掌握相关的防护知识，在日常生活之中做好防护，那么这次疫情也就不再显得那么可怕。同时我也相信，有那么多医护人员在前线的不懈努力，我们也一定能早日打赢这场战“疫”！

• 公共卫生学院 2015 级博士生　刘聪

自年初新冠肺炎疫情暴发以来，每日增长的确诊和疑似病例数，牵动着亿万国民的心弦。为响应国家居家隔离的号召，复旦学子们自觉居家隔离，此时吴凡老师、张文宏老师别开生面的一堂公开课，从历史上重大传染病事件回顾，到本次新冠肺炎疫情的来龙去脉，最后聚焦于群体和个体水平的安全防护，系统地介绍了人类与传染病的斗争历程和斗争经验，起到了良好的科普和卫生健康传播作用。2003 年突如其来的 SARS 让我们开始重视传染病防治的必要性，2013 年禽流感的成功防治为我们增添了信心。如今，一线的医务工作者冲锋陷阵，广大的防疫工作者精准预防，国家和人民同舟共济、密切配合，在凛冽的寒冬谱写了壮烈的诗篇。作为一名公共卫生工作者，我们要时刻不忘初心、牢记使命，从自身做起，秉承“上医治未病”的指导理念，坚决打赢疫情防控攻坚战。相信通过社会各界的努力，众志成城，必将迅速取得抗击新冠肺炎疫情战役的最终胜利。

• 附属中山医院临床医学（八年制） 2012 级学生　刘牧歌

能和大家一起在 B 站上听张老师、吴老师的课让我感到非常亲切，很久没上过大课了，以前不太爱发言的我这次发了好几条弹幕以弥补过去的遗憾。利用网络平台，我们能收获很多知识，能和当初未能迈进同一所大学的朋友再次共同学习，更能扫除一些闷在家里的无聊，一举多得。不过还是希望疫情早日过去！大家平平安安！

• 附属中山医院临床医学（五年制） 2016 级学生　黄海怡

“未知的传染病，随时会来到人类的历史中”，张文宏老师与吴凡老师分别从历史上的传染病、新冠病毒的基本情况展开，为我们讲述了如何做好个人及校园防护。外防输入，内防扩散，现在更是疫情防控的关键时刻。在返校前，多“闷一闷”，做好个人防护措施，也是为疫情防控做出一份贡献。凛冬已去，我们一起努力，疫情也终会散去。

• 附属中山医院 2018 级博士生　李舒宇

两位大咖老师分别从流感疾病史和新冠肺炎的流行病学角度对新冠病毒进行了脉络化的分析，深入浅出，条理清晰，让我们对新冠肺炎有了更加全面和直观的了解。附属医院的老师们驰援武汉，为我们做出了表率，我们作为医学生，要把科学的观念带给身边的人，不吃野味、正确佩戴口罩、到另一个城市后做好适当的隔离，这些看似简单的行为既保护了你，也保护了我。防止新冠肺炎的进一步扩散，人人有责，现在还不能松懈，希望我们每个人都保持警惕，不要辜负老师们的心血，也希望春天马上来临！

• 附属浦东医院 2017 级硕士生　张宇

今天观看了张文宏教授与吴凡教授对新冠病毒的相关知识讲解的视频，使我对此次疫情有了更深刻的认识，控制疫情主要通过三个方面：控制传染源，切断传播途径，保护易感人群。作为湖北人，我要做到主动申报，不隐瞒接触史、居住史，遵守学校规定不提前返校返沪。待学校通知可以返沪后，应在启程前主动告知学校及医院，返沪后自觉隔离“闷 2 周”，并保留票据，必要时协助流行病学调查。通过学习，我们知道现在明确的是飞沫、接触传播，气溶胶及消化道传播尚不明确，粪便可排出病毒。我也第一时间告知家人还是需要尽量避免外出，不得已要去公共场所时，需做好自我防护，戴好口罩、手套，勤洗手，自觉与人保持一定距离，平时注意室内通风和消毒卫生。防控疫情，从我做起。

（来源：2020 年 2 月 24 日“复旦医学生”微信公众号）

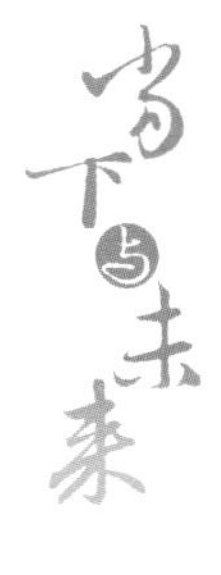

第十一章

停课不停在线教学

一、“云课堂”一周课表

疫情是一场大考，线上教学是师生们需要合力面对的一张考卷。新学期以来，为积极应对新冠肺炎疫情，复旦上海医学院的老师们精心设计教学案例，在“云课堂”上为医学教育按下“快进键”。通过“屏对屏”“键对键”，为学生提供“实打实”“心连心”的线上课程。

师生们齐心协力，通过线上的“教”与“学”，探索全新的教育与学习模式，达到课程体验最优化，实现教学效果最大化，做到师生互动最强化。

1. 周一

• 基础医学院：“医学影像计算及其应用”

课程代码：MED830025；学时：72；开课时间：1～6 周，星期一，6～9 节；授课教师：王满宁,史勇红,章琛曦。

课程介绍：“医学影像计算及其应用”安排老师参加第一批在线教学培训班，熟悉相关平台的使用方法。在此基础上，教学团队结合课程特点制订了网络教学方案。首先，为了使同学能够有时间认真消化课程内容，网络教学以发布授课视频的方式进行，同学可以反复观看教学视频、理解相关内容，并可以通过网络平台与老师交流互动。其次，考虑到网络教学中汇报交流的效果不易保障，这部分内容调整为精选 2～3 篇核心文献，由每位同学阅读全部文献并制作汇报 PPT，再由授课老师对 PPT 进行评分。课程涉及的编程实验内容，将安排有相关经验的高年级研究生协助，保证实验顺利开展。

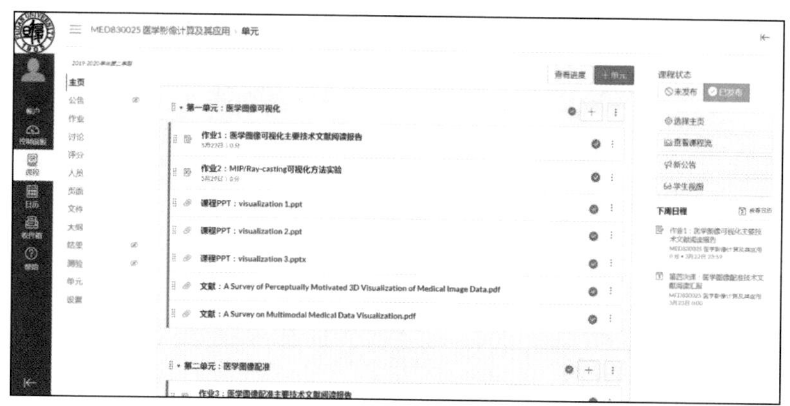

基础医学院：“医学影像计算及其应用”

2. 周二

• 基础医学院：“分子生物学技术（一）”

课程代码：MED620000；学时：92；开课时间：1～7 周，星期二，3～4 节；1～7 周，星期四，3～4 节；8～16 周，星期四，2～10 节；授课教师：潘銮凤，王松梅，邵红霞。

课程介绍：“分子生物学技术（一）”将课堂授课内容重新整理、精炼，以 PPT 录屏形式将课程内容录制成教学视频。此外，充分利用复旦大学在线课程平台，将教学资料上传至在线课程平台，将课程介绍、安排、通知上传到校 elearning 在线学习平台。同时，与选课学生积极沟通，建立课程微信群，保持与学生的互动。对于实验部分的教学，利用前期制作完成的实验教学视频、多年教学实践中积累下来的相关实验操作视频、技术原理、最新进展等资料，上传到在线课程平台，供学生在线学习并讨论。

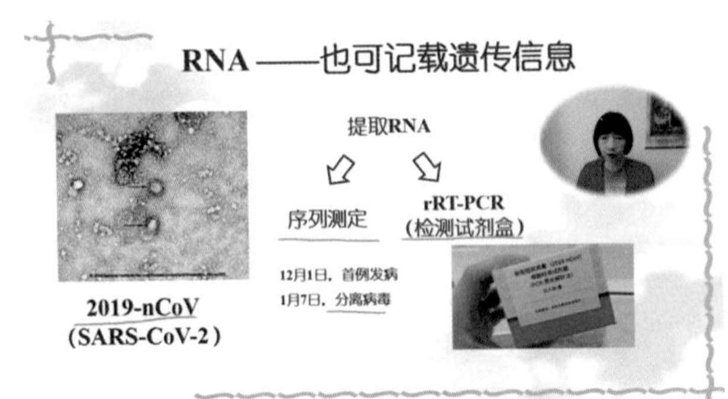

基础医学院：“分子生物学技术（一）”

• 药学院：“综合知识与技能”

课程代码：PHAR620046；学时：36；开课时间：2～16 周，星期二，3～4 节；授课教师：程能能。

课程介绍：首先，授课内容进行了调整，调整为基础理论知识的讲授，既可以巩固学生的专业基础，也可以留出更多课时给后期需要现场授课的学术讨论部分。其次，为了获得高质量的授课视频，授课老师认真反复地阅读学校下发的关于网上授课的要求，参加视频课件制作的培训，学习视频录制、保存以及上传的技能，咨询专业视频制作公司人员，选择录制效果较好的软件录制视频，学习剪辑技术。此外，建立课程微信群，指定课程联系人，同时通过“问卷星调查问卷”的方式听取学生的意见，实时调整教学方案，加强与学生之间的互动。

• 公共卫生学院：“卫生经济学（卫管专业）”

课程代码：PHPM620049；学时：36；开课时间：1～18 周，星期二，4～5 节；授课教师：应晓华，张璐莹，钱梦岑，王沛。

课程介绍：卫生经济学（卫管专业）教研室在第一时间建立线上交流平台，注重作业布置，关注线上交流与反馈。其次，授课老师从学生角度，对课程体系与知识点进一步梳理，对课程难点加深分析，重点讲授。此外，授课老师考虑到大多数学生没有太多中国卫生体系实践经历，为了

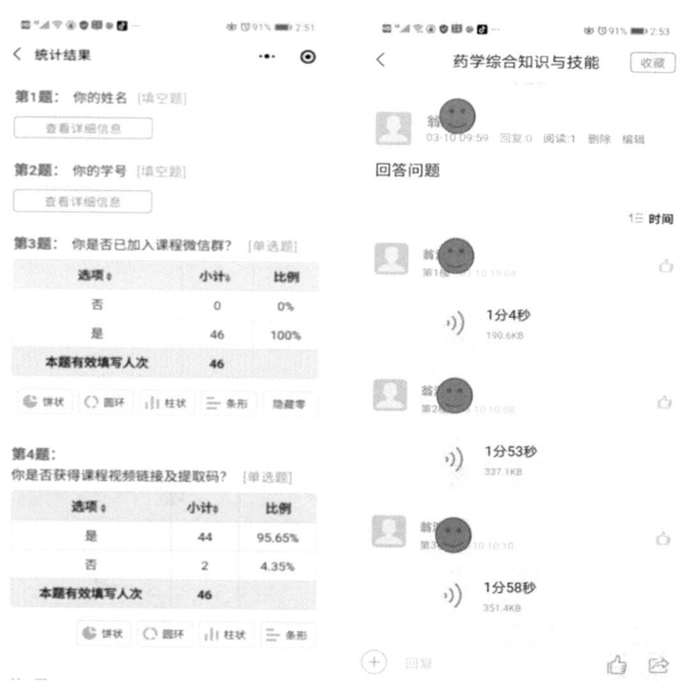

药学院："综合知识与技能"

加深对相关卫生经济学理论和卫生政策的理解，选择与学生相关、趣味、社会热点、信息可得的案例，引导学生分析并思考，体会不一样的卫生经济学思维模式。

3. 周三

- 公共卫生学院："卫生技术评估理论与方法"

课程代码：PHPM630049；学时：36；开课时间：7～15 周，星期三，11～13 节；授课教师：陈英耀。

课程介绍：借助 elearning、中国大学 MOOC 和超星视频、微信群等快速建立课程的网上综合教学平台，将网上平台作为面对面教学的替代和补充。课程大纲、课程安排表以及讲课 PPT、阅读材料上线 elearning，课堂作业通过 elearning 平台进行提交和批改。此外，该课程有效利用国家精品在线开放课程"卫生技术评估"。充分应用 MOOC 平台开展相关基本知识和理论的讲授，并摸索常态化的教学改革探索。在MOOC教学模式基础上，教学组特别安排老师和助教“常驻”MOOC，每期课程均会安排一名助教，负责按时发布课程公告和相关信息，保证学生及时、准确地获取课程的最新信息，并每周邀请授课老师上线实时答疑解惑，不仅增加了学生与老师的互动，也加强了学生对卫生技术评估相关理论方法的理解与运用。

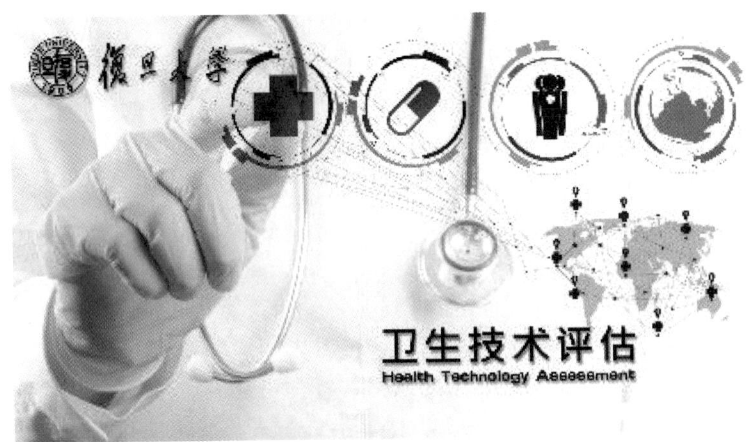

公共卫生学院：“卫生技术评估理论与方法”

4. 周四

• 基础医学院：“脑功能和脑疾病研究进展”

课程代码：MED620093；学时：36；开课时间：2～16周，星期四，3～4节；授课教师：顾宇等。

课程介绍：改为由校内老师开讲座的课程，采用每周一个主题一位老师的形式。为了确保线上课程的顺利进行，顾宇老师报名参加了学校组织的网上培训课，学习了PPT演示视频的录制和上传到elearning教学平台的方法，并将此方法教给了各位讲座老师。此外，建立了课程微信群，传达授课内容和通知。

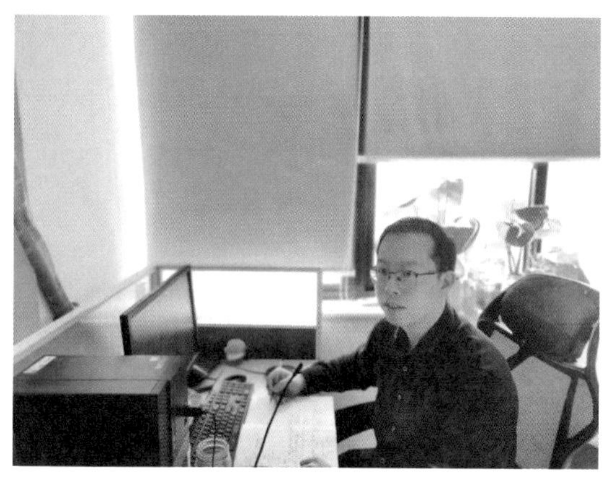

基础医学院：“脑功能和脑疾病研究进展”

- 公共卫生学院：“重大疾病流行病学与控制”

课程代码：PHPM830004；学时：36；开课时间：1～11 周，星期四，11～13 节；授课教师：徐飚。

课程介绍：建立了课程教学团队，开通了课程的 elearning 平台和超星平台，提前上传了课程目录、大纲和进度安排。主讲老师徐飚教授结合当前新冠肺炎的案例，更新了课程内容，使学生能结合实际，对重大疾病的流行有更实际的认识。为了充分利用现有资源，帮助学生及时掌握知识点，教学团队还向学生们推荐了复旦大学公共卫生学院开设的国家精品慕课课程《全球卫生导论》中的相关内容。

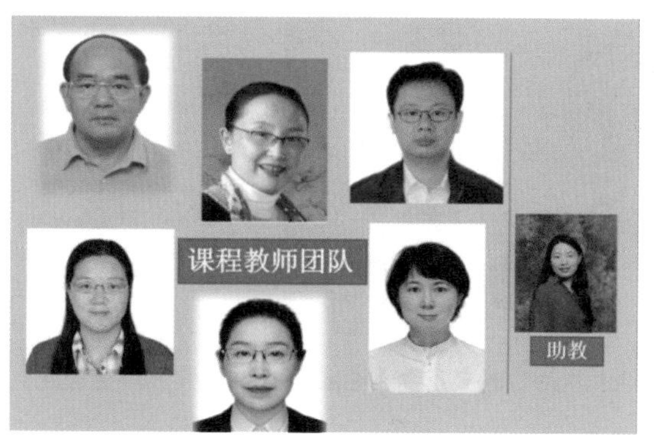

公共卫生学院：“重大疾病流行病学与控制”

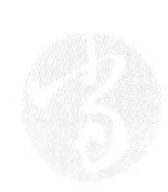

5. 周五

• 复旦大学附属静安区中心医院：“药物警戒与合理用药”

课程代码：MED630051；学时：32；开课时间：1～16周，星期五，3～4节；授课教师：王斌，赵永红等。

课程介绍：为保证教学质量，同时也为了避免人群聚集造成的传染风险，课程开设科室药剂科在每节课授课两周前以在线直播的形式进行课程试讲，医院教育科选派教学督导专家与课程负责人一同在线对教师的试讲进行点评，提出修改意见，保证课程质量。授课老师通过学习在线教育能力提升课程，了解并掌握了在线教学基本知识与技能，提升了运用相关平台和互动工具的能力，还配合教育科完成了排课确认、网上选课系统填报等前期准备工作，保障了2020年春季学期网络教学的顺利开展。

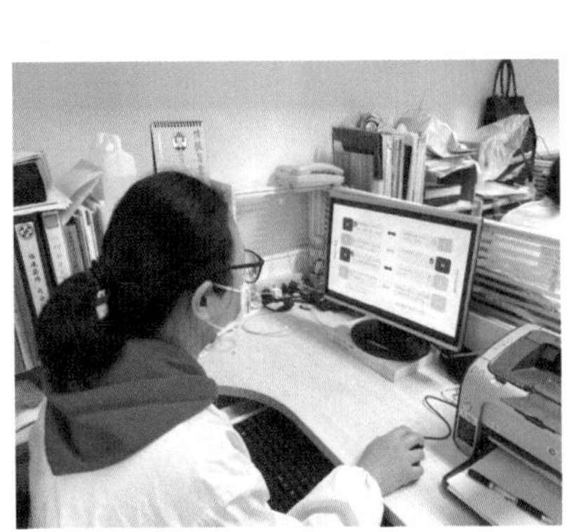

复旦大学附属静安区中心医院：“药物警戒与合理用药”

6. 周六

- 复旦大学附属华山医院："临床科研概论"

课程代码：MED620137；学时：36；开课时间：2～13周，星期六，6～9节；授课教师：关明。

课程介绍：本课程已经开设6年了，以往在学期初，授课团队成员们往往会聚集在一起，讨论教学方案，调整教学计划，进行头脑风暴式的集体备课。今年，"临床科研概论"借助各线上平台开展教学任务，为解决高峰时间无法进行线上学习的问题，经院系秘书以及线上教学志愿者反馈和沟通，学校和软件公司及时做了调整，引导大家错峰上传，确保服务器能稳定运行。

2020年春～临床科研概论学生群(135)
闪点 的概念有点疑惑
是指 蒸汽遇明火可以燃烧的 周围环境温度吗
一般是火源
周围的温度总是低于起燃的点的
环境温度如果达到了，早就整个开始烧了
但是你们也要注意，有易燃物，还要有助燃物
那这个闪点指的是饱和蒸汽起燃的点吗
老师，请问可以更详细地解释一下围场效应吗，没看懂
2020年春～临床科研概论学生群(135)
老师，请问可以更详细地解释一下围场效应吗，没看懂
是的
用通俗的话将，就是一圈圈围起来
做一个独立的封闭的场地
从外到里面是清洁区到污染物
区
一层层递进，最污染的区域在最内部
老师，关于保存高危病毒毒株有利的一面可以说明一下吗？
2020年春～临床科研概论学生群(135)
大家知道消毒酒精为什么必须是70～75%乙醇吗？乙醇含量是不是越高越好？
太高了是不是外层蛋白变性之后阻止进一步渗透了
闪点低 易燃易爆炸吗
凝固的太快
周同学的回答是正确的
浓度过高容易引起细菌表面蛋白变性 反而不利于消毒
反而不容易穿透
类比稀硫酸和浓硫酸

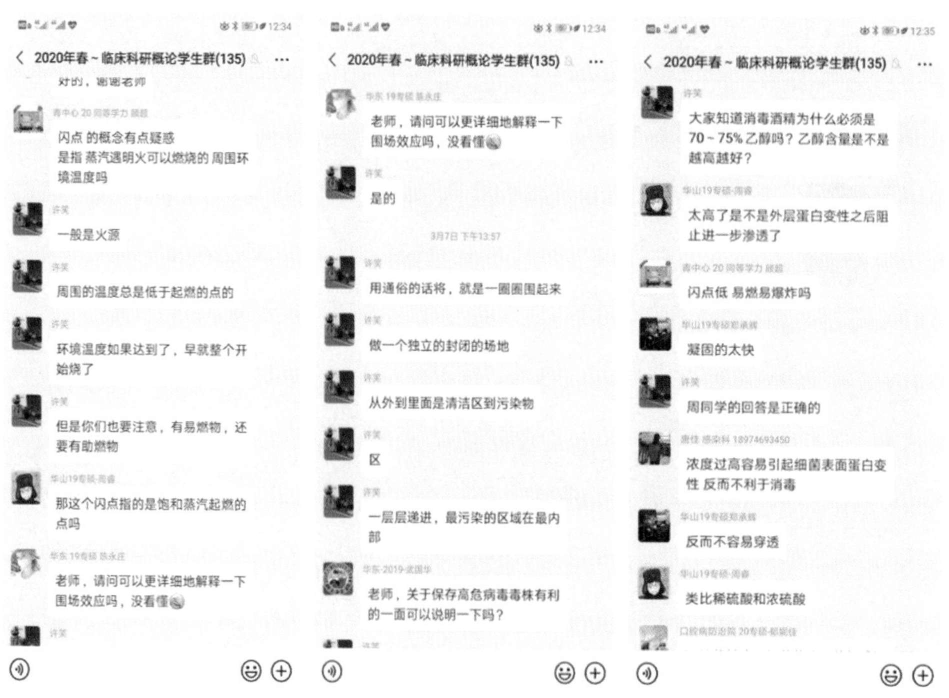

复旦大学附属华山医院："临床科研概论"

（来源：2020年3月18日"复旦医学生"微信公众号）

二、这堂“传染病学”在线课程开讲，授课老师正在抗击“传染病”的武汉前线

2月26日，一堂面向复旦大学上海医学院16级临床八年制专业本科生的“传染病学”课程在“云端”开讲。

令同学们没想到的是，当天课程的授课老师正是身处武汉抗“疫”前线的复旦大学附属华山医院国家紧急医学救援队队长、华山医院感染科副主任张继明，在方舱医院，张继明和同学们在线交流互动，为同学们上了最生动的一课。

1. 来自武汉方舱医院的一通答疑电话

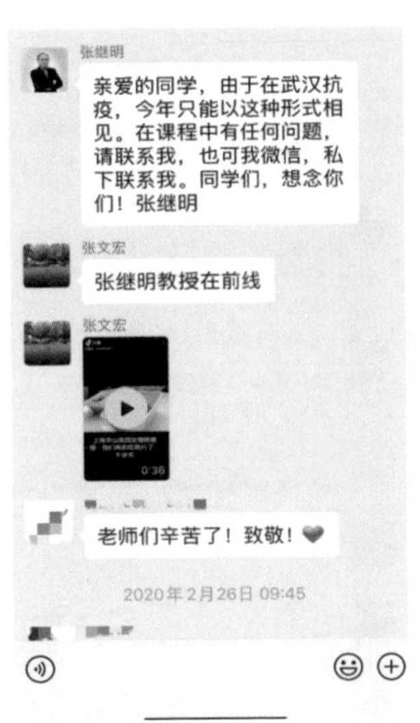

“传染病学”课程张继明教授开场微信

2020年2月，2020年春季学期复旦大学上海医学院网上教学活动顺利开展。这门由华山医院感染科领衔的“传染病学”在线课程已经事先录制完成，并在中国大学MOOC平台上线开课。按照课程计划，在观看课程视频后，授课老师会和同学进一步深入交流，答疑互动，“真的没想到会以这样的方式和同学见面！”张继明坦言。

当天上午9点半，在原计划的上课时间，张继明准时上线，通过课程微信群和同学们打招呼：“亲爱的同学，由于在武汉抗疫，今年只能以这种形式相见，在课程中有任何问题，请联系我，也可加我微信，私下联系我。同学们，想念你们！”

“老师们辛苦了！致敬！”“老师们要照顾好自己，早日平安归来！”看到身在武汉的老师上线，同学们纷纷向张继明以及前线的白衣战士们表达了深深的敬意和祝福。

当天的课程讲授的是“乙型病毒性肝炎”的内容，在事先观看了课程视频后，同学们在微信群里提问互动十分热烈，张继明一一认真地做了解答回复。同学们的提问热情愈发高涨，这让群里的课程负责人张文宏有点“心疼”，担心在前线忙碌的张继明“招架不住”，他建议，对于那些“当堂”来不及解答的问题，课后由医生团队收集，逐一回答。

不过，张继明仍想着尽可能多解答一些学生的问题，为了提高答疑效率，他干脆直接语音通话上阵。“老师您好！请问在 HBV 抗病毒治疗的终点和治愈的定义中，能否解释一下对应的关系？功能性治愈是治愈终点的哪个阶段？” 2016 级临床八年制专业学生蒋寅婕在群里提了两个问题，不一会儿就收到了张继明发来的好友申请，随后，张继明通过语音电话耐心地解答了她提出的问题。这通电话持续近半个小时，而和蒋寅婕一样收到张继明远程连线的同学还有好几位。在两个多小时的在线时间内，张继明详细地回答了十几位同学的问题。

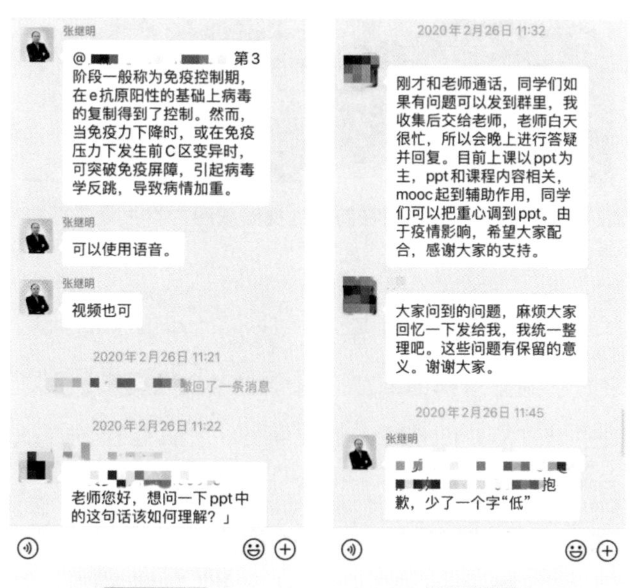

课程群里，同学们提问互动气氛十分热烈，张继明一一做了认真解答回复

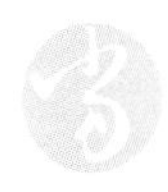

当天，蒋寅婕在朋友圈里表达了感激之情。“通过新闻我也了解到前线工作特别忙碌，但是老师的答疑质量完全没有降低。其实我提的问题大概几分钟就能回答完，但是张教授还很细致地问我为什么会有这个疑问，我们又延伸讨论了很多其他问题，他还和我分享之前的一些病例。”蒋寅婕告诉记者，接到张教授的这通电话让她又是惊讶又是感动。

知识讲授之外，老师在武汉抗疫一线的奋战更是最生动的教育。上课前，张文宏分享了最近张继明在前线的一段视频，“和我们之前看到的他的照片相比，明显瘦了很多，看着很心疼。”蒋寅婕说，然而，在通话中，她还是感受到了张教授身上积极向上的正能量，他和同学们的交流耐心细致又循循善诱。

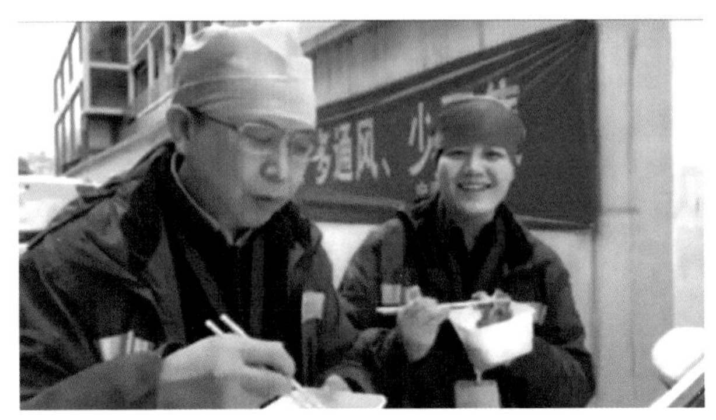

张文宏在课程群里分享张继明在前线的视频截图，学生看了直言“张教授瘦了很多”

前辈的一言一行正是最好的榜样。作为一名未来的医生，蒋寅婕表示，如果将来自己遇到这样的情况，也会选择义无反顾地上前线，因为这是作为一名医生当仁不让的使命。而在当下，扎实自己的专业知识和基本功，正是对老师们最好的回报。

2. 前线抗“疫”不是放松教学的理由

当记者联系上身处武汉前线的张继明，已是晚上10：00，此时张继明还在忙着撰写一份院感防控报告。作为华山医院国家紧急医学救援队队长，张继明在前线的任务十分繁重，既要承担管理工作，也要负责院感防控工作，同时，作为传染病专家，还要承担日常的查房、医疗咨询等任务。自2月4日出征至今，张继明已经在武汉战场上坚守了整整一个月，每天十几个小时连轴转是家常便饭。

“不过，就算再忙，也不能耽误学生的答疑！”张继明表示，当天上午，他安排妥当手头工作，便借用方舱医院内的一间简易的办公室上线为学生答疑。

“我们都是从学生过来的，尽力为学生答疑解惑是老师的责任。上课无小事，上医的学生都很优秀，我不能亏欠他们啊。在武汉前线抗疫不是放松教学的理由。”张继明的话语质朴而有力。

“当然我也没想到会在这个地点，用这样的方式和学生答疑，不过在这个特殊时期上传染病学课程，还能在前线为同学们讲解这门课，更有其特殊意义吧。”张继明说，有同学在通话中也十分关心他在前线的工作生活，在解答完问题后，他特意打开摄像头，带同学看了一下方舱医院的实景。

虽然答疑课已经结束，但对于学生的学习情况，张继明始终挂念在心。“我在课程群里，后续学生如果还有什么问题，在时间允许的情况下，我还是会尽力为他们解答。”他还想着，在稍空的时候，将大家普遍存在的问题以文字解答的形式整理出来发给同学们。巧合的是，学生也表示，为了减轻老师的负担，接到电话的同学已分头将各自的信息整理汇总。师生间的心有灵犀让这堂特殊的“云端”课堂更显暖心。

3. 复旦上医全面开启网上教学

张继明作为授课教师之一的“传染病学”在线课程可谓“大咖云集”。

这门课程由复旦大学附属华山医院感染科领衔，联合复旦大学附属中山医院、复旦大学附属儿科医院、上海市公共卫生临床中心等感染学科领域的专家，从以患者为中心出发，结合微生物学、免疫学和流行病学相关内容，讲述经典传染病的故事。

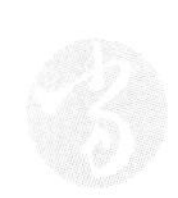

在授课教师名单中，就有张文宏、卢洪洲等耳熟能详的名字。

据在线课程秘书、华山医院感染科主治医师阮巧玲介绍，这一课程于2019年获得复旦大学学科特色在线课程建设项目第一批立项，并于当年12月30日在中国大学MOOC平台上线开课。在疫情防控期间，这门在线课程发挥了重要的作用，截至目前，该课程在中国大学MOOC平台上的参加人数已接近10万。在“停课不停学、停课不停教、停课不停工”的要求之下，这一课程更成为复旦上医学生的优质教学资源。

据悉，在这一特殊时期的传染病学课堂上，除了张继明教授，承担教学任务的华山医院陈澍主任医师、徐斌副主任医师、毛日成副主任医师也均奔赴武汉前线，而在内科学、外科学、诊断学等课堂上，也有授课教师身处前线，白衣战士们在治病救人的同时，也教书育人，成就了这特殊的跨越上海、武汉两地的“云端”课堂场景。

目前，复旦上医本科生和研究生网上教学活动已顺利开展。上周，已有207门次医学本科课程启动了2020年春季学期首次网上教学，其余211门次课程也已于3月2日起按进度实施。医学院对涉及实验、实习同学的教学也做了相应的调整安排，在学生没有返校的情况下，通过校内外24个虚拟仿真实验教学项目和实习线上教学平台，开展实验、实习网上补充教学。

研究生网上教学也于3月2日全面开启。2020年春季学期，上海医学院研究生课程共涉及169门课程，其中，38门公共课按照学校统一部署执行；131门专业课中，118门课程采用网络授课的形式，13门课程因涉及实验实践教学等客观原因，调整教学安排，待学生返校后进行线下授课。在前期工作的基础上，医学研究生院已经整理出第一周上课的课表，将通过课程联络人落实到每一门课程，在上课前，再一次完成所有选课学生的身份确认以及网络课程课件核查等工作，确保网络教学工作的顺利开展。

（来源：2020年3月4日“复旦上医”微信公众号）

三、“医学是一个好专业，希望大家珍惜！”——来自武汉前线的特殊一课

“我正在武汉前线，想先给同学们送上几句话：敬畏生命、敬畏专业、敬畏职责、敬畏规则，与大家共勉！”

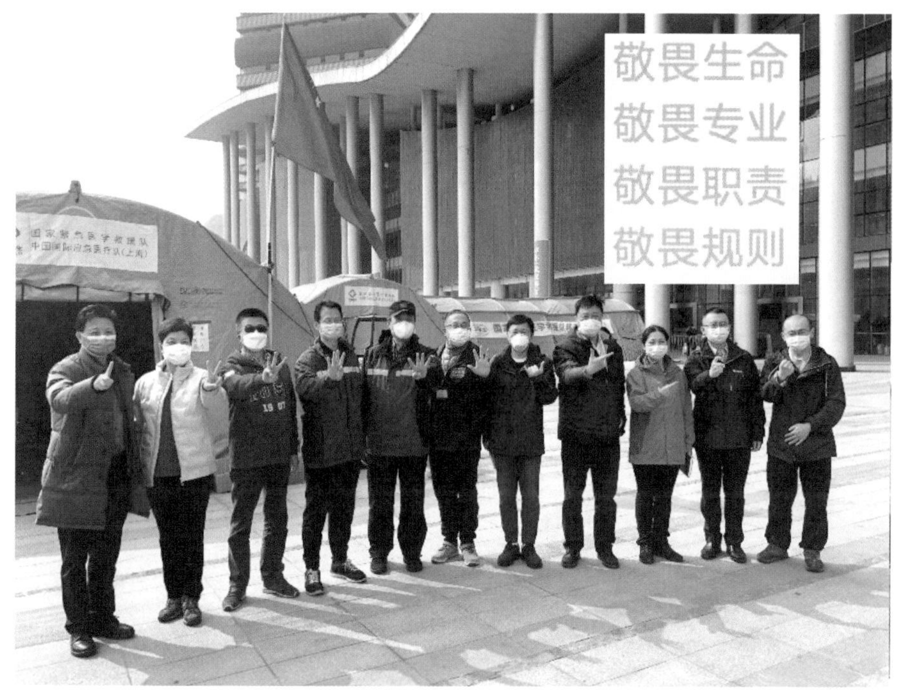

在授课 PPT 中，朱畴文在一张上海 9 支医疗队领队集结的合影上，写下“敬畏生命、敬畏专业、敬畏职责、敬畏规则”十六个字

3 月 3 日，复旦大学上海医学院 2016 级临床医学八年制的同学迎来了特殊的一课。屏幕另一端为同学们开讲的正是复旦大学附属中山医院援鄂医疗队领队、中山医院副院长朱畴文。从课程视频录制到在线答疑，朱畴文都是在武汉抗疫一线的繁忙工作之余完成。

当天上午 8:00，朱畴文准时上线，就“内科学 A”课程中的“肝性脑

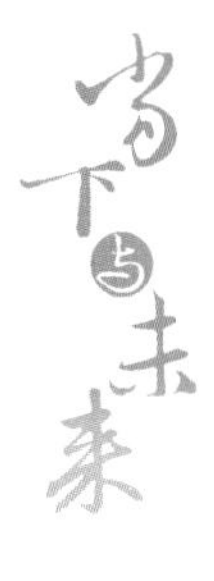

病”章节为学生进行在线答疑。90 分钟的答疑时间内，学生们提问讨论踊跃，累计 80 人次留言提问。朱畴文和同学们分享了很多自己的学习心得和临床经验。他鼓励同学们，要多多锻炼独立分析问题、解决问题的能力，要充分利用现有资源多学习、多沟通，以后在临床上多观察、多思考，不断训练自己的临床思维。

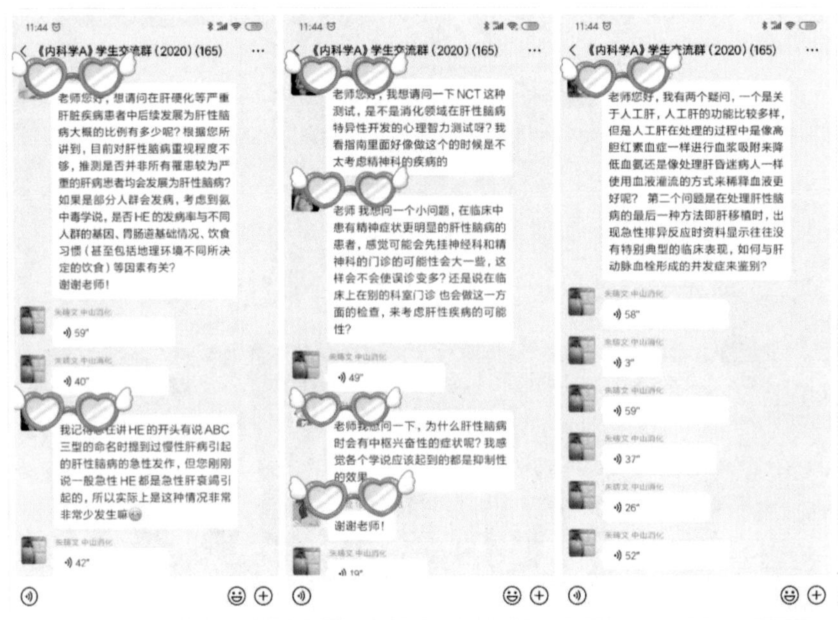

在线答疑时间内，师生互动热烈

在答疑的最后，身处抗疫前线的朱畴文有感而发，对学生说：“这段时间，我在武汉的感慨是，医学是一个好专业，希望大家珍惜。你可以做很多事情，而这些事情是非专业的人所做不到的。”

医学教育，三分授医理，七分授医德。这一课承载的意义远远超越了医学知识的答疑解惑。

就在这节课开讲前，朱畴文已经在前线奔波忙碌了 24 天。课程团队担心他忙不过来，向他提出，是不是考虑课程延期或者换人。“轮到我，我就上了呗。”朱畴文的回答很是爽快，“教学安排是环环相扣的，延期对于学生的知识掌握不利，换人也还要麻烦别人。最主要是，我喜欢给同学们上课。”

凭着这份热爱和责任感，忙完前线工作的朱畴文回到酒店，打开电脑，切换到“教学”模式，备课、制作课件、录制教学视频……为了保证在线教学顺利进行，前后方紧密配合，上海的课程团队和同事协助朱畴文查找相关文献资料，提供技术指导。“一开始视频文件太大，上传不了，团队帮忙做了一些处理，总算是在开课前一天上传成功了。”朱畴文说。

在特殊的地点开课，朱畴文还特意花了一点时间，在课程正式开讲前为同学们展示了几张珍贵的照片。

一张出征时医疗队的合影，一张登上飞机时的合影，一张他在前线帮助队员穿上防护服的照片，以及一张上海 9 支医疗队领队集结的合影。“到武汉 3 个星期了，感触很多，这是最近工作的几张照片，希望今后有机会和同学进一步交流！”朱畴文说。

“前线工作真的很辛苦，希望朱老师注意休息，保重身体！”同学们也为前线开课的老师送上了关心与问候。面对这堂来自前线的特殊一课，同学们自然倍加珍惜。课程教学秘书、中山医院老年科医师刘楚表示，努力和感动不仅仅来自授课老师。“即使课程内容在前一天才上传成功，同学们还是很认真地提前自学视频，提前完成作业，提前留言讨论，讨论版里的问题盖了一楼又一楼。”

朱畴文也被同学们的热情深深感动，“我发现很多学生提出了问题后，并不是坐等着我来给他们答案。他们会自己讨论，互相启发。”他希望，通过这一课，不单为同学们传授专业知识，也能带给学生更多的启示。

课后，学生们的留言刷屏了课程页面。有珍重：“肝性脑病这一章已然是意义特殊的一章”；有感谢：“感谢朱老师在抗疫一线的工作中抽出时间上这一课，收获满满”；有敬意：“朱老师以身作则告诉我们未来如

何做一名好医生、好老师”；有祝福：“朱老师和全体抗疫人员平安归来！”

朱畴文表示，自己十分盼望疫情过去后，能回到课堂上，有机会当面和同学们聊聊这段时间的感悟。“我喜欢上课，在教室里，和同学们一起交流探讨，这是非常鲜活的，这种场面啊，对我来说也是一种享受。”

内科学课程负责人、临床医学院常务副院长陈世耀表示，内科学作为临床医学专业的基础课程，也是国家级精品课程，已形成了优良的教学传统。课程的师资囊括了众多复旦大学附属医院的优秀临床医生，此次线上教学开展的过程中，除了赴武汉前线的朱畴文，还有不少教师奋战在上海的抗疫一线。“一线开课让教学变得更为鲜活，老师们奋战在前线的状态本身就是最生动的教材。”陈世耀表示，这些一线课堂除了传授学科专业知识，更传递着医学教育中的人文情怀。

据悉，为了让线上教学取得更好的效果，“内科学 A”教学团队在学生答疑指导群以外还专门建立了教师交流群和骨干学生交流群，通过这两个群高效收集反馈信息，并随时改进课程的答疑指导，形成每堂课后的答疑整理报告反馈给学生复习。值得一提的是，学生们也主动提出“课后学生分组整理相关答疑内容，给老师审核后发给学生学习”，体现了学生学习的主动性。

（来源：2020 年 3 月 14 日“复旦上医”微信公众号）

第十二章

停课不停科学研究

一、 敬业导师在线指导科学研究

为抗击新冠肺炎疫情，复旦大学上海医学院的师生们积极落实教育部和上海市“停课不停学、不停教、不停工”的要求。导师通过微信、视频等在线方式关心每位研究生的学习和科研进展，有针对性地开展在线指导、解决问题，绝不让疫情成为教学指导和科研攻坚路上的绊脚石。

读文献、写论文、开组会……接下来就一起来看看导师们在“云端”打开了哪些技能，研究生们又是如何接招的呢？防疫在行动，科研进行中！

1. 敬业导师线上指导

• 基础医学院数字医学研究中心课题组

数字医学研究中心各位老师利用电话、微信个性化监督学习进度，在线指导文献阅读、代码调试和论文书写。在家能跑的程序绝不拖到返校，背单词进度也不延迟一秒！

• 基础医学院病理生理学系孟丹教授课题组

在疫情期间，基础医学院病理生理学系孟丹教授课题组线上全方位推进科研工作进展，教授为了大家的科研学习可谓是操碎了心。一方面给大家布置科研任务，如总结实验结果、做实验计划、撰写综述等，并单独与每个研究生电话联系进行交流和指导；另一方面，孟丹老师利用腾讯会议

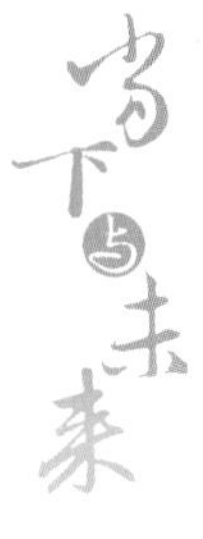

你在家学习和跑程序，先跑简单地，只要算法正确，回来就能验证。

把英语练起来

好的老师，论文现在还很残缺，就东一句西一句的，等我稍微修改一下过几天给您看一看，好的老师，我也先把英语练起来。

好的，24日发给我，把分割与配准都写上

好的老师

我每天确保了有几个小时的学习时间，但是感觉在家学习还是不如在学校效率高。阅读了一些文献，最近在学习svm的理论，我想的是在我的分类网络训练出来之后，对比一下最后直接用fc和svm的效果

你边读文献边写吧，先做些小的测试，争取方法对，之后再大规模验证数据。

好的老师

现在在家里也就是在SVM上可以跑程序，这样也有很好的分类效果

史勇红老师与研究生线上交流学习安排

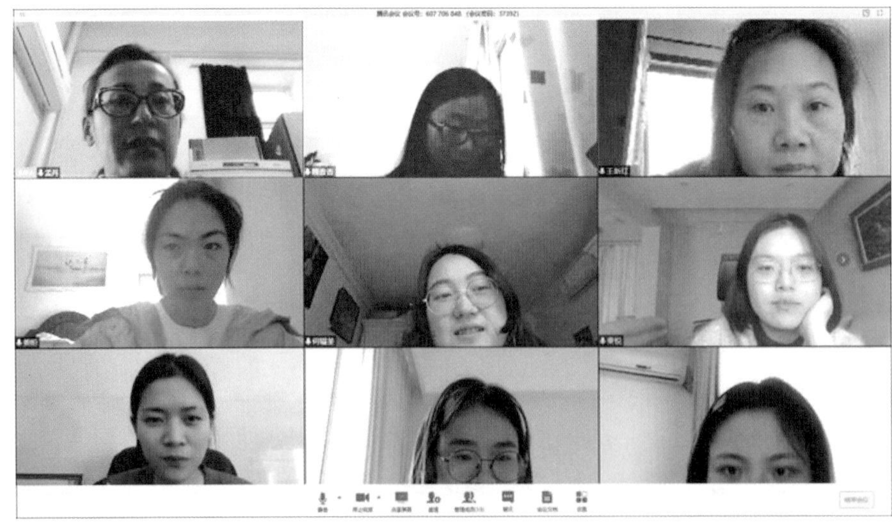

基础医学院病理生理学系孟丹教授课题组开展线上组会

App 每周定时开展线上组会，与大家在线上进行课题的探讨和文献的分享和交流；此外，孟丹老师还定期分享生信的学习资料、分析工具、视频课程以及科研绘图教程等，鼓励大家在家学习新技术，利用网上数据库资源，发掘新靶点新思路；除课题组日常学习外，孟丹老师还指导开展新冠病毒细胞作用受体血管紧张素转换酶 2 的分析工作，努力为新型冠状病毒的相关研究做出贡献，让同学们的假期更充实！

- 公共卫生学院罗力教授课题组

罗力教授长期从事健康相关大数据应用技术的开发工作，曾带领课题组团队为上海市公共卫生事业做出了卓越的贡献。疫情期间这支队伍更是丝毫没有松懈，用他们过硬的专业技术支撑上海防疫工作！

罗力教授注意到零售药店直接配售引发哄抢和人群聚集，以及口罩配送物流混乱等管理问题，于是联系商务委，主动提出帮助商务委完善配售方案，配套建设信息系统，以优化口罩配送，逐步实现居民全覆盖。经过

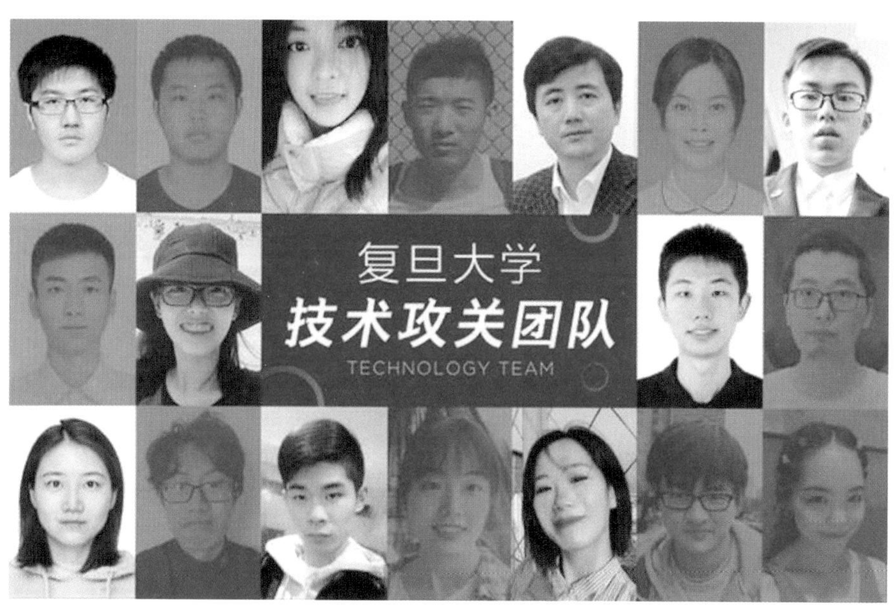

复旦大学技术攻关团队成员

召集组建队伍、信息系统开发等一系列过程，团队现在已经帮助上海市政府实现了紧缺物资的有序管理，目前正在进一步完善信息管理系统的数据分析功能。

他们的工作是将科研理论转化为应用、造福人类卫生事业的典型事例，令人敬佩。

• 公共卫生学院赵根明教授课题组

新冠肺炎疫情期间，赵根明教授建立了研究生工作群，线上指导研究生阅读文献、分析数据和撰写论文。博士生丘云充分利用重点专项资料投稿了2篇论文；博士生郁雨婷参与了新冠肺炎密切接触者的流行病学调查数据整理和分析；硕士生崔淑衡完成了重大专项中的6万人群调查数据的质量控制。赵根明教授还指导了2名研究生（助教）进行了2门网络课程的前期准备工作。

• 药学院药物化学系付伟教授课题组

付伟老师指导研究生积极加入抗病毒药物研究中，在假期中无数次通过电话和微信指导抗新冠病毒药物研发设计的项目，夜以继日地进行研究，对新冠病毒的情况从起源、结构、现有药物及研究进展等方面进行综述，帮助研究生进行相关计算工作，并完成了“新型2019－nCoV抗病毒分子设计发现与机制研究”国家基金项目的申报。她还与课题组研究生电话交流新冠病毒相关蛋白模拟和药物设计等工作，讲解了目前文献公布的晶体结构中有用的结构信息，以及如何使用这些信息进行药物设计，为针对新冠病毒选题提供帮助。

• 附属中山医院罗哲教授课题组

中山医院第四批136人医疗队出发前往武汉投入医疗援助，重症医学科副主任罗哲教授任队长，这位导师在一线抗“疫”的同时指导研究生进行基础研究，用科研构建生命线。

罗教授身为医疗队医务工作的总负责人，会在前线从百忙之中抽出时间询问研究生毕业论文的进度并进行指导；同时，罗教授在一线总结了近

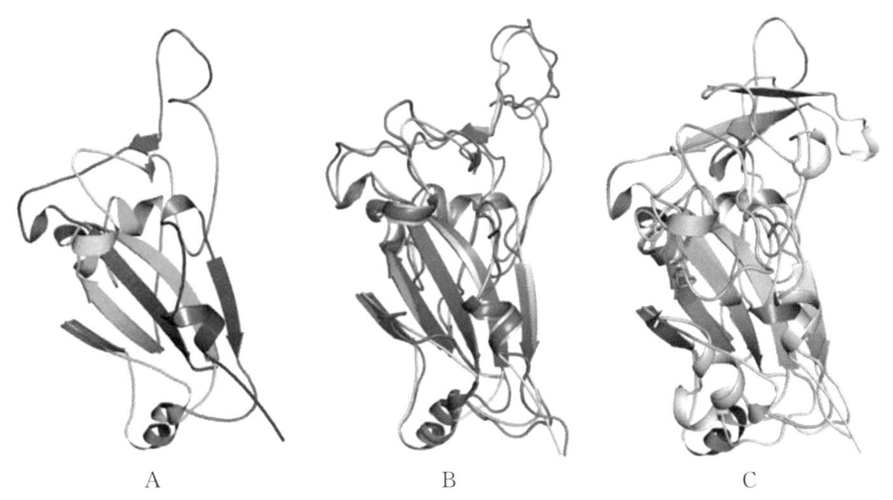

李馨蔚同学对于新型冠状病毒的研究成果

（A）为 2019 - nCoV 的 S 蛋白 RBD 结构域；（B）为 2019 - nCoV（灰色）与 SARS - CoV（蓝色）的 S 蛋白 RBD 结构域叠合；（C）为 2019 - nCoV（灰色）与 MERS - CoV（黄色）的 S 蛋白 RBD 结构域叠合

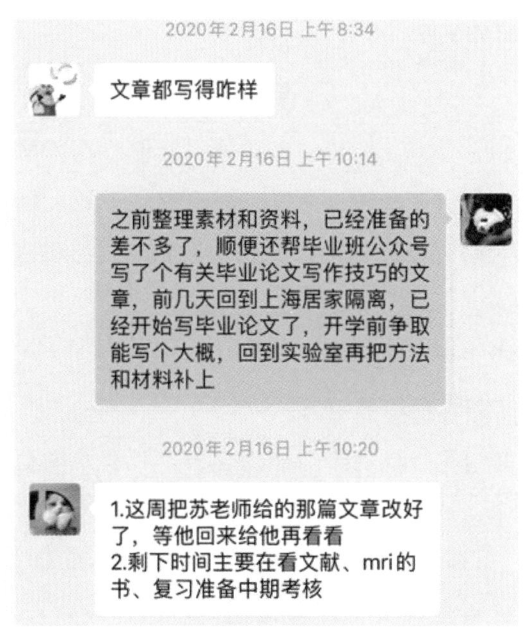

罗哲老师在线了解研究生论文进展

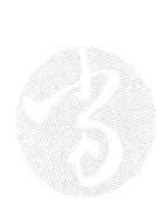

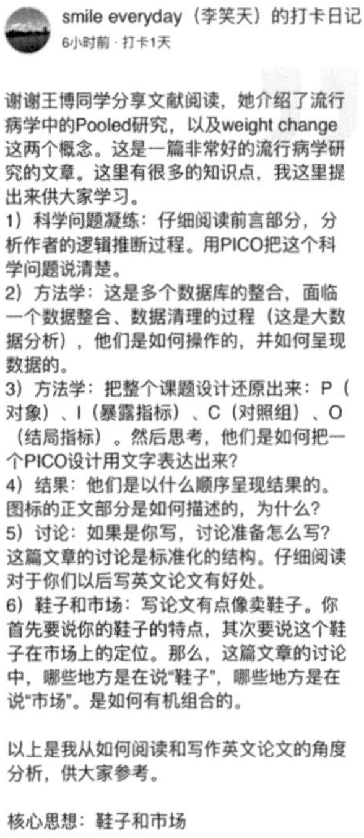

smile everyday（李笑天）的打卡日记
6小时前 · 打卡1天

谢谢王博同学分享文献阅读，她介绍了流行病学中的Pooled研究，以及weight change这两个概念。这是一篇非常好的流行病学研究的文章。这里有很多的知识点，我这里提出来供大家学习。
1）科学问题凝练：仔细阅读前言部分，分析作者的逻辑推断过程。用PICO把这个科学问题说清楚。
2）方法学：这是多个数据库的整合，面临一个数据整合、数据清理的过程（这是大数据分析），他们是如何操作的，并如何呈现数据的。
3）方法学：把整个课题设计还原出来：P（对象）、I（暴露指标）、C（对照组）、O（结局指标）。然后思考，他们是如何把一个PICO设计用文字表达出来？
4）结果：他们是以什么顺序呈现结果的。图标的正文部分是如何描述的，为什么？
5）讨论：如果是你写，讨论准备怎么写？这篇文章的讨论是标准化的结构。仔细阅读对于你们以后写英文论文有好处。
6）鞋子和市场：写论文有点像卖鞋子。你首先要说你的鞋子的特点，其次要说这个鞋子在市场上的定位。那么，这篇文章的讨论中，哪些地方是在说"鞋子"，哪些地方是在说"市场"。是如何有机组合的。

以上是我从如何阅读和写作英文论文的角度分析，供大家参考。

核心思想：鞋子和市场

导师在“红房子研究生寒假提升计划——线上读书会”上的指导

20个病例，中山的重症团队在对重症肺炎患者的救治有较为丰富经验的基础上，通过查阅相关文献，以期尽快掌握疾病特点，把握治疗原则，尽可能与团队分享治疗方法。

• 附属妇产科医院研究生线上组会

附属妇产科医院在研究生思政工作坊和教育科的组织下，共同开展“红房子研究生寒假提升计划——线上读书会”活动，活动中每天有一名研究生通过线上小程序分享并讲解一篇高质量文献，由全体研究生进行打卡学习，并且每日邀请一名导师对分享内容进行精品点评，线上读书会截止目前已经开展了13期，受到了全体师生的广泛好评。

与此同时，研究生导师以课题组为单位，每周通过钉钉、ZOOM等线上平台组织研究生开展“线上组会”，通过会议了解研究生思想、情绪、学习方面的动态情况，同时对研究生在学习和科研中遇到的疑惑和困难进行及时的解答和指导。

2. 研究生线上学习感想

• 药学院临床药学相小强老师

相老师经常询问和修改我的综述内容……我有几次更新内容较迟，相老师晚上21:00以后还在修改综述内容。由于原计划被推迟，相老师提出了新的方案，先查找实验相关内容（如DILIsym软件的机制原理问题），要求我认真阅读相关文献并总结内容，让我对自己的课题有了信心。在知道相老师自大年初三就开始返校工作后，我们对相老师的工作态度非常的敬佩，正是因为老师为我们做了很好的榜样，我们也始终对自己高标准严要求。——药学院相小强老师指导的2018、 2019级研究生

- 护理学院张玉侠老师

在疫情期间，老师您在繁忙的医院工作之余，还时刻关心我们的学习与工作，让您的学生在这场疫情里，没有被遗忘的感觉。作为您的学生，假期里被督促也是一件幸福的事情……张老师，在这段特殊时期，我们向您致敬！致敬您奋战在一线的辛劳；致敬您在科研道路上的引领；致敬您在生活中的关爱。——护理学院张玉侠老师指导的全体研究生

- 中山医院呼吸内科洪群英教授

疫情来袭，隔离在家，并不能隔离导师对我的各种关爱。写毕业论文一定要先跟老师沟通框架是否OK，有了老师的指点，对于论文也没有那么毫无头绪了。——附属中山医院呼吸内科研究生　王璐

- 华山医院手外科陈亮教授

陈老师和课题组其他成员均下载了“钉钉”，在这个平台上我们边尝试边摸索，最终克服了硬件和软件的难题，成功地举办了线上组会。目前我们已经恢复了原有的组会时间表，我们的学习和科研进程又重新步入正轨。——附属华山医院手外科研究生　孙嘉宇

- 华东医院全体老师

在这一段特殊的时期，导师们时刻牵挂着我们，担心我们的论文不能按时完成，百忙之中不忘抽空通过微信语音、电话等方式督促、指导我们。作为一名医生，在疫情期间导师们肩负重大责任，白天工作繁忙，只能利用晚上休息时间指导学生修改论文。关心我们学习的同时，常询问我们有没有发热、咳嗽，提醒我们注意防护。体会着老师对我们的关心、付出和心急如焚的心情，想对他说：老师，让您费心啦！——附属华东医院2017级全体研究生

各位老师闲不下来，他们在抗疫一线治病救人、攻克难关的同时，还能够挤出时间关心到每一位研究生的学习与生活。他们是抗击疫情的白衣

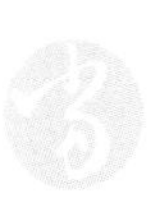

战士，也是我们学生的良师益友。

优秀的学生闲不下来，他们在书本、电脑前完成了一项又一项学习任务，坚持学习打卡，不断提升专业技能。

（来源：2020 年 3 月 4 日“复旦医学生”微信公众号）

二、“我在武汉，不管外界环境如何，我会继续追逐科研梦想”

2 月 29 日下午，一场特殊的课题组全体师生线上组会举行，利用腾讯会议网络平台，复旦大学附属中山医院神经内科汪昕教授、丁晶教授课题组来自全国 14 个城市的学生们在网上讲述课题进展、文献研读、病例分析。

几十个窗口一一连线“点亮”，当正在武汉的夏露出现在大家面前时，气氛变得愈加热烈。“我们看看夏露同学是胖了些还是瘦了些？”导师汪昕教授的话把大家都逗乐了。当看到自己的学生、特别是身在武汉的学生一切安好，汪昕教授长舒了口气，非常欣慰。夏露 1 月 16 日在课题组会议结束后，寒假回武汉和家人团聚，却不曾想正遇上疫情发生、武汉封城。“我们一直保持联系，询问她的近况，课题组老师们一直都努力在学业、生活上给予她帮助。”丁晶教授介绍说，夏露的爱人也是医生，疫情发生以来一直奋战在医院发热门诊第一线，她的不少家人也在医院工作，“我们鼓励她要做好战士们的大后方，并且注意保护好自己。”

“夏同学，春暖花开，我们一起接你回上海！”听着线上此起彼伏的来自老师同学们的关怀祝愿，夏露很感动：“我很好，我的家人也很好。汪老师、丁老师和同学们放心。老师们给了我们很多指导意见，以及关怀和鼓励。现在经历的一切，只要善加利用，将来会变成每个人的财富，不管外界环境如何，希望我们能继续追逐科研梦想。”

为落实《教育部关于切实做好新型冠状病毒感染的肺炎疫情防控工作的通知》，保障学校延期开学期间实验室学习及交流工作的顺利开展，复

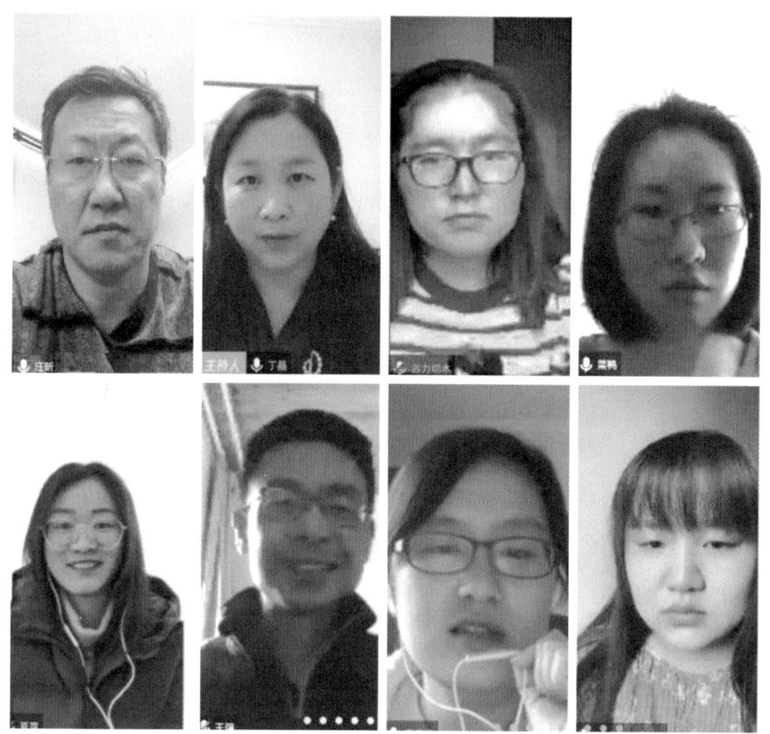

课题组在线会议，左下为在武汉的夏露博士

旦大学附属中山医院神经内科汪昕和丁晶教授课题组将分布在全国各地的同学们组织在“零距离”感受的会议当中，足不出户就实现高效沟通以及知识的汲取。

2019级的博士、硕士生进行了各自的科研工作计划汇报，导师及导师组各位成员，纷纷提出了课题设计执行，研究方向选择等宝贵意见。组会的另一项内容便是紧跟最新进展的“云读书会”。来自新疆阿克苏的古力切木博士，为大家分享了癫痫研究领域的最新临床进展。

作为临床医学的研究生，这次组会同学们不仅有科研方面的汇报，同时也有临床方面的病例分享。费贝妮同学向大家介绍了一例临床表现为吞咽障碍，诊断为家族性基底节钙化的门诊病例。通过到合肥当地进行深入家系分析，发现并报道新的致病基因的诊疗经过和临床思路。

当天也是世界罕见病日，汪教授鼓励各位研究生们在临床工作中即使遇到常见疾病，也要多问问为什么，要注重常见病的罕见表现，也要加强罕见病的诊疗水平，临床和科研同发展，更好地解决临床问题。热烈的讨论持续了近 2 小时。

在延期开学的背景下，课题组并没有停下学习和科研的脚步。线上远程进行的第一次组会代表着新学期科研也正式迈入常态化的轨道。虽然全体组会刚召开第一次，但远程的科研及教学早已经开始。即使受到疫情影响无法按时返回学校进入实验室科研，课题组的导师们依然持续远程指导研究生积极整理已有数据，黄啸博士、钟绍平博士、费贝妮硕士等均已将研究成果投稿，唐妍敏博士、王张阳博士等也都整理结果，完成初稿；各位同学为了之后的科研工作开展、文章发表、课题汇报等环节做了充分准备。

对于第一次线上的远程组会，同学表示感受到了远程科研进入正轨的动力，更加感受到来自导师以及课题组的温暖："虽然不能近距离面对面，但是我们依然感受到了导师们对我们真切的关心。"

（来源：2020 年 3 月 1 日"复旦上医"微信公众号）

三、"一只口罩的接力"故事背后的复旦学生团队

疫情当前，一只小口罩，发挥大作用。暖人心、保健康、助稳定。截至 2 月 21 日，在上海市商务委、民政部门的统筹下，上海市近 600 万户居民按计划有序获得了 3 680 万只口罩，过程极不容易。上海市社会各界付出了巨大的努力，政府部门、基层组织、生产企业、配送公司、零售门店形成一个整体，方有一只只口罩的接力故事。

连接 6 077 个居委、1 182 家药店、58 个配送公司，服务 2 480 万居民的，是复旦大学公共卫生学院罗力教授指导，公共卫生学院、计算机科学技术学院、软件学院的 14 人学生团队连续 16 个小时紧急开发的大数据管理信息系统。

1月24日，上海市针对新冠肺炎疫情宣布启动重大突发公共卫生事件一级响应机制。公共卫生学院罗力教授第一时间意识到，让上海所有居民有口罩可用是预防控制新冠肺炎疫情的重要措施，但上海每天不到200万产能的口罩，在面对2 480万居民需求的时候，将成为极为紧缺的物资，提升产能和有效发放将是稳定社会情绪的两个关键要点。经和市商务委沟通，一支由公共卫生学院、计算机科学技术学院和软件学院的老师、研究生、本科生组成的攻关团队迅速成立，任务是开发口罩预约配售信息管理系统，助力政府实现覆盖全体居民的口罩配售。

1. 主动请缨，16小时上线预约配售系统

由于新型冠状病毒疫情的不断蔓延，口罩等防护用品大面积脱销。为了保障上海市居民对口罩等防护用品的基本需要，上海市商务委员会等相关部门努力组织生产、调度货源，在优先供应疫情严重地区和医疗机构之外，计划每日在指定药店投放约180万（根据产能每天动态调整），以保障居民的基本口罩需求。

为保障口罩高效、公平、平稳、有序、平价地销售到居民手中，学生团队承担起登记全市口罩需求、实现口罩调配和发放的管理信息系统的开发工作，以及全市口罩供需调配数据的信息管理工作。所有团队成员均采取远程工作的形式，公共卫生学院同学承担投放药店的规划和药店配额的测算等医疗资源配置工作，计算机科学技术学院和软件学院的同学将这些规划做成系统性的网站。

由于疫情凶猛，整个团队除负责人张天天在商务委现场办公外，其余团队成员都在全国各地居家持续奋战。在克服了原始数据乱、协调部门多（商委、民政、医保、生产企业、物流企业、零售药店、街道、居委）、动态变化大（不时有药店拒绝销售，变更药店、居委对应关系）等困难，并对口罩调度配售不断磨合，逐步完善后，一套完善的口罩调度配售信息管理系统终于上线了。而此时，从大家主动请缨参战开始，尚不到16个小时。

2. 权衡需求，提出口罩分配流程方案

当时，上海市口罩日供应量为 180 万只，而团队预测的即时口罩需求有将近 1 000 万，差距十分悬殊。为了保证口罩以最快的速度发放到最有需要的人群手里，需要一个即时、精准、全面的信息管理系统。团队构建了从预约信息—居委—街道—区—生产企业—配送企业—零售药店的信息流系统，并用此系统实现了口罩从生产企业—物流企业—零售药店—居民的物流配送。整个系统运作的关键在于，要将上海市 58 家物流企业、1 182 家指定药店、232 个街道、6 031 个居（村）委会进行完美的匹配，要能够每天动态实现汇总配额、进货、销售、结余、库存、满足预约率等信息的管理。

在抢时间就是抢生命的疫情防控形势下，传统的层级信息上报管理方式显然无法满足严格的数据匹配和时效性需求，只有尽快建立口罩预约配售管理系统，通过信息系统的形式取代人工填报，辅助药店连锁公司和物

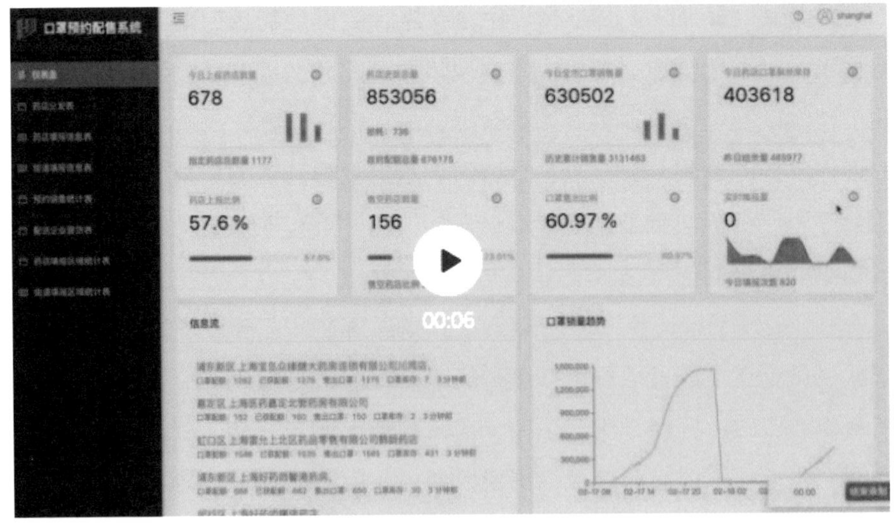

口罩预约配售信息管理操作系统界面

流企业的工作开展，辅助市级、区级政府部门，实时跟踪和调整调整口罩的生产、采购量，并且根据本地区需求情况、供应情况、销售情况调整口罩投放数量和药店，才能实现区域内的口罩供需协调。

2 月 3 日，团队完成了第一个供药店反映配额、销售和结余情况的简易填报系统。随后，团队上线了实时可视化模块。2 月 7 日，上海市口罩预约配售填报管理系统正式投入使用。精准覆盖了全上海的 16 个区、232 个街道、6 031 个居（村）委会，58 家物流企业，1 182 家指定药店。

“这个系统我们一共分成 3 个模块。”团队成员介绍道，“第一个是信息填报模块，供药店管理者、居委会、企业填报到货信息、需求信息和销售信息，也就是一个信息收集的入口。第二个是信息管理模块，供市、区两级商委、民政机构实时查看了解口罩供需数据。第三个是实时的数据可视化模块，相当于一个数据大屏，用折线图、条形图或者地图直观地展示实时口罩预约量、到货量和销售量变化的趋势，让市区两级的管理部门可以更直观的把握情况。”

3. 日夜奋战，为抗击疫情发放物资尽一份力

受到疫情的影响，整个团队的工作在线上展开，所有人都在家中 24 小时待命，熬夜通宵便成了家常便饭，经常是到了凌晨 4：00 多，团队群聊中还在沟通工作信息。一名团队成员说起一次接到紧急要求的经历：“随时待命，随时可能有新的问题，一天大概睡 3 个小时。”“有一次我跟我爸妈开车出门，刚出小区，突然接到一个电话，然后我们就直接掉头回来了，因为必须要电脑才能完成。”

当被问及如何看待网络上一些关于医疗资源分配的负面报道时，团队成员说到：“疫情当前，口罩这种物资势必是紧缺的，紧缺就意味着一部分人的需求还未得到满足，就可能会产生一定的矛盾。因此上海市政府在提高产能的同时，通过大数据的收集和分析，尽可能高效、公平地去分配这些口罩，才能惠及更多的居民。”

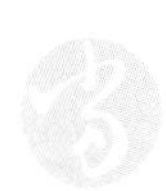

“这个系统是有它的重要性的，”团队成员说。在督促药店上报数据的过程中，团队成员也听闻由于信息填报错误，导致口罩到货不到位、老百姓没买到口罩，最终引发冲突的例子。“我们系统的存在就是为了尽量避免这样的情况发生。”

在谈及为什么要做这件事情的时候，大家态度都很积极，团队成员说到：“我们不是医生，不能出现在抗击疫情的一线，能通过这样的方式辅助上海市政府各部分做好口罩发放的工作，减轻他们的工作负担，对抗击疫情发放物资做出自己的一份贡献，感到很荣幸。”

健康大数据学生团队成员：张天天（公共卫生学院）、盛韬（计算机科学技术学院）、刘佳兴（软件学院）、戴瑞明（公共卫生学院）、盛钡娜（计算机科学技术学院）、汪扬（计算机科学技术学院）、黄元敏（软件学院）、鲍振宇（计算机科学技术学院）、吴新铭（软件学院）、马振凯（公共卫生学院）、王倩（公共卫生学院）、吴萍（公共卫生学院）、赵康（公共卫生学院）、张政（公共卫生学院）。

（来源：2020 年 2 月 21 日“复旦研究生”微信公众号）

四、云评审：复旦大学学术之星（医科组）

2020 年 4 月 15 日 14：00，第十一届学术之星（医科组）终审答辩会首次采用“云答辩”的模式，通过网络平台顺利召开。此次答辩由复旦大学上海医学院党委学生工作部（处）和上海医学院研究生院指导复旦大学研究生会枫林工作委员会举办。

本届“学术之星”（医科组）的评选分为学生自主申请，院系推荐，专家评审三个环节进行。评选切实响应“停课不停学”的号召与“破四唯”专项行动的精神要求。来自上海医学院各院所平台及附属医院的 12 位专家受邀担任答辩会评委，他们分别从学术成果综评、学术成果创新性、代表作学术水平等多方面对 20 位候选人进行“云评审”。

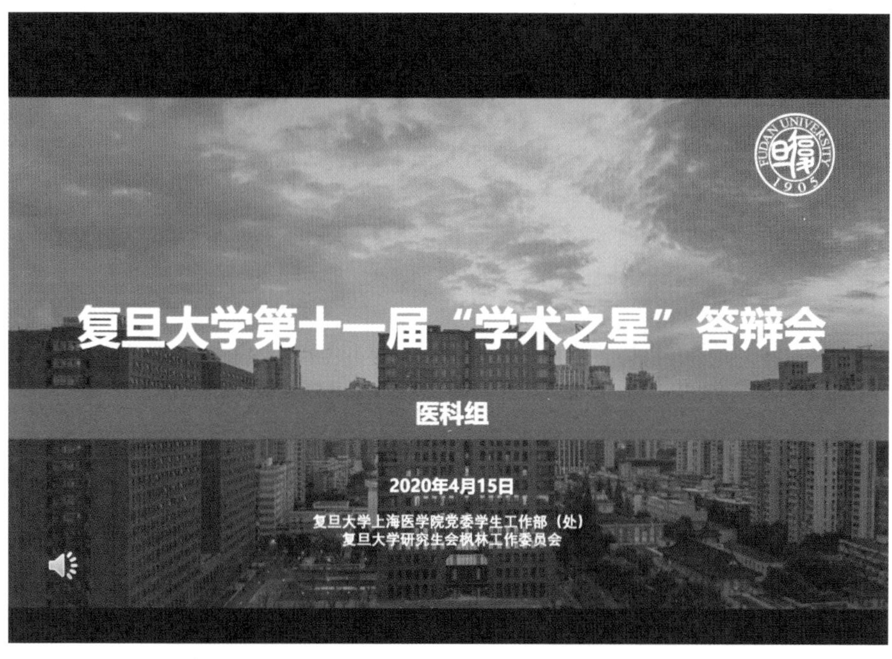

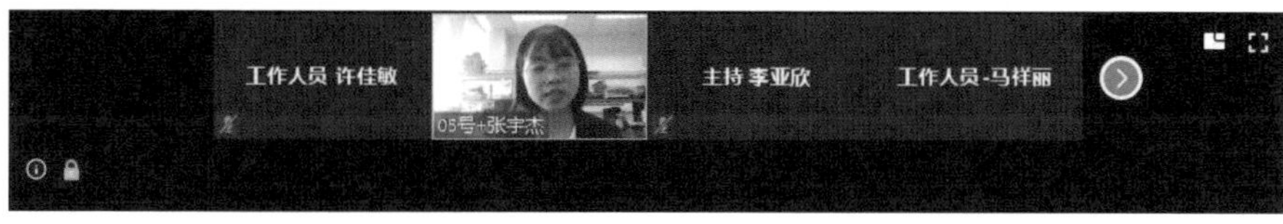

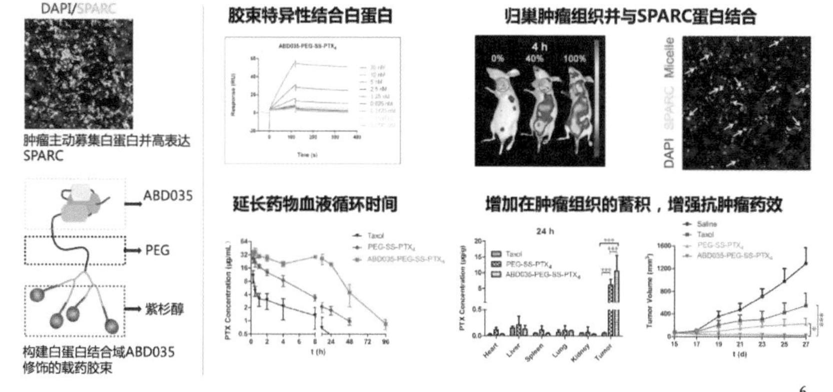

第十二章 停课不停科学研究

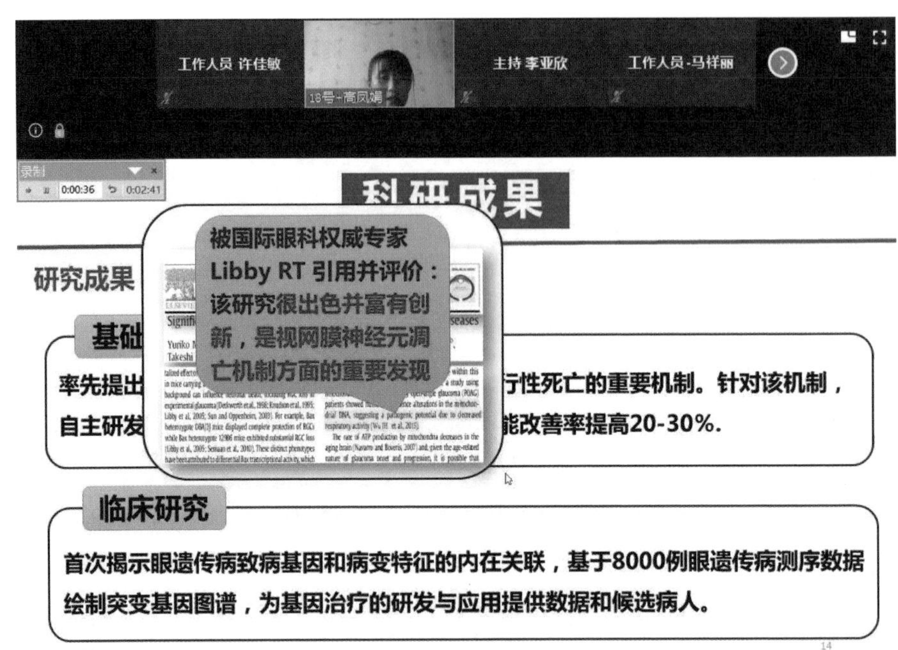

线上答辩会图片

本届“学术之星”（医科组)的评选是教育部、国家卫生健康委员会、上海市人民政府三方共建托管复旦大学上海医学院及其直属附属医院，医学学工部成立后的首次评选。医学学工部联合医学研究生院，立足医科特点，将评选定位为一场对研究生科研成果、学术道德、科研潜力、成果价值全方位评估的评选。评选旨在综合评定学生学术成果以及科研潜力的基础上，表彰复旦上医学子在科研探索中孜孜不倦的精神和风貌，在仁心仁术道路上的责任与担当，为青年医科学子树立学习和奋斗的榜样，激励大家要把论文写在祖国的大地上，把科技成果应用到实现现代化的伟大事业中。

在本次终审答辩会中，有的同学讲述了在导师带领和团队合作下取得突破性成果的过程；有的介绍了论文被选定为国际知名杂志十佳杰出论文的消息；有的同学展示了科研成果被成功转化的案例。同学们将研究成果立足国家需求，服务社会民生，把论文写在祖国大地上。除了科研成果，还有同学分享了在战疫期间“停课不停科研”，运用专业知识进行疫情数据分析和科普的经历；展示了在科研之外，奔走在社会实践、公益、科普事业一线的场景；表达了身在海外、心系祖国，以邮寄防护物资来为祖国战疫贡献一己之力的心声。

经过 4 个多小时紧张而精彩的答辩，最终评选出 10 名研究生，获评复旦大学第十一届“学术之星”称号。

表 12－1　名单公示（以院系代码顺序排序）

姓　名	学　院	年　级
霍香如	基础医学院	2018 级博士生
刘聪	公共卫生学院	2015 级直博生
张宇杰	药学院	2017 级博士生
李若辰	附属中山医院	2012 级八年制
周晨浩	附属中山医院	2017 级博士生
国敏	附属华山医院	2017 级博士生
高凤娟	附属眼耳鼻喉科医院	2017 级博士生
李玉琛	生物医学研究院	2018 级博士生
李朝阳	脑科学研究院	2017 级博士生
唐湉翔	脑科学研究院	2017 级博士生

“学术之星”评选活动至今已经开展了十一届了，作为研究生学风教育的一项重要活动，历届“学术之星”评比都受到了全校的关注和各院系师生的支持。评选活动旨在挖掘“学术之星”的学术精神，展示学术先进典型，在全校范围内弘扬以学术为风、奋斗拼搏、追求理想、勇攀学术高峰的学术精神。

学术之星们，展现了自己“负责任、勇担当”的青年力量。尽己所

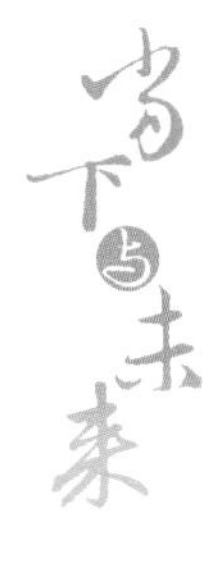

能，在医学领域开拓创新；攻坚克难，为守护人民健康贡献智慧。创造了代表复旦大学医科类研究生卓越科研水平的学术成绩，展现了奋斗不息、追求理想、勇攀学术高峰的学术风貌，践行了复旦大学上海医学院“正谊明道”的人文精神。

（来源：2020 年 4 月 17 日“复旦医学生”微信公众号）

第十三章

停课不停临床规培

一、 做好“人民健康的守护者”

在藏历新年来临之际，中共中央总书记、国家主席、中央军委主席习近平 2 月 21 日给正在北京大学首钢医院实习的西藏大学医学院学生回信，肯定他们献身西藏医疗卫生事业的志向，勉励他们练就过硬本领、服务基层人民，并向他们以及藏区各族群众致以节日的问候和美好的祝愿。

CCTV 13
新闻
CCTV.com
新闻联播
XINWEN LIANBO
习近平回信勉励在首钢医院实习的
西藏大学医学院学生 到人民最需要的地方去
以仁心仁术造福人民特别是基层群众

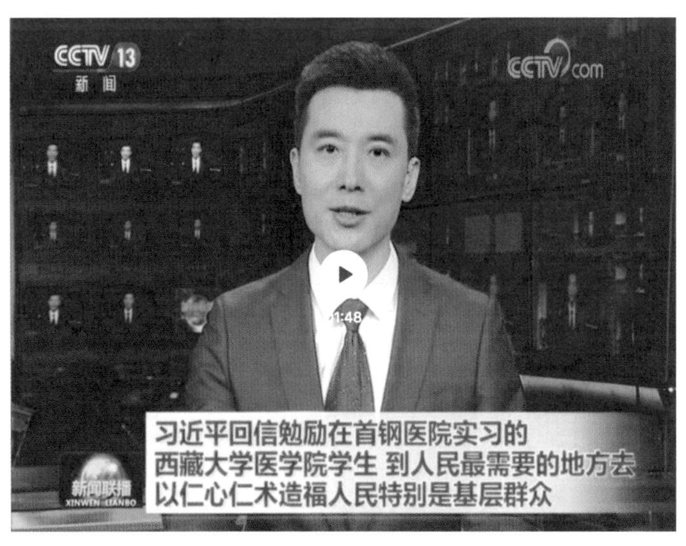

新闻联播播出《习近平给在首钢医院实习的西藏大学医学院学生的回信》

习近平总书记的这封回信，在复旦大学上海医学院的学子中获得了很大的反响，从这封信中，同学们收获了感动、鼓舞和勇气。更加坚定了为祖国医药卫生事业的发展和人类身心健康奋斗终生的决心。

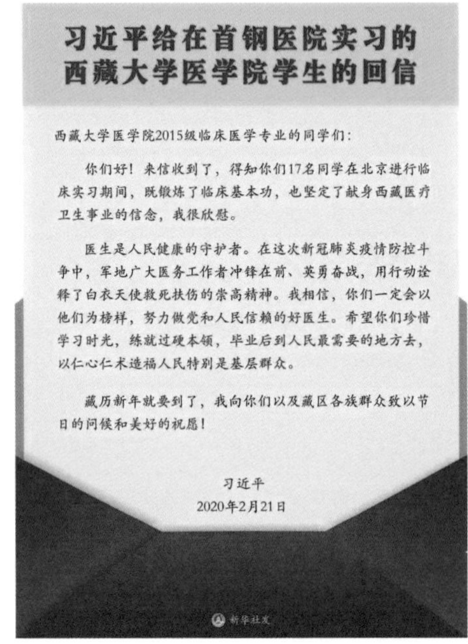

习近平给在首钢医院实习的西藏大学医学院学生的回信

西藏大学医学院2015级临床医学专业的同学们：

你们好！来信收到了，得知你们17名同学在北京进行临床实习期间，既锻炼了临床基本功，也坚定了献身西藏医疗卫生事业的信念，我很欣慰。

医生是人民健康的守护者。在这次新冠肺炎疫情防控斗争中，军地广大医务工作者冲锋在前、英勇奋战，用行动诠释了白衣天使救死扶伤的崇高精神。我相信，你们一定会以他们为榜样，努力做党和人民信赖的好医生。希望你们珍惜学习时光，练就过硬本领，毕业后到人民最需要的地方去，以仁心仁术造福人民特别是基层群众。

藏历新年就要到了，我向你们以及藏区各族群众致以节日的问候和美好的祝愿！

习近平

2020年2月21日

习近平给在首钢医院实习的西藏大学医学院学生的回信

• 附属肿瘤医院住院医师规范化培训带教老师、第五批组团式援藏医疗队成员　乐坚

2019 年 7 月，我响应党和国家号召，作为“第五批组团式援藏医疗队”的一员，来到西藏日喀则参加为期 1 年的支援建设。近日，在日喀则市人民医院中，我认真阅读了习总书记给西藏大学医学院同学们的回信，深切感受到总书记对全国各族青年和战斗在防疫一线的医务人员的高度重视和亲切关怀。

作为肿瘤医院首批“四证合一”临床专硕研究生，我最大的感受是这个阶段学习是辛苦的，也是充实的，既要保质保量地完成研究生期间的理

论学习和科研任务，还要不折不扣地完成各个科室的临床轮转和临床基本功培养、还要顺利通过执业医师资格考试和住院医师规范化培训相关考核。这就要求我们首先要有“敬佑生命、救死扶伤、甘于奉献、大爱无疆”的理想情怀，还要有“脚踏实地、辛勤耕耘、一丝不苟、精益求精”的工作心态，这样才能以饱满的热情去面对紧张的日常学习和工作。

10 年来，我从住培学员（临床专硕）到住培基地带教老师，再到所在援藏医院的带教老师，一步步走来，我深刻地体会到临床医学不仅需要深厚系统的基础理论知识，还需要日常临床工作中反复认真的实践和总结，容不得半点的松懈和马虎；同时，在今后的临床教学实践中，我也要坚持立德树人，德育为先，能力为重，为日喀则市人民医院和肿瘤医院培养出更多仁心仁术的医学人才。在这里，也希望学弟学妹们，如总书记嘱托的那样“珍惜学习时光，练就过硬本领”。在 3 年的培养培训中，不忘初心、牢记使命，刻苦学习、反复钻研，今后努力为祖国和人民做出更大的贡献。

二、“四证合一”规培研究生体会

目前，接受住院医师规范化培训的“四证合一”学生，在医院统一安排下开展工作，他们纷纷表达了自己的体会和决心。

- 附属华山医院 2017 级内科学专业规培生　张梦雪

读到习总书记给西藏医学生回信，我深受鼓舞。习总书记肯定了广大医务工作者救死扶伤的崇高精神，也鼓励我们要练就过硬本领，造福基层群众。

1 月疫情暴发的时候，我在急诊科轮转，科室立即进行了新冠防护培训，及时建立急诊的抗疫诊疗流程。感染科的老师们改造出新冠隔离病房，在主任“张爸”的带领下，参与一线抗疫工作并进行科普宣教，目前，华山医院已派出 273 位医护人员驰援武汉。在这场疫情中，我感受到了医护人员的使命和担当、践行希波克拉底誓言的决心，也感受了全国人民的团结一心，坚定勇敢，这一场战役的胜利指日可待！我作为一名住院医师，同时也是一名党员，必定不忘初心，牢记使命，坚守岗位，锤炼技能，为祖国医学事业和人民身体健康而奋斗！

• 附属华山医院 2017 级外科学专业规培生　郭庆龙

在回信中习总书记为我们指明了临床学习的目的，明确了人民医生的职责，肯定了医护人员在抗击新冠肺炎疫情中的奉献，提出了做一名党和人民信赖的好医生的要求，这些让我备受鼓舞、心潮澎湃。作为“四证合一”的学生，培养主要侧重于临床医疗技能的训练，面对广大的患者，我首先要树立坚定的理想信念，作为人民健康的守护者，面对疾病，我们要有敢打必胜的信心，要像这次驰援武汉的医护人员学习，疫情不退，我们不退。第二要有高尚的医德，在日常医疗工作中，患者及家属长期与病魔做斗争，在精神和物质上饱受摧残，我要设身处地地为他们着想，适当进行心理疏导，精准选择诊疗方案，让有限的医疗资源用在刀刃上，让患者早日康复，回归正常生活。第三要努力锤炼过硬本领，医者仁心仁术，医疗工作容不得半点虚假，我们和患者是在与病魔战斗的一线共同奋战，努力学习医学理论知识，修炼内功，努力练习医疗操作，苦练外功，努力学习先进的技术手段，争取在与病魔的战斗中占据主动有利的位置，做人民健康的守护者，做党和人民信赖的好医生。

• 附属儿科医院 2017 级儿科学专业规培生　曾巧钱

看到习近平总书记给西藏大学实习的 17 名学生的回信，我十分感动也特别受到鼓舞。我相信大家成为医务人员，有各种各样的原因，但我们的初心都是一样的，那就是救死扶伤。正如我们时刻牢记以及入学第一天便立下的宣誓——健康所系，性命相托。所以当疫情暴发的时候，当看到无数前辈老师们最美的逆行身影后，作为一名年轻的儿科青年医师，我主动请缨并有幸能支援我院的传染病房，为抗“疫”工作献出自己微薄的力量，在工作中和同行的兄弟姐妹们并肩作战，同时也感受到来自医院各部门、社会各界的友爱和帮助。作为一名年轻的医务人员，或许我的力量有限，但我会时刻谨记我们的初心和使命。我相信，在党和国家的领导下，在无数老师们的努力奋斗下，在社会各界的支持下，战疫这场仗我们一定会取得最后的胜利，惟愿山河无恙，春暖花开，武汉加油，湖北加油，中国加油！

- 附属肿瘤医院 2018 级外科专业规培生　徐佩行

一纸书信，万千情怀。读罢习总书记写给西藏大学医学院同学们的回信，我感慨万千，感触至深。数以万计的医学前辈在祖国和人民最需要的时候，彰显了医者所承担的“仁心仁术”。总书记的回信既是对前辈的肯定，也是对我辈的勉励。此刻处于疫情的关键时刻，作为这场战“疫”的青年党员，我会守好后方，和祖国共渡难关，努力践行总书记寄语。作为一名外科基地住院医师，我会扎根临床岗位，参与力所能及的抗疫工作，向大众科普防疫知识，服务身边患者。而作为一名复旦上医学子，我将把理论学习与临床实践结合，传承上医“正谊明道”的院训和“为人群服务”的精神，将爱国奋斗与青年担当注入中国梦中。不负青春，不负时代！

- 附属肿瘤医院 2018 级外科专业规培生　罗楚乔

在全国广大医务人员的奋斗之下，抗疫工作已初见曙光。在此之际，我认真学习了习总书记给在首钢医院实习的西藏大学医学生的回信，感受到习总书记对医学生们的殷切关怀与期望。面对新冠肺炎疫情，湖北当地医护人员第一时间冲在前线，各地医疗支援队伍前仆后继，把人民群众健康放在个人安危之前。我作为一名进入临床不久的规培医生，目前所能做的就是遵守学校和医院的安排，坚守自己的岗位，做好个人防护，完成临床工作，并对身边的亲朋好友进行关于疫情防控方面的线上科普。疫情期间，不乏有朋友因自己或家人身体不适向我咨询，我以自己所掌握的医学防控知识进行解答，也算为抗疫尽一些绵薄之力。正如习总书记所说，我们应当珍惜学习时光，练就过硬本领，不忘初心，牢记使命，到祖国需要的地方去，肩负起时代使命和医者担当，在服务国家和人民需求中实现自

己的价值。

• 附属肿瘤医院 2018 级临床病理科专业规培生　赵露

在认真学习总书记的回信后，我备受鼓舞。在这场没有硝烟的新冠肺炎疫情阻击战中，无数医务工作者舍小家，顾大家，冒着生命危险，勇敢奔赴前线，遏制疫情，为全国乃至全世界人民筑起了一道“防护线”。作为一名共产党员和住院医师，虽然不能像一线人员在前方攻坚克难，我也积极响应号召，参加医院出入人员登记和体温测量等志愿服务工作，宣传疫情相关知识；同时在日常工作、生活中，做好个人防护措施，避免外出，不聚会、不聚餐，为疫情防控工作贡献自己的一份力量。未来，我定只争朝夕，不负韶华，以抗“疫”一线白衣战士为榜样，努力学好专业知识，练就过硬本领，到人民最需要我的地方发光发热，做党和人民信赖的好医生！最后，相信在党中央的坚强领导下，在全国人民的共同努力下，抗“疫”之战定会胜利！中国加油！

• 附属中山医院 2018 级神经病学专业规培生　徐珂

在读了总书记给西藏大学医学生们的回信后，我感受到了总书记对我辈殷殷的期待。正如总书记所说，作为医学生，更作为冉冉升起的社会中坚力量，不仅要练就过硬的专业本领，学习前辈们的钻研精神，更应该背负以天下为己任的使命感，为人民的健康保驾护航。病毒阻隔不了爱，阻隔不了广大医护人员们逆行的步伐，我们坚信春天即将到来。少年强则国强，我们定不负期待，不负青春与热血。

• 附属儿科医院 2018 级儿科学专业规培生　杜秀丽

作为一名刚步入临床的住院医师来说，能有机会在此期间在抗疫一线工作，我深感荣幸。在新冠肺炎疫情暴发以来，各地临床医生全员待命，积极应对。习总书记日前对在北京进行实习的西藏医学生进行了回信，同时对在新冠肺炎疫情防控斗争中英勇奋战的医务人员及全体白衣天使们进行了高度赞扬。在得知习总书记对我们全体医务人员的工作进行肯定和鼓励之后，我们内心充满了温暖，也更加坚定了我们奋战一线的决心。在上级医生的指导和带领下，我们学习到更多关于传染病防控的知识。我坚信，在以后的临床工作中，我会更加自信，更加从容，更加以我的职业为荣，为孩子们带去健康和希望！

• 附属眼耳鼻喉科医院 2018 级耳鼻喉科专业规培生　邓文瑶

抗击新冠肺炎疫情的战役打响了几十天，至今仍不可松懈。除夕夜，前辈白衣逆行的场景依然历历在目。他们是无数个家庭中的子女、父母、爱人。在党和国家的号召前，在无数亟待救助的同胞前，他们毅然启程。面对这场战役的不确定性和严峻性，医生前辈们的“我报名”是一份承诺，也是义无反顾的责任担当。像习近平总书记给予医学生回信中所提，医生是人民健康的守护者，他们用行动诠释了白衣天使救死扶伤的崇高精神。他们是我们永远需要学习的榜样，激励着我们这些晚辈努力提升自己，扎实本领，为以后可能出现的挑战打下坚实的基础，更好地服务于人民大众。

• 附属肿瘤医院 2019 级超声医学科专业规培生　刘晁旭

在学习习总书记给西藏大学医学院学生的回信，特别是看到同为超声专业的乐坚师兄的经历和心得分享后，使我感触颇深；而身边不断有前辈奔赴疫情的最前线，这也让我倍受鼓舞。我深刻地感受到，国家培养我们医学生，为我们提供良好的学习环境，是为了让我们能够扎根在人民最需要的地方，冲锋在救死扶伤的最前线。我想自己也会踏上同前辈们一样的道路，在国家和人民需要我的时候逆行而上，冲锋在前，不忘初心，牢记使命。我必将谨记习总书记的殷切希望，不断提升自己的知识和本领。目前，我将以现有能力做好每天的工作，为抗疫工作尽绵薄之力，相信未来的中国卫生健康事业的蓬勃发展和基层群众的幸福安康必将有我奉献的一份力量！

• 附属肿瘤医院 2019 级放射肿瘤科专业规培生　倪梦珊

读完习总书记的暖心回信，我深受鼓舞。总书记在回信中肯定了广大医务工作者无私奉献、救死扶伤的精神，并勉励医学生们珍惜学习时光，练就过硬本领，以仁心仁术造福人民特别是基层群众。在这场新冠肺炎疫情阻击战中，涌现出一批批“最美逆行者”，他们奔赴抗疫第一线，为人民健康保驾护航，他们是我们青年医务工作者和医学生的学习榜样。作为一名放射肿瘤科基地的住培学员，在这场疫情面前，我体会到了前所未有的危机感和责任感，而我能做到的便是在做好自身防护的同时，配合医院做好疫情防控工作，并在住培学员党支部和研究生导师的带领下，与各支部成员、师兄师姐们一起积极参与我院疫情防控青年志愿服务，尽力做到“守土有责、守土尽责、守土担责”。在未来的日子里，我将继续夯实专业知识，提高自身水平。作为青年党员和青年医务工作者，不忘初心，牢记使命，不负习总书记对广大医学生的嘱托，做好“人民健康的守护者”。

• 附属肿瘤医院 2019 级核医学科专业规培生　刘明玉

作为一名学生党员，同时作为一名核医学科基地的规培医生，看到习近平总书记给 17 名医学生的回信，我深感总书记对我国医学教育、卫生健康事业的高度重视。疫情就是命令，防控就是责任。疫情暴发后，看到老师们不顾个人安危奔赴武汉，看到他们防护服下湿透的疲惫身躯，以及脸上那一道道口罩和护目镜留下的印痕，他们是最好的榜样，最美的逆行者，他们用亲身实践完美地诠释了当初学医的誓言：除人类之病痛，助健康之完美。我会牢记总书记的话，也会牢记学医的初心，在临床实践中不断学习，练就过硬本领。当国家需要我时，能够大步向前，守护我们的祖国。

• 附属中山医院 2019 级神经病学专业规培生　梁佳

读完习总书记给在首钢医院实习的西藏大学医学院学生的回信后，我深受触动。在疫情持续的这段时间里，我们中山医院派出了四批医疗队驰援武汉，同时，很多老师们正奋战在一线，他们在用行动诠释白衣天使救死扶伤的崇高精神。面对如此严峻的疫情，心中难免会有些害怕，但是每每想到前辈们的勇敢和奉献，我就告诉自己，现在正是用自己所学回报社会的时候，要像老师们一样不忘初心，牢记使命，做一名“严谨、求实、团结、奉献、关爱、创新”的中山人，做党和人民信赖的好医生。我们相信国家，相信一线的老师，相信我们终将胜利！加油武汉！加油中国！

• 附属华山医院 2019 级外科学专业规培生　王友博

学习习总书记的回信，我深切感受到总书记对奋战在抗疫一线医护人员的关怀，也感受到总书记对广大医学生的期许与勉励。我正在接受住院医师规范化培训，一方面锻炼临床技能，另一方面锤炼学术科研能力，进行着成长为一名人民好医生的全方位的训练。疫情防控是一场没有硝烟的战争，我必将牢记习主席嘱托，在学校、医院和老师的带领下，苦练本领，坚守岗位，在自己的岗位上做好医疗工作，为大众做好及时的防疫科普，注重沟通、缓解焦虑情绪，为防疫阻击战贡献自己的力量。总书记的话语，更加坚定了我的信念，以白衣逆行的前辈为榜样，努力传承和践行上医精神，成为党和人民信赖的健康守护者！

• 附属妇产科医院 2019 级妇产科学专业规培生　崔璨

中学时决心学医，作为中央民族大学附属中学的学生第一次收到习近平总书记的回信，全体毕业班学子信心百倍，势如破竹。如今再读习近平总书记给医学生的回信，行医之路漫漫却有明灯在指引我前行。此时此刻，我的前辈们在抗“疫”一线救死扶伤，我在复旦附属医院里坚守自己的岗位，在医学院学习他们传授的知识，所有上医人同我一样，为整个世界寻找光亮，他们的身影将是我们毕生悬壶济世的力量，拜读习近平总书记的回信，更是让我们备受鼓舞，必当向无数前辈学习，自强不息；做服务人民的好医生。

（来源：2020 年 3 月 9 日“复旦医学生”微信公众号）

第十四章

停课不停读书活动

一、 医者情怀 生命感悟

2020 年初，一场突如其来的疫情在湖北武汉暴发，进而以惊人的速度在全国蔓延。为了做好“停课不停教、不停学”的线上教育工作，2 月，复旦大学克卿书院面向书院师生，组织开展了线上“微读书”专题学习分享活动。活动希望在疫情期间，能够引导学生正确阅读，积极思考，并能相互分享，做到居家防疫与在家学习两不误。

书籍，是人类进步的阶梯。平日里，互联网上应接不暇的信息，不断地轰炸我们的眼睛、耳朵与心灵，以至于我们常常抱怨生活节奏太快，

活动预告 | 寒假正确打开方式：师生微读书、齐心抗疫情

读一本好书，与导师一起，与伙伴一起，此情此景，与这段时光，正相宜！

线上“微读书”专题学习分享活动宣传推送

已经很久不能平心静气地坐下来，细细品读一本好书。

借由寒假学生在家防疫的“空闲”契机，克卿书院围绕着“生命、医者、疫病”等主题，精选了一系列好书，邀请导师与学生一同阅读，共同感受这些被记录在字里行间的科学之美、人文之美、艺术之美。

在推荐阅读的书目中，有记录着历史中真实疫病事件的非虚构类书籍，如《大流感：最致命瘟疫的史诗》重绘了1918年西班牙大流感肆虐的过程；亦如《血疫：埃博拉的故事》再现了1989年美国弗吉尼亚州发现从菲律宾进口的食蟹猴感染埃博拉病毒的事件。有突显病毒蔓延下人性斗争光辉的经典著作，如《鼠疫》描写了北非一个叫奥兰的城市在突发鼠疫后人们奋力抗击瘟疫的故事。有《生命的法则》洞悉万物兴衰的奥秘，揭示自然世界所遵循之法则。有《颜福庆传》讲述医者先贤悬壶济世，将毕生精力用在为人群服务的传奇一生。更有《医学与人文交响曲》从人文视角透视医学发展，并将其落脚于以“人”为中心的价值理念，等等。

线上“微读书”专题学习分享活动发起后，克卿书院共有49名导师报名参与，参与学生达601人次，活动共完成读书报告488篇，总计80余万字。基础医学博士生王晨在医学学工部包涵老师的指导下，汇总整理学生们的所见所闻、阅读后的所思所感，形成一份具有时代意义的教学成果。

1. 疫病肆虐下的医者情怀

新冠肺炎疫情当前，许多学生选择阅读《大流感：最致命瘟疫的史诗》，选择去看看百年之前，疫病之下的人们过着怎样的生活。

“‘工人们都戴上了口罩，没有车辆的马路和无人行走的街道……大多数的城市内，所有的公共集会被禁止……’看到这些描述，你仿佛置身于中国2020年的春季。你忧疑地瞟了一眼窗外，可怖的新冠病毒仿佛在灰蒙浑浊的雾气中狞笑着浮动。你颤颤巍巍地滑动手机屏，触目惊心的新增确诊人数搏动着你的心房。你沉默着放下手机，长叹一口气，思忖着这场似乎永无宁日的疫情何时能够完结。其实，上述这些文字，描绘的是百年前的一场甚至更为惨烈，更为恐怖的梦魇：在全世界造成约10亿人感染，近4 000万人死亡的魔鬼：1918西班牙大流感。”基础医学院2019级覃文斌同学（钱凌导师组）这样写道。

百年前的大流感，百年后的新冠疫情，我们惊奇地发现，历史的车辆滚滚向前，却不断在人间重演着过去的画面。在疫病蔓延的灰色天空之下，人人自危，恐惧似乎也在人心中不断地蔓延。

而就在此时，为保人民安全，一支支医疗队整理行装，开始陆续奔赴武汉，前往重灾区与病魔做近距离的搏斗，他们成为了人们口中的“最美逆行者”，成为了守护人民生命安全的时代英雄。

面对医者的这份高尚情怀，公共卫生学院2019级汪婧同学（谭晖导师组）感慨道：“从张文宏教授的硬核讲话，到葛均波院士三请赴汉，从钟南山院士耄耋之年再度出征，到无数科研人员日夜攻关，更有许许多多医护人员默默工作，用行动践行着医者的誓言，体悟着医学信仰的重量。‘正其谊不谋其利，明其道不计其功’，当黑夜真正降临的时候，才发现，无数萤火虫般的发光者，是夜愈黑，光愈亮——这也是《大流感：最致命瘟疫的史诗》所传递给我们的信念之一。”

2. 疫情平息后的生命感悟

在寒假期间，每日目睹着增长的确诊病例数与死亡病例数，许多学生也开始对生命有了更多思考与感悟。在读完《生命的法则》后，不少同学记录下了自己真实的感受。

药学院2019级董淑妍同学（辛宏导师组）这样写道：“‘哪里有生命，哪里就有法则。’在生命的法则面前，没有谁能够成为漏网之鱼。可是近百年来总是有部分蝇营狗苟之徒傲慢无知，妄图打破这些生命的法则，却不知道自己已然违背了人类与自然的和平共处条约。比如此次在人类社会中引爆的2019新冠病毒，它本不会在人潮中肆意妄为，可是却有些盲目自大的人类无视生命与自然的法则。又如18、19世纪的两次工业革命，多少人将废弃的工厂废料投入清澈的河水中，多少乌烟瘴气没有达到标准就肆意排放。几乎整个 20 世纪里，人类为了满足自己的私欲，在世界上许多地区毫无节制地狩猎、捕鱼、耕种，却从未考虑过改变其他物种的生存环境或是打乱它们的生存方式，会给整个地球生态系统带来怎样的副作用。大自然纵使具有自我调节的能力，可也不能承受无止境地索取和伤害。病毒与瘟疫、雾霾与污染，或许就是大自然对于人类背叛生命法则的裁决。”

的确，敬畏自然，人类才能享受生命的绚烂，也只有敬畏生命，我们才能珍惜眼前的生活，感慨活着真好。犹如护理学院 2018 级张礼倩同学（黄晓燕导师组）所写：“对生命永远需要存有一分敬畏，这不仅仅指的是对待其他物种，也包括人类自己。事实上，敬畏生命是对自然的尊重，更是对人类自己的尊重。然而，在新冠肺炎扩散之初，多人集聚、不注重自我保护的行为仍频频发生。或许对于某些人来说，患病人数从几百陡升至数以万计，这些轻飘飘的数字只能引起他们一时的恐慌和感叹。但当这些患病之人落在一个家庭、一位医护人员面前，每一个数字都有千钧重，因为数字的微小变化，都意味着一个个鲜活生命的消逝。疫情当前，我们最应珍重的，是生命在我们心中的价值与分量。每一个人对生命的敬畏，对行为的规范，就是对此次‘战争’最大的贡献。”

3. 人文故事里的医学灵魂

作为医学生，学生们也趁着这个假期，阅读了诸多有关医学人文与医者先贤的书籍，通过纵观医学之发展，感悟前辈之精神，学生们在思想上接过了“医者仁心，大爱无疆”的火把，照亮即将踏上的医道征程。

读完《颜福庆传》后，基础医学院 2019 级林涵同学（张艳导师组）这样写道：“颜福庆先生请好友黄炎培将‘为人群服务’这五个字写进校歌。‘人生意义何在乎？为人群服务。服务价值何在乎？为人群灭除痛苦。’先生的用意很明确，要让学生从进入校门开始，就心里有‘人群’。在反复歌咏中，将歌中倡导的服务意识植入脑髓，一辈子铭刻在心。这本书记录了以颜福庆为代表的中国医学先贤们的科学信仰和医学价

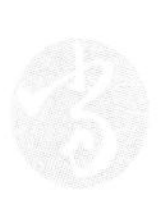

值观，是一部充满了理想主义色彩的奋斗史。我在书中读到了颜福庆先生他把毕生精力献给医学教育事业的崇高精神，他工作认真负责、坚韧不拔的创业精神，他严谨的治学态度和平易近人的作风。正谊明道，我将从前辈的经历中汲取力量，在人生路上走得更加稳健，学做一个真正的‘上医人’。”

而当放下手中的《医学与人文交响曲》，我们开始更加深入地思考医学的现状与未来，不免如药学院 2019 级梅恩华同学（梁建英导师组）那样感慨道：“医学起源于人，发展于人，更需受用于人。”

诚然，医学不应只是“冷冰冰”的技术手段，更需在医患之间，多添一份“人情味”，多有一份以人为本的发展理念。基础医学院 2019 级江含筱同学（章琛曦导师组）便如此反思道；“浩浩汤汤的时代大潮正在前进，科技‘硬件’发展空前迅速，制度‘软件’也跟着前行。然而，‘人’这一最关键、最核心的要素却落后了……患者要多一些人文关怀，少一些发火谩骂，多一些换位思考，少一些指责与怀疑，多一些信任与鼓励。医生和医院要多一些人文关怀，坚守医德，拒谋私利；理解包容，以人为本。要知道，冷漠对患者的伤害，有时并不亚于病情本身。体制要多一些人文关怀，‘蜀道虽艰犹可越，人间语境最难通’，医生、患者、政策制定者之间都需要多一些沟通，才能造就一个三者相互共鸣，各方面都尊重以人为主体，真正健康的社会医疗体系。”

通过“读与悟”的结合，克卿书院线上“微读书”专题学习分享活动带领学生们思考当前疫情下的社会现实，助其领会医者之崇高，医学之价值，生命之真谛。线上读书活动，也许就能在学生们心中埋下一颗希望的种子，未来，能够让“为人群服务”的医者精神生生不息，将“为强国奋斗”的医者情怀代代传承。

（来源：2020 年 5 月 15 日“复旦医学生”微信公众号）

二、一夜成长　担负责任

3 月 31 日晚，中国日报社与清华大学以“云直播”形式共同举办了一期线上“新时代大讲堂”。本期大讲堂以“抗击新冠肺炎疫情，全球命运与共”为主题，邀请了世界卫生组织总干事高级顾问布鲁斯·艾尔沃德，中国外交部原副部长、国务院侨办原副主任、北京大学燕京学堂特聘教授何亚非，世界知名中国问题专家、中国改革友谊奖章获得者罗伯特·库恩，英国经济学家、英国皇家国际战略研究所所长、英国财政部前商务大臣吉姆·奥尼尔，以及清华大学武汉籍学生张睿茹、坚守武汉的美籍教师梅根·梦露等嘉宾，结合自身经历，讲述中国和世界的抗疫故事，分享在人类命运休戚与共的背景下如何凝聚共识、增强合力、打好疫情防控全球阻击战的真知灼见。

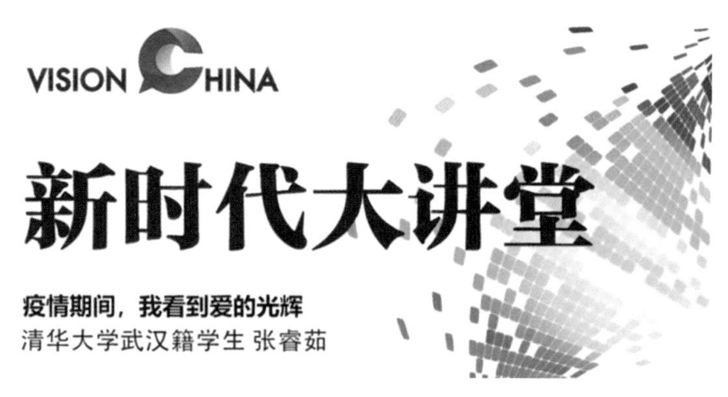

新时代大讲堂

“作为医学生，我感恩于张睿茹，她用亲身经历带来一堂如此刻骨铭心的医学人文课；作为医生，我为张睿茹骄傲，她用她不屈的坚强战胜了病魔。”临床医学博士生蔡剑飞在医学学工部包涵老师的指导下从医学人文的视角，讲述了自己对于张睿茹在这次“新时代大讲堂”的英文演讲的所思所想。

那是1月31日，武汉封闭的第七天，"'新冠肺炎'毫无预兆的袭击了张睿茹的家人。"张睿茹亲眼看着爸爸关上门。那个晚上很冷，寂静无声。在这个奇异的一月，孤独就像一口巨钟，坐在张睿茹开着的窗棂上，发出深沉的声音。整个春日的天空也变成了黑色，融化的星辰像油滴一样浓稠、沉重、响亮地滴落。"失去父母庇护的张睿茹十分惶恐，她呆呆的站在家里，新冠病毒太过于可怕，她不禁担心家里人还能否完成那张约好的全家福。""我第一次如此孤单。"

"00后的一夜成长。"

张睿茹是一名00后，从她高中的采访稿可以发现她有一个幸福的家庭，但"新冠肺炎"毫不留情地击碎了她的生活。当父母都至医院隔离时，她首先要面对的就是生存压力。所幸她有独立的能力，会做饭，会洗衣。但很快她就发现，比起生活的困难，失去父母才是最可怕的事情。

"他们离家那晚，我一直在哭。他们在医院安顿下来之前我也几乎没有睡。"

作为听众的我们听着她描述，心痛无比，这是一个被长期庇护在父母羽翼之下的小女孩本应拥有的状态，焦虑、恐惧、孤单充斥在字里行间。但很快，局势变得更加糟糕。

"他们离家第二天给我打电话问我怎么样。我们视频聊天了。我看到妈妈戴着氧气面罩躺在病床上，爸爸一说话就喘粗气。"

"我不禁担心父母能否挺过来，我们还能不能拍全家福。"

"这也是我第一次意识到自己有多爱他们。"

仿若一夜间，00后的张睿茹失去了她所有的依靠。在一个人的家里不得不独自去面对恐惧。不知过去多长时间，她逐渐意识到，失去父母庇护的她需要接过父母的接力棒，用坚强去支撑起这个只有自己的家。很快，后面的考验继续接踵而至，在父母入院两周后张睿茹终是也生病了，她连自己仅有的家也不能再呆了。对于隔离时的心境，张睿茹并没有过多地描述，仅仅用了一句：“接受隔离。”

我能感觉到她诉说时声音中暗暗用力，似乎回到当时那种坚强的心态。带着“约定好的全家福”开始了她独自一个人的征途；此时，张睿茹长大了，言语中不再诉说着起初的胆怯与焦虑，取而代之的是无尽的勇气。

其实，早在父母入院的那一霎那，张睿茹就意识到：“我一定得自立。”

在那一天，张睿茹一夜成长。

最初的隔离是混乱的，医护紧缺，每个人都透露出深深的疲惫。焦虑的情绪弥漫其中，我们无法想象仅是00后的张睿茹如何面对这些问题。“如果说‘三岁时我就会唱国歌’是张睿茹的精神支撑，而‘担负好责任’则是长大后的张睿茹要学会面对的最重要的战斗。”多年来，父母支撑起来的这个家终于落在张睿茹身上，她只能照顾好自己，尽量不要让父母在治疗期间担心。张睿茹在这个寂静的春天等待着、支撑着。

我要撑住！这是张睿茹演讲中传递出来的信息。镜头中，她用平静的语气缓慢地叙述着当时的情况，“疲惫”“焦虑”“死亡”“冷静”“家”“感谢”这些源自张睿茹演讲中的字眼描述着疫情中每个人的情绪变化；张睿茹并没有描述她在此过程中扮演着怎样的角色，但我相信在文字情感的层层递进中，张睿茹成功地担负起了她的责任。她随着太阳在一团灰尘中一点点变红，吹散了武汉上空的阴翳，成为“万众一心”中的一份子。

对于这些变化的缘由，张睿茹如此描述：“是对他人的爱，让最胆小的人也能成为最勇敢的战士，承担最重大的责任，甚至舍己救人。”

张睿茹是值得骄傲的，一方面，她顶住压力，用思想武装自己，撑住了家；另一方面，她骄傲的生活在祖国大地，有无数齐心协力的同胞令她值得骄傲。而“最重要的，是她作为中国的新一代，拥有如此坚定而珍贵的信念，在灰暗的疫情中不放弃、不气馁。”

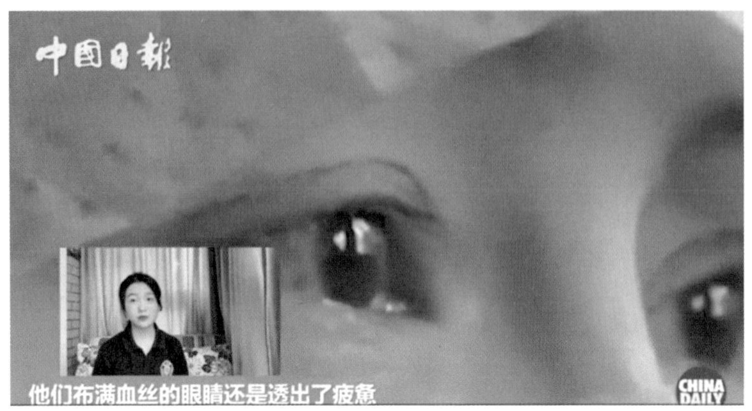

《疫情后，我读懂了万众一心》英文演讲

一夜长大，担负责任，张睿茹的故事感人至深。作为医学生，我感恩于张睿茹，她用亲身经历带来一堂如此刻骨铭心的医学人文课；作为医生，我为张睿茹骄傲，她用她不屈的坚强战胜了病魔；中华民族薪火一代代相传，从先贤历经苦难传递到我们手中，它微弱而又有力量，刚烈而又温暖，需要我们每一个人用心的去呵护、去传递；“我想祖国的薪火一定会放心地交给‘张睿茹们’，优秀青年人的信念在阳光下熠熠生辉。”

“我们现在的经历固然很可怕，面对这场疫情，我依然选择乐观。因为我看到全世界人民万众一心，一起帮助他人。正是有了这些人，我才认为我们终有一天会战胜新冠肺炎疫情。”

在认真倾听张睿茹同学的演讲后，眼角不禁有些湿润。回顾这几个月的点点滴滴，感受到了许多中国带给世界的温暖，医务人员带给患者的温暖，还有中国人民带给自己的温暖。

新冠肺炎疫情在我国终将结束，世界疫情也终将过去，一切都会重新好起来。

（来源：2020 年 5 月 13 日“复旦医学生”微信公众号）

第十五章

停课不停人文教育

一、钟鸣：心怀敬畏　逆风而行

作为上海驰援武汉的最早逆行者，复旦大学附属中山医院重症医学科副主任钟鸣，自小年夜离家援鄂已整整3周，一直令无数人牵挂。目前，钟鸣在武汉市金银潭医院ICU病房工作，负责床位16个。近期他接受记者采访，介绍他在驰援武汉的前线经历。

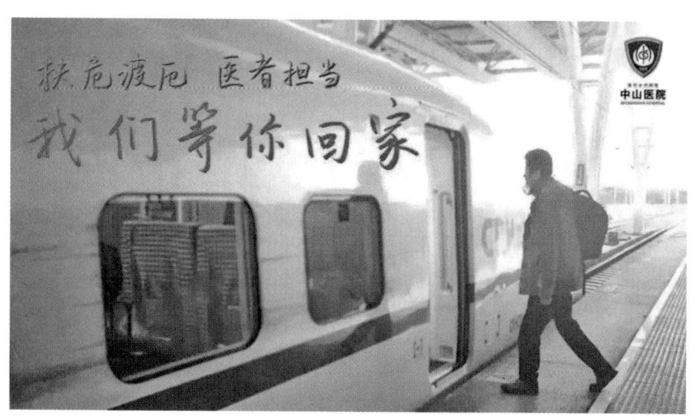

这个最美逆行背影曾让无数人泪目

1. “偶尔会觉得害怕，但还是要坚持下去”

“逆行”，是钟鸣职业生涯的一个关键词。2003年参与抗击非典战役，2008年前往汶川地震救灾现场……即便具备应对这些重大突发事件

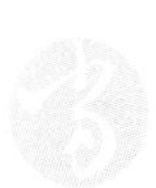

救援的成功经验，钟鸣还是感受到此次疫情带来的前所未有的挑战。

初来乍到，形势甚至比想象中更严峻。钟鸣带领团队，平均每天在金银潭医院工作10～11小时，对重症患者进行呼吸机有创的、无创的治疗，上人工肺等，同时每天根据患者情况调整方案。回到驻地独处时，他也会害怕，“我们面对的是未知的敌人，真的对它一点也不了解。”

有很多朋友会给钟鸣寄防护装备，他都一一谢绝了。“我不可能一个人穿着全副武装进去跟别人不一样，要大家都一样共同进退嘛，大家有什么我们就得穿什么。”在抗疫开始时，防护装备特别短缺，钟鸣和武汉的同仁们会“东拼西凑”，甚至有时只能穿不透气的工业防护服，但是此类防护服非常密闭又笨重，干活又热又累，但是总比没有要强。他们会优先保证护理人员的装备，作为医生他们通过减少进出人数来缓解防护服的消耗，“比如说我们3个管床的医生要分别干3件事情，那就让一个医生进去把3件事情都做掉，然后大家再轮流进去。”钟鸣介绍说。目前一线的医护人员仍然处于长时间高强度的状态中，心态身体都处于极限状态，“但我觉得我们还是会继续坚持下去。”

工作期间，满负荷的状态让钟鸣没有时间想太多，但他也表示，“晚上回酒店休息时候会胡思乱想，会仔细感受一下我的喉咙有没有在痛啊，是不是又开始畏寒了，要发热了，瞎想一下，但是后来闭上眼睛睡着了。第二天醒过来没什么异样哎，又一天挺过去了，挺好的。”

时至今日，钟鸣已在武汉金银潭医院工作近3周，与团队的磨合越来越默契，出院患者也渐渐多了起来。回忆3周过往，泪点片段无数。

危重病房内，有患者意识清醒，眼神透露出强烈的求生欲，尽管症状已很严重，看到钟鸣依旧努力竖起大拇指，“谢谢你！谢谢你到武汉！谢谢你帮助我们！”“那一刻，我觉得我的所有付出，冒的所有风险都值了！”

2. “有效的治疗方法是我们一线最关注的问题”

在钟鸣看来，找到有效的治疗方法来控制疫情是前线的医生们最关注的事情，也是所有人最关心的问题。但关于疫情的发展，一线的医生其实难以判断，“我们只接触到局部信息，面对的是一个个具体的患者。”趋势的判断需要更全面掌握流行病学数据的流行病学家继续观测。在治疗方法方面，临床医生只能针对病例做出一些支持性或经验性的治疗，但革命性的治疗还需要医学科研人员和科学家们的突破，“他们能够给我们提供更好的武器”。

几天前，新药瑞德西韦的临床试验在金银潭医院启动。钟鸣目前还没参与到研究中，但已做好准备。因其作用机制和过去应对 RNA 病毒的成功表现，目前包括钟鸣在内的一线临床医生对其抱有较大希望。因为此次属于双盲试验，并且需要 10 天用药周期，结果需要在第一批被试揭盲后才能看到真正的效果。

3. “疫情过后，我要自由呼吸武汉的新鲜空气”

钟鸣女儿是琴童。每晚视频看一段女儿弹琴，可以说，是他一天高强度工作的最大放松。“爸爸，你不是说你很厉害吗？那怎么还会有人死

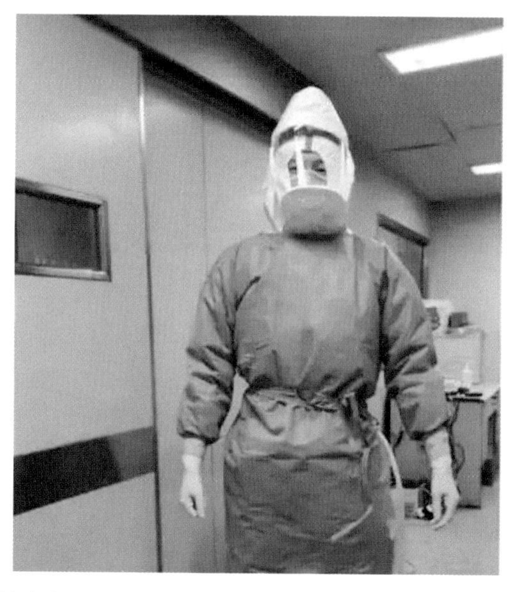

钟鸣在武汉金银潭医院参与抢救新冠肺炎危重患者

去？”面对女儿天真的发问，钟鸣笑中也有无奈。尽管团队已渐摸清疾病的规律，但患者症状如何走向重症，背后机制仍不为人知，“这需要科学家、临床医学（工作）者用实验来找寻真相，做一次深层次的研究，我相信谜底揭晓后，我们就会更清晰认识病毒。”

偶尔空下来时，钟鸣也会展望：当疫情都得到控制，发病人数降低，危重患者得到救治，大家便可以回到温馨的家了。能看到一名名患者康复，看到一个个家庭重新相聚，过上平凡而珍贵的生活，“这就是我逆行最大的动力与源泉。”

疫情过后，钟鸣最想做的第一件事是回归平常，平常地上一天班，平常地过一个周末，然后重新体会一下过去的每个平常的日子。“我之前并没有意识到平凡的生活是那么的重要，那么的可贵。下一次我还要回来，我要脱掉口罩，自由地呼吸着武汉的新鲜空气。”

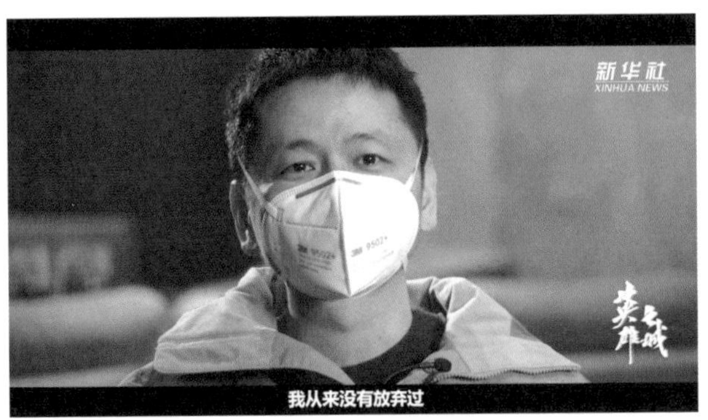

钟鸣接受电视采访

2008 年，因在“5·12”汶川特大地震抗震救灾工作中做出突出贡献，钟鸣获得“复旦大学抗震救灾优秀共产党员”“复旦大学抗震救灾先进个人”“复旦大学校长奖——抗震救灾特别奖”等荣誉称号。

（来源：2020 年 2 月 15 日“复旦上医”微信公众号）

二、施劲东的“雷神山日记”

施劲东，复旦大学附属上海市第五人民医院援鄂医疗队队长，呼吸与危重症医学科副主任医师，克卿书院新生导师。这是一篇有情怀、有力量、有温度的战“疫”日记。

• 2020年1月24日　@意大利那不勒斯

希波克拉底誓言不是说说的。面对突如其来的疫情，医护人员义无反顾逆行渡厄！开往武汉的列车有前辈和同学，留守上海的是同事和同仁！初心不移，使命召唤，我选择回国和祖国共渡难关！

• 2020年2月17日　@复旦大学附属上海市第五人民医院

明日带队奔赴武汉，兑现最初的誓言！兴奋之余带有稍许忐忑，对家人有所愧疚！但家国天下，人生在世需有所为，危难时刻方显英雄本色！穷家富路，五院和闵行区倾其所有，为五院50位出征者备足物资！有大后方的强力支援，我们无所畏惧！（2月16日23:30接国家卫生健康委员会通知，五院1小时内组建了闵行区史上最大规模的援助医疗队。）

• 2020年2月19日　@上海虹桥机场

西行除魔之出征记

汹汹新冠乱江汉，壮士五十学南山。

西行渡厄冬寒怯，白衣飒飒天下安。

2月19日上午，誓师大会后，医疗队到达虹桥机场，与仁济医院、市一、市五、市六、市七、杨浦区中心医院组成500余人的上海第八批援鄂医疗队乘坐特殊航班出征武汉。我们学习着前辈的样子，紧随钟南山院士的步伐，施展着自己的抱负！

• 2020年2月22日　@武汉雷神山医院

西行除魔之备战篇

援鄂不怕征途远，雷神山下结金兰。

四壁转瞬焕新颜，挥戈返日破新冠。

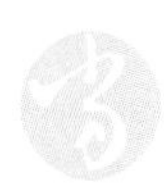

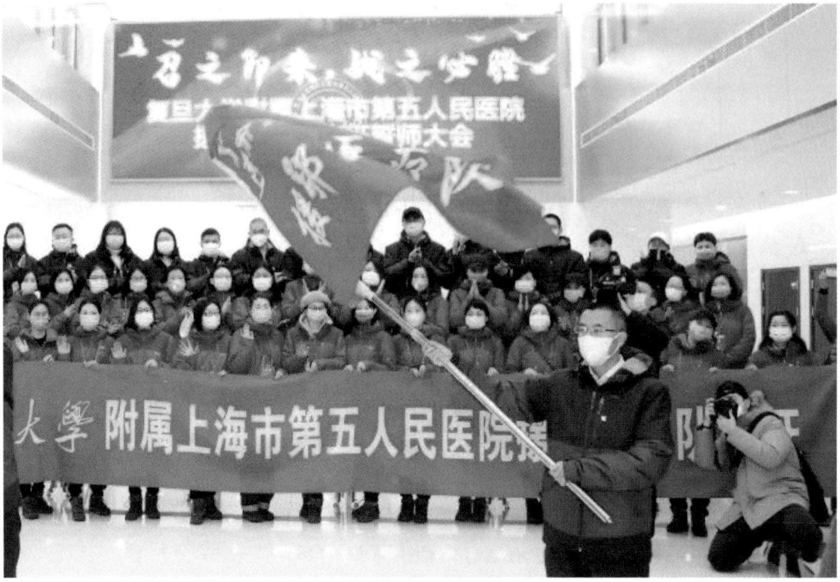

施劲东作为上海市第五人民医院援鄂医疗队队长带队出征

上海五院和上海六院共同接管 48 张床位的 C2 重症病区。然而初到雷神山医院，摆在面前的是一个空荡荡的病房，除了床没有别的东西。为了早点接受患者，五院、六院 101 位医护携起手来，披星戴月搬运物资、布置病房。48 小时内看着一个崭新规范的病房一点一点的从无到有，在自己手中诞生，大家事后聊起来都是满满的成就感，多么的骄傲和自豪！

- 2020 年 2 月 27 日　@武汉雷神山医院

雷神山除魔一周。每日入仓前，检查装备，有序进仓。专用入口迎接患者，查房读片，机械通气。隔离病房内的氛围，看似科幻或梦幻，实则困难和危险。进仓前不敢喝水，病房内闷热呼吸不畅，护目镜起雾阻挡视线，多层手套影响触感。最大的挑战是出仓，需小心翼翼脱装备，否则就有被感染的风险。认真仔细，聪明伶俐，还得会一点点瑜伽动作才能顺利完成！为了能尽快掌握技巧，通过考核入仓，不少队员在驻地反复练习。好在团队里有黄建芳和王鹏保驾护航，两位感控专家非常严格，有人甚至还被骂哭。我们有充分思想准备，具备专业技能和学识，通过严格的培训，在救治患者的同时，也能保护好自己。雷神山医院 C2 病区全体医生护士，短短一周内克服了常人难以想象的重重困难，已顺利接收 40 位患者，其中不乏重型和危重型患者。晚上接收患者时，随手拍的清冷街景似乎也在诉说着城市的伤痛。希望我们齐心协力，祛除病魔，尽快还武汉人民一个美好的家园！

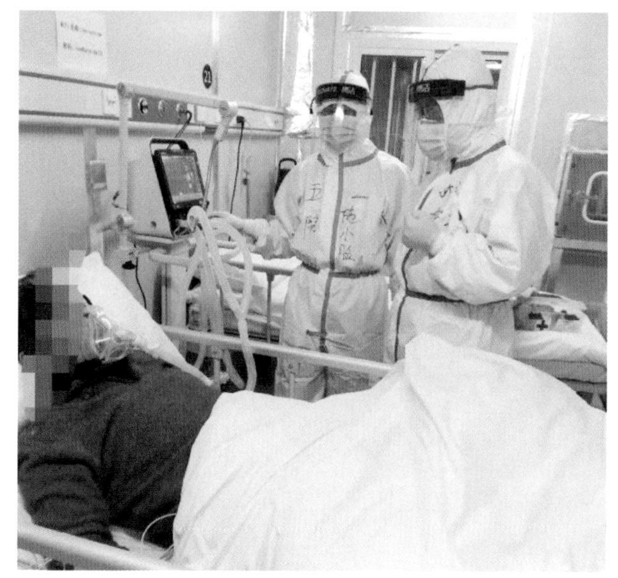

施劲东在雷神山医院诊治患者

• 2020 年 3 月 3 日　@驻地：武汉江夏区 IU 酒店

昨天在驻地给陈园、王卫芳、陆翠微 3 位队员过充满温馨的集体生日！今天去探望了已在武汉抗疫 1 个多月的 4 位同事和挚友程克斌！晚上在驻地有生以来第一次作为支部书记主持会议，发展陈小华主任和韩凯月医生成为预备党员！戴着口罩，听着充满感情的申请表述，自己也感同身受！来到武汉两周，已收到 9 份入党申请书。在雷神山，党员的先锋模范作用更加凸显！随着疫情的扑灭，雷神山会成为历史，但我们留下的印迹和彼此之间的情谊，相信会永生难忘！期待疫散花开的那一天，五院、六院的兄弟姐妹们回上海重逢！

党员的先锋模范作用不止会影响医生和护士，还会影响患者。在隔离病房中，除了医生、护士和患者，就没有别的人了。患者所有的治疗和生活起居，全部是护士承担。我们的护士非常辛苦，脸上带着护目镜、面屏、N95 口罩、外科口罩，身上穿着手术服、隔离衣、防护服，脚上两个鞋套，手上至少两层手套，一干就是 4 个小时。他们的辛苦，患者也都看在眼里，记在心里。我们病房有一位 93 岁的老先生，有一次查房他拿出共产党章程，说："上海的医生和护士对我实在太好了，我要感谢你们，感谢中国共产党，我也要加入中国共产党。"新冠病毒传播的是一种可怕的疾病，而我们党，在这次抗疫战争中，传播给我们的，是一种众志成城的伟大精神，一种战无不胜、带领全国各族人民实现伟大中国梦的精神！

• 2020 年 3 月 4 日　@武汉雷神山医院

雷神山的出院叫毕业！今天开始我们有患者毕业了！这对夫妻懂得感恩。10 天的相处，每次查房都会对我说谢谢。他们含着激动的眼泪告别，去和牵挂的女儿团聚。大家都很开心，内心充满无比的满足。全体队员的辛勤付出是值得的，也是如此的重要！这大概就是对医生护士从医初心和使命最好的诠释吧！

• 2020 年 3 月 16 日　@武汉雷神山医院

勇士出征画战袍！春天悄然走出画卷，唤醒雷神山的格桑花。勇敢的心驱散了肆虐的疫魔！武汉本地的医疗队今日撤离雷神山，去迎接新的挑战。向英雄的武汉医护们致敬！我们会继续努力，全力以赴夺取最终的胜利！

• 2020 年 3 月 30 日　@武汉雷神山医院

101 这个数字值得纪念。援鄂 41 天， C2 病区今天收治了第 101 位患者，上海五院和六院有 101 位医护在雷神山。能够成为雷神山医院最后一批守护者，感到无比荣幸！忙碌中，我们期盼春天的到来，也见证着武汉的苏醒！

神山医院

雷神山医院院长王行环教授为队旗签名

复旦大学附属中山医院
医疗队
白衣执甲 护汉周全
幸得有你 山河无恙
复旦大学附属
上海市第五人民医院
医疗队
千里援汉 共克时艰
大义逆行 不忘初心
不忘初心 千里援汉
牢记使命 共克时艰

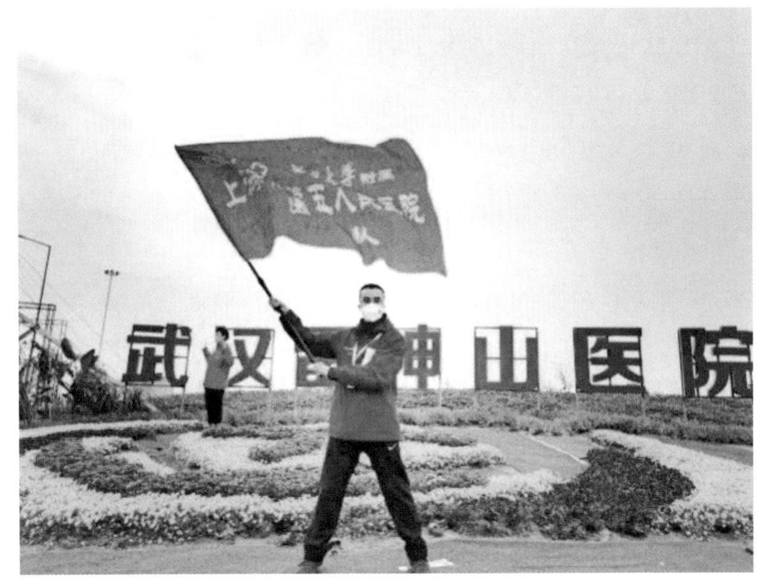

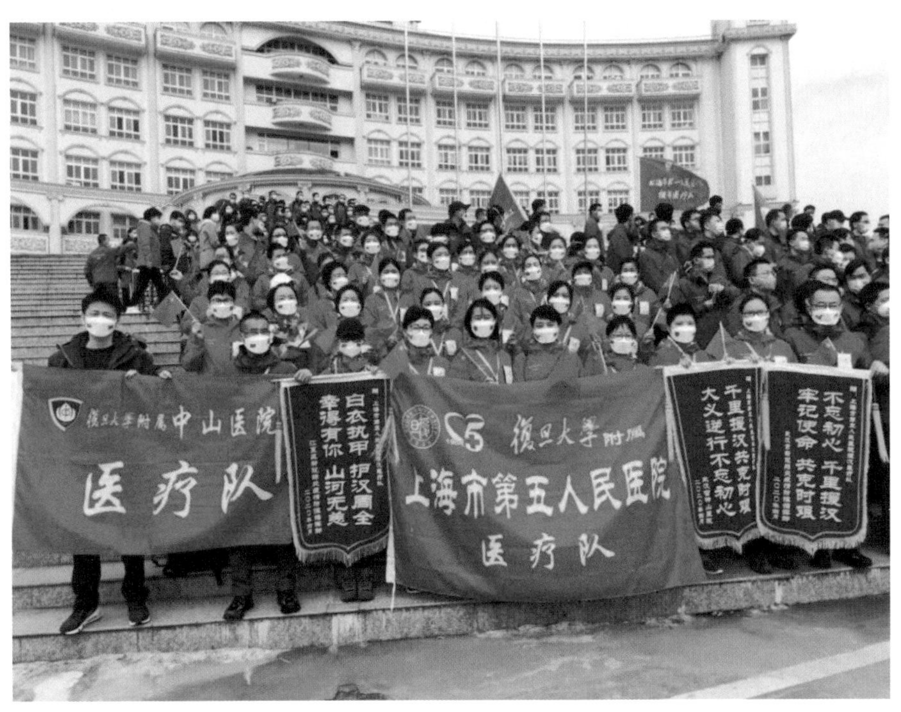

欢送会上遇到上医 96 级同班同学钟鸣

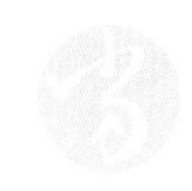

其他医疗队逐渐在撤离，我们病区不断接收他们留下的“硬骨头”！

• 2020 年 4 月 5 日　@武汉雷神山医院

回家，50 个人一个不少！ 48 天没有休息，五院六院联手，昼夜不舍，收治 116 位患者。和新冠病毒的抗争，我们获胜，封号“雷神战士”！带着雀跃的心情告别武汉，明天回家！！！

• 2020 年 4 月 8 日　@上海青浦朱家角隔离酒店

太多的感谢和感恩，无法一一言表！正如医疗队领队洪洋所说“我们逆行武汉，不负此生，但不要让它成为今后的光环。我们是医生护士，只不过换了一个地方工作，做个医者应该做的事，仅此而已”。今天，我们把自己还给上海，扛起责任，守“沪”再战！

（来源：2020 年 4 月 20 日“复旦大学校友会”微信公众号）

三、 落日余晖　人间值得

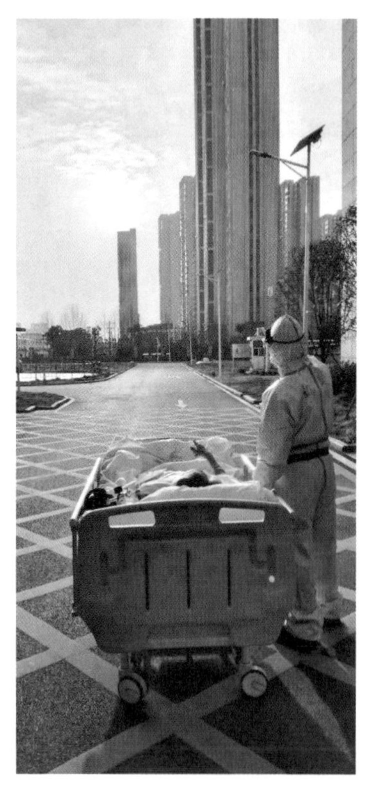

落日余晖

“在那一段处于艰难状态的时光里，这张照片所蕴含的医学人文元素深深的鼓舞着我们，激励着斗志。”临床医学博士生蔡剑飞在医学学工部包涵老师的指导下从医学人文的视角，讲述了自己对于“落日余晖”这张照片的所思所想。

蔡剑飞曾经见过这张照片两次。

第一次是在网络上，那时疫情尚未完全控制，这张照片忽然就在朋友圈中“刷屏”了。照片的背景是在武汉大学人民医院东院，来自复旦大学附属中山医院援鄂医疗队队员刘凯医生在护送患者做 CT 的途中，望着远处的夕阳，他停下来，和这位已经住院近一个月的 87 岁老先生一起欣赏了一次久违的日落。而对于屏幕前的我们，这两位相隔了一个甲子年龄人的画面想必是我们眼中最温暖的光景，也是最美好的企盼。

第二次见这幅照片是在中山医院，偌大的海报就贴在医院门口的建筑上，海报上还多了句话——人间值得。就像当时很多同事说的那样，站在蓝天白云下，望着这张巨幅海报，那种感动仿若能治愈人心。这是医学人文的力量。

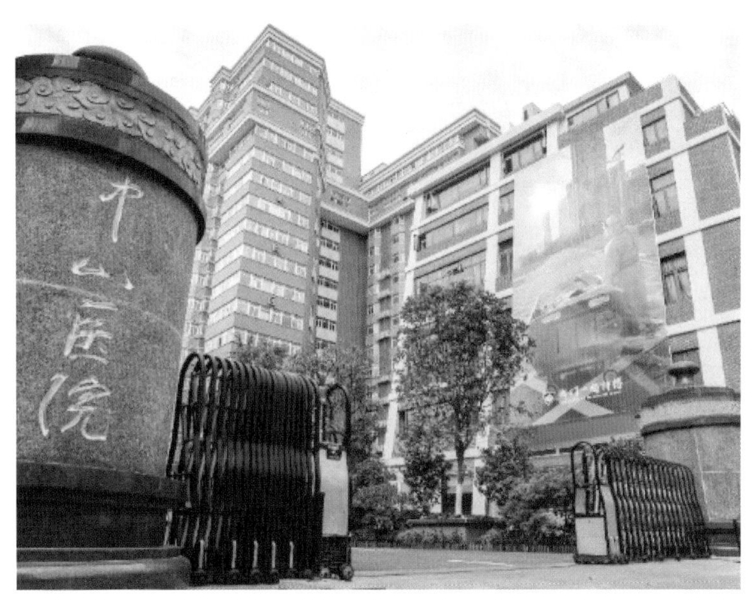

“落日余晖”悬挂在中山医院院墙

某些时候，一张感人肺腑的照片确实可以治愈很多人。这些具有医学人文色彩的图片渐渐作为一种医疗手段开始进入公共卫生保健领域。尤其是在“全健康卫士”（“社会为维护公众健康而采取的一切群体性行动被称为大公卫”）的背景下，人文照片逐步成为“大公卫”不可或缺的一环。

虽然人文照片在临床治疗方面尚未被广泛应用，但在医学人文教育及心理健康方面的用处更为明确。正如这幅照片里老先生，重症肺炎，与家人“失联”。难得的两次借着复查 CT 缘由的外出放风，也因为身体原因只能是“快去快回”。病房中没有日夜分隔，医疗、护理、营养、心理，这一切都在悄无声息地影响着患者预后。当机缘巧合，老先生能够与女儿进行一次简短通话时，“那就是一分半钟的通话，老人流下了眼泪。”时任病区医生李峰无不动情地说。或许也正是因为这层细腻的医学人文关系，每位医护人员都在点点滴滴地帮助老先生恢复。

3 月 5 日，天蓝蓝、水蓝蓝、风蓝蓝，一切都是这样的恰到好处。27 岁的刘凯医生在刚刚好的时间陪着身体刚刚好的老先生，一起看了一场刚刚好的落日余晖。而背后的摄影师则将这一切定格成一幅可被大众广泛接受、具有审美性的图片。它影响着我们的情绪，长且持久。这也正是医疗技术与医学人文关怀的共同作用，老先生自那之后，身体情况和心情都越来越好。“康复后，我想用小提琴为你们拉一首歌”，老先生如是说。

生命悬崖处，余晖无限好，医学人文的力量润物无声。

后来中山医院将这张照片制成巨幅海报张贴在院内多处建筑上策展，而放大的照片则像活了一样开始改变客观环境，进而影响着每一个参观者的认知与情感。海报上两句短短的话语——“人间值得”“我们一起拼搏”作为点睛之笔所蕴含的医学人文素养更是温暖了每一位路过的医护、患者。

这幅人文照片就如同它预想的那样，在医患信息交流过程中搭起了一条额外的桥梁，通过借助颜色、图案、纹理与比例元素来改变心理环境；用比喻式、抽象式的表现方式传递着或复杂、或敏感、或悲伤、或激动的各种信息。这张照片最终再利用建筑的空间矩阵，揉合构图、色彩、蒙太奇等元素，在同一时段表达出丰富的人文思想。人文照片在记录的同时也在与它的观众进行体验交流，从而广泛地唤起人们对医学人文主题的认识，形成不同于常规语言线性叙事模式的新形态。

因此，在那一段处于艰难状态的时光里，这张照片所蕴含的医学人文元素深深地鼓舞着我们，激励着斗志。人文照片把治疗空间融入了创意实践，将医学人文元素融入视觉艺术之中。作为“大公卫”的一部分，它完美行使了它的巨大作用——用这悬挂在高处的“落日”治愈人心。

回到这幅照片的两位主角，他们的手指向同一方向，那是落日余晖也是不远处的希望。新冠肺炎疫情在我国终将结束，世界疫情也终将过去，一切都会好的。

（来源：2020 年 5 月 8 日“复旦医学生”微信公众号）

四、同唱一首歌　致敬白衣天使

庚子鼠年，新冠肺炎疫情牵动着每一个人的心，在这场没有硝烟的战“疫”中：一张张坚定的脸庞，一个个逆行的身影；点燃生的希望，撑起爱的晴空；医护前辈们，你们辛苦了！作为医学生的我们，定会以你们为榜样；不忘学医初心，牢记医者使命；救死扶伤，共赴时艰，大难面前献大爱；心手相牵，共度难关，疫情之中见真情。

33 所高校医学研究生共同唱响《爱因为在心中》，致敬每一位战“疫”英雄。

尊敬的师长们，加油！你们是最值得尊敬的人，同时间赛跑，与病魔较量；除夕之夜奔赴疫区的逆行身影，是这个庚子新春最美的风景；仁心仁术之爱在心中，你们的付出和奉献教给我们最好的一课。

亲爱的同窗们，加油！你们是最可爱的人；年轻的你，对责任的赋予有了更深刻的定义；奔赴战场，成为春风天使的化身；践行医学生誓言，展现当代青年风采；勇担重任之爱在心中，你们的勇敢传递给我们青春的正能量。

坚强的“疫”线战士们，加油！你们是最无畏的人！国有难，召必应，战必胜！请战书上不约而同按下的指印，是你们热血青春里最高贵的鲜红！报效祖国之爱在心中，凯旋之日等你们平安归来！

白衣天使们，加油！这是我们最真挚的祝福。“不计生死，无论报

东大学齐鲁医院支援武汉
武汉，我们来了！武汉加
即使彼此不相同

致敬最美逆行白衣天使

浙江大学
待到春暖花开，
继续并肩上岗！
武汉，加油！
nice day
天佑中華
共渡難關
云南小锅米线为热干面加油

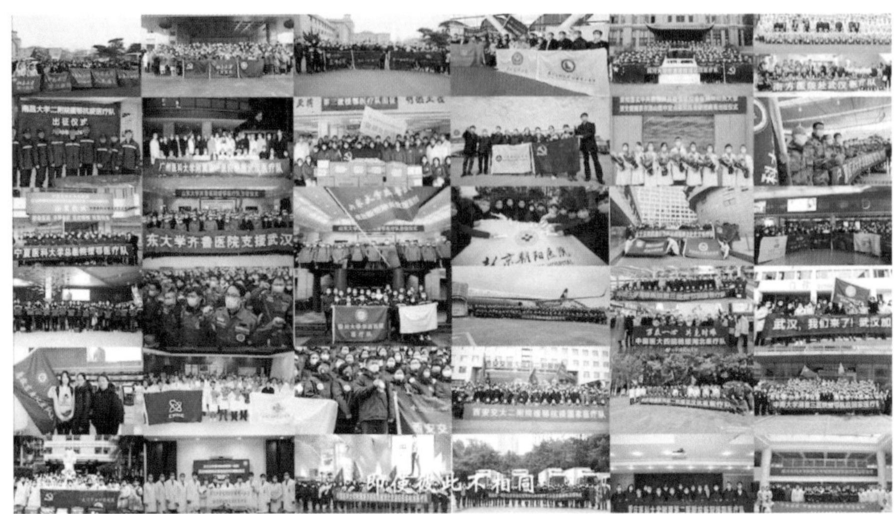

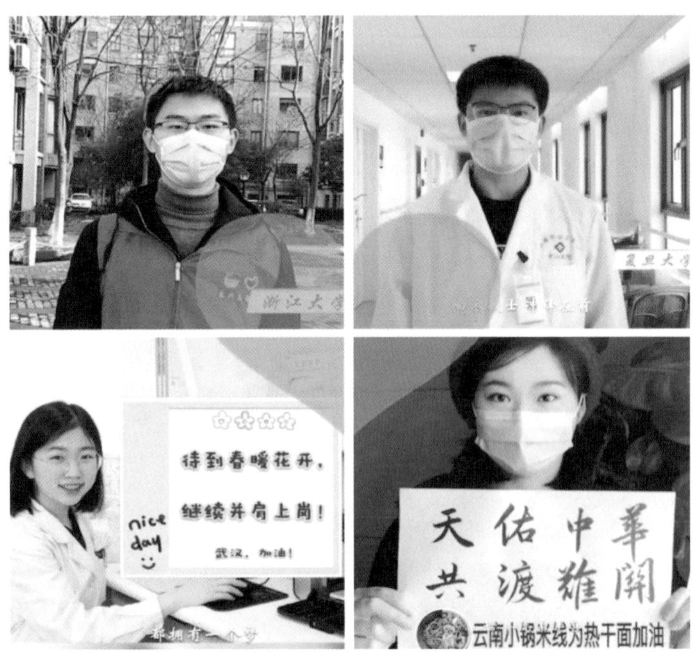

医学生致敬白衣天使

酬”是你们的誓言，“一袭白衣，持灯前行”是你们的背影；救死扶伤之爱在心中，世间美好必与你环环相扣。

武汉，加油！这是我们最温情的问候，隔离病毒但隔离不了爱；不顾辛劳的坚持，不惧艰险的驻守；同根同源之爱在心中，每个坚守的人都平凡而不平庸。

中国，加油！这是我们最铿锵的呐喊。纵有太多艰难，我们风雨同舟；同呼吸，共命运；手牵手，心连心；医者大爱在心中，中华儿女血脉相连；向光前行，爱因为在心中！因为爱在我们心中！

奋斗在防疫一线的白衣战士们，你们辛苦了！平凡的医者，不平凡的使命；疫情面前，践行责任与担当；防护服下，满是汗水和牵挂。

在战“疫”日子里，请你们务必照顾好自己；惟愿你们平安归来；待病毒驱散，春日回暖；看汉江澄澈，赏江山如画。

奋斗在防疫一线的师长们，
日夜坚守在岗位的同窗们，
请你们务必照顾好自己！
惟愿你们平安！
医学生誓言

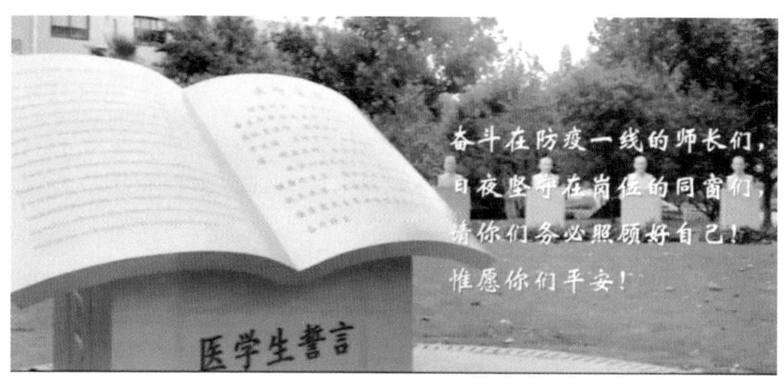

医学生重温医学生誓言

扫码收看歌曲视频

主创人员：冯缤、许佳敏、徐子清、范家乐、冯美琪、何昱灵、岳凌云

主创团队：复旦大学研究生会枫林工作委员会

特别鸣谢：北京大学医学部研究生会、北京中医药大学研究生会、重庆医科大学研究生会、福建医科大学研究生会、广州医科大学研究生会、哈尔滨医科大学研究生总会、华中科技大学同济医学院研究生会、吉林大学白求恩第一医院研究生会、昆明医科大学研究生会、兰州大学第一临床医学院研究生会、南昌大学医学部研究生会、南方医科大学南方医院研究生会、南京大学医学院研究生会、南京医科大学研究生会、宁夏医科大学大学研究生会、清华大学医学院—药学院研究生会、厦门大学医学院研究生会、山东大学临床医学院研究生会、上海交通大学医学院研究生会、上海中医药大学研究生会、首都医科大学研究生会、四川大学华西临床医学院研分会、苏州大学医学部研究生会、天津医科大学研究生会、同济大学医学院研究生会、武汉大学第一临床学院研究生会、西安交通大学医学部研究生会、浙江大学医学院研博会、浙江大学基础医学院研博会、郑州大学第三附属医院研究生会、中国科学院上海药物研究所研究生会、中国医科大学研究生会、中南大学湘雅医学院研究生会、湘雅医院研究生会

（来源：2020 年 2 月 26 日“复旦上医”微信公众号）

第三篇

时代之需

新医科模式

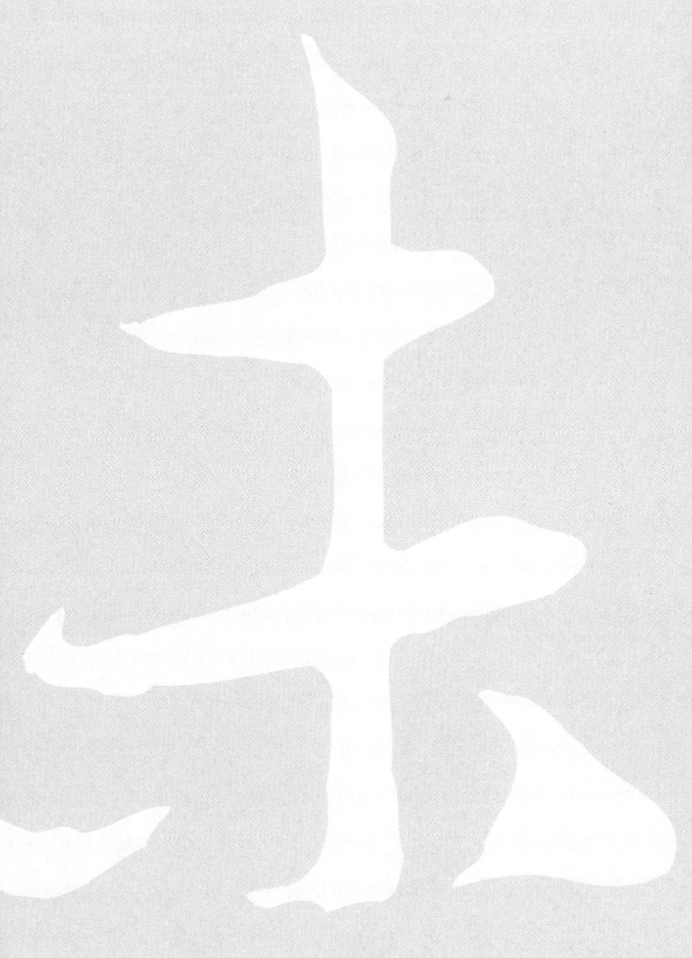

第十六章

大健康视域下的医学人才培养“组合拳”

当前，中国特色社会主义进入新时代，我国社会的主要矛盾已经转化为人民日益增长的美好生活需要和不平衡不充分的发展之间的矛盾。中共中央、国务院颁布的《“健康中国2030”规划纲要》，以及习近平总书记在十九大报告中提出的“实施健康中国战略”，明确要坚持“以人民为中心”的发展思想，将“健康中国”提升至国家战略。

2019年12月以来，湖北省武汉市等多个地区发生新型冠状病毒感染的肺炎疫情。做好疫情防控工作，直接关系到人民生命安全和身体健康，直接关系到经济社会大局稳定，也事关我国对外开放。这次突发疫情警示人类，长远、安全的大科学布局应该早日形成，其中人才培养是关键问题之一。

面向新时代、新要求，医学教育如何服务国家重大战略需求，如何培养多学科背景的高层次医学拔尖创新人才？如何面对未来医学挑战、提高我国在医学科学领域的核心竞争力？本文分析了大健康视域下医学人才培养的“三大转变”，总结了近年来复旦大学医学培养模式改革产出的“三个一流”，提出了当前医学拔尖创新人才培养“组合拳”的“三种模式”。

一、 大健康视域下医学人才培养的“三大转变”

1. 医学教育培养目标从“以治病为中心”到“以人民健康为中心”

伴随着经济社会的快速发展，医学模式转变为“环境-社会-心理-工程-

生物”模式。当前，我国面临多重疾病威胁并存、多种健康影响因素交织的复杂局面。全球化背景下，新发和输入传染病不断出现，疾病谱和群众主要健康问题发生转变。基于“健康融入万策”，全方位、全周期维护人群健康需要医学教育变革，健康服务业快速发展催生医学教育变革，健康领域科技进步孕育医学教育变革。新时代医学教育发展必须融入“大健康”理念，主动适应新要求，以创新促改革，以改革促发展，加快医学人才培养目标由“以疾病治疗为中心”向“以促进健康为中心”转变，着力培养未来解决健康领域重大科学问题和应对重大疾病防控挑战的医学拔尖创新人才。

2. “卓越医生教育培养计划”从“1.0版”到“2.0版”

• 世界医学教育改革的发展历程

医学教育起源于欧洲，发展于美国。回顾百余年来的医学教育历程，世界医学教育经历了三代改革，完成了从单一学科为基础（基础和临床医学）到以卫生系统为基础（大健康）的演变。第一代以课程设置为核心，以学科为基础（science-based）；第二代以教学创新为突破，以问题为基础（problem-based）；第三代为整个教育系统的改革，以卫生系统为基础（system-based）。在以学科为基础阶段，1910 年卡内基教学促进基金会发布 Flexner Report，首次将医学教育课程分为基础医学和临床医学；1915 年洛克菲勒基金会发布 Welch-Rose Report，呼吁设立公共卫生机构和建立公共卫生人才培养体系；1918 年约翰斯・霍普金斯大学公共卫生学院成立；1923 年洛克菲勒基金会发布 Goldmark Report，主张设立护理学院；1924 年耶鲁大学护理学院成立；1926 年卡内基教学促进基金会发布 Gies Report，促进了口腔医学发展。

• 我国医学教育改革的发展方向

我国“卓越医生教育培养计划”从 2012 年临床医学“1.0 版”到 2018 年全类型推进医学人才培养模式改革的“2.0 版”，表明了近期医学教育改革的发展方向。

2012 年，教育部和卫生部发布《关于实施卓越医生教育培养计划的意见》（教高〔2012〕7 号），明确要开展五年制临床医学人才、临床医学硕士专业学位研究生、拔尖创新医学人才，以及面向农村基层的全科医师等 4 类人才培养模式改革试点。

2018 年，教育部、国家卫生健康委员会、国家中医药管理局发布《关于加强医教协同实施卓越医生教育培养计划 2.0 的意见》（教高〔2018〕4 号），明确提出要全类型推进医学人才培养模式改革，围绕全周期、全过程维护群众健康需要，深化临床医学类、口腔医学类、公共卫生与预防医学类、中医学类、中西医结合类、医学技术类和护理学类专业的人才培养模式改革。2017 年，在国务院办公厅《关于深化医教协同进一步推进医学教育改革与发展的意见》（国办发〔2017〕63 号）中也强调，在以“5 + 3”为主体的临床医学人才培养体系基本建立的同时，要将“公共卫生、药学、护理、康复和医学技术等人才培养协调发展”作为医学教育改革发展的主要目标之一。

3. 医学拔尖创新人才培养从“医学”到“医学 + X”

国务院办公厅《关于深化医教协同进一步推进医学教育改革与发展的意见》要求，医学教育要完善学科交叉机制，推动医工结合、医理结合、医文结合，培养“医学 + X”高层次复合型医学人才。

- 北京协和医学院的“八年制新模式”

1917 年，北京协和医学院首先开办临床医学（八年制）专业，北京大学医学部于 2001 年开始举办八年制医学教育。目前，全国只有北京协和医学院、北京大学、复旦大学、上海交通大学、浙江大学、中山大学、四川大学、华中科技大学和中南大学等14 所高校获得教育部批准举办八年制教育（表 16 - 1）。在《教育部 国务院学位委员会关于增加八年制医学教育试办学校的通知》（教高函〔2004〕9 号）中，将培养模式确定为“八年一贯、整体优化、强化基础、注重临床、培养能力、提高素质”。

表 16-1 我国八年制医学教育基本情况

高校	开设时间（年）	招生代码	招生规模（人）
北京协和医学院	1917	清华大学代码	90
北京大学	2001	北京大学医学分代码	100 以上
复旦大学	2004	复旦大学医学分代码	100 左右
中山大学		未设医学分代码	
四川大学		未设医学分代码	
华中科技大学		未设医学分代码	
中南大学		未设医学分代码	
浙江大学	2005	浙江大学代码	60
上海交通大学		上海交大医学分代码	100 左右
北京协和医学院	2018（临床医学专业培养模式改革试点班 4 + 4）	不涉及高考招生代码 2018 报录比为 16/31	30

2018 年，北京协和医学院推出八年制“临床医学专业培养模式改革试点班”，面向国内外高水平大学（QS、 Times 或 USNEWS 世界大学排名任一排行榜中排名前五十的大学，或 USNEWS 排名前十的文理学院），招收优秀非医学专业本科毕业生直接攻读博士学位，以培养多学科背景的高层次拔尖创新医学人才。

• 中国科学技术大学的“新医科”

人类对健康医疗的新需求和对疾病谱的新认识，以及对人类生命信息的解读、生命奥妙及人脑奥秘的揭示等，越来越需要数、理、文、工等知识的综合应用，越来越依赖于信息科学、人工智能等的发展。计算机技术、移动通信技术、医疗大数据等将在疾病的预防和诊疗过程中发挥更加重要的作用。“新医科”概念应运而生，注重医学内部及医学与其他学科之间交叉融合，培养医、工、理、文融通的高层次医学拔尖创新人才。

2015 年 10 月，国务院发布《统筹推进世界一流大学和一流学科建设总体方案的通知》（国发〔2015〕64 号）。在“双一流”建设背景下，目前国内 42 所“世界一流大学建设”高校中，已有 30 所通过合并或其他共建方式举办医学教育。以中国科学技术大学为例，2017 年成立生命科学与医学部，2018 年获教育部批准新增五年制临床医学专业（同期获批的还有西北大学、天津大学、南方科技大学和华南理工大学等）。2019 年依据“学位授权自主审核单位”权限，自主审核增列“临床医学”一级学科博士学位授权点（学科代码：1002）及“临床医学”专业学位博士授权点（专业类别代码：1051），为加快医学拔尖创新人才培养，服务国家发展“新医科”战略进行学科布局。

值得指出的是，近年来举办医学教育的“双一流”高校主要是理工科比较强的高校（表 16－2）。在医工结合的背景下，人才培养定位应当更偏向于发展“新医科”培养医学科学家而非招收五年制本科生培养临床医师。

表 16－2　我国一流大学建设高校举办医学教育概况

一流大学建设高校	合并医学院校时间（年）	举办医学教育时间（年）	是否学位授权自主审核单位
北京大学医学部	2000		
复旦大学上海医学院	2000		
上海交通大学医学院	2005		
浙江大学医学院	1998		
中山大学中山医学院	2001		
四川大学华西医学中心	2000		
中南大学湘雅医学院	2000		
华中科技大学同济医学院	2000		是
西安交通大学医学部	2001		
山东大学齐鲁医学院	2000		
武汉大学医学部	2000		
吉林大学白求恩医学部	2000		
同济大学医学院	2000		
东南大学医学院	2000		
兰州大学医学院	2004		

（续表）

一流大学建设高校	合并医学院校时间（年）	举办医学教育时间（年）	是否学位授权自主审核单位
郑州大学医学院	2000		否
南京大学医学院		1987	是
南开大学医学院		1993	
厦门大学医学院		1996	
清华大学医学部		2001	
北京航空航天大学生物与医学工程学院		2008	
中国科学技术大学生命科学与医学部		2017	
西北工业大学医学研究院		2017	
天津大学医学部		2018	
重庆大学医学院		2018	
哈尔滨工业大学医学与健康学院		2018	
云南大学医学院		2011	否
电子科技大学医学院		2013	
华南理工大学医学院		2014	
东北大学医学与生物信息工程学院		2018	

二、复旦大学医学培养模式改革产出“三个一流”

我国医学门类学科专业目录是学士、硕士和博士学位授予与人才培养的基本依据。复旦大学医学人才培养覆盖面较广，在医学门类具有6个一级学科授权点和6个本科专业（表16－3）。

1. 一流学科建设

2020年1月，复旦大学在ESI学科榜单上位列全球第一百五十一，有19个学科进入1%，包括临床医学、药理学与毒理学、生物与生物化学、神经科学与行为学、分子生物学与遗传学、环境与生态、免疫学和微生物学这8个医类学科；有4个学科进入1‰，包括临床医学、药理学与毒理

表 16-3　我国医学门类学科专业目录

学位授予和人才培养学科目录（2011 年）	复旦大学	普通高校本科专业目录（2012 年）	复旦大学
1001　基础医学（医学/理学）	有	1001　基础医学类	有
1002　临床医学	有	1002　临床医学类	有
1003　口腔医学	无	1003　口腔医学类	无
1004　公共卫生与预防医学（医学/理学）	有	1004　公共卫生与预防医学类	有
1005　中医学	无	1005　中医学类	无
1006　中西医结合	有	1006　中西医结合类	无
1007　药学（医学/理学）	有	1007　药学类	有
1008　中药学（医学/理学）	无	1008　中药学类	无
1009　特种医学	无	1009　法医学类	有
1010　医学技术（医学/理学）	无	1010　医学技术类	无
1011　护理学（医学/理学）	有	1011　护理学类	有

学 2 个医类学科。

2017 年 12 月，教育部公布全国第四轮学科评估结果，复旦大学医科 6 个一级学科参评，基础医学、临床医学、公共卫生与预防医学、药学和中西医结合共 5 个学科获评 A 类。

2017 年，复旦大学基础医学、临床医学、药学和中西医结合入选国家“双一流”学科建设；公共卫生与预防医学、生物医学工程与精准医疗技术入选复旦大学自主“双一流”学科建设。

2014 年，复旦大学基础医学、公共卫生与预防医学和中西医结合 3 个学科入选上海市高峰学科Ⅰ类和Ⅱ类建设。

2. 一流本科专业

2019 年，教育部决定全面实施“六卓越一拔尖”计划 2.0，启动一流本科专业建设“双万计划”。对一流专业的要求是“专业定位明确、管理

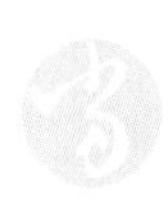

规范、改革成效突出、师资力量雄厚和培养质量一流”。复旦大学医类6个本科专业中，基础医学、临床医学、预防医学和药学共4个专业获批国家首批“一流本科专业”。

3. 一流教学成果

高等教育国家级和上海市级教学成果奖的评选时间均为每4年评选1次。中国研究生教育成果奖是我国研究生教育领域的最高奖项，在全国第四轮学科评估中等同为国家级教学成果奖，每2年评选1次。

2014年9月9日，笔者作为1 320项国家级教学成果奖获得者的唯一代表，也是全国高校教师的唯一代表，在庆祝第三十个教师节暨全国教育系统先进集体和先进个人表彰大会上发言，介绍了复旦大学近年推出的一系列医学教育改革“组合拳”。复旦大学医科于2014和2018年连续两届获得国家级教学成果特等奖1项和二等奖2项，于2016和2018年连续两届获得中国研究生教育成果二等奖，在全国医学院校位列榜首（表16-4）。

表16-4　复旦大学医科近年获国家级教学成果奖项目

获奖等级	成果名称
2014年国家级教学成果特等奖	我国临床医学教育综合改革的探索和创新
2014年国家级教学成果二等奖	中国特色全科医学人才培养体系的探索与创新
2018年国家级教学成果二等奖	基于健康中国需求的创新人才培养机制探索与实践
2016年中国研究生教育成果二等奖	全球化背景下研究生培养模式的创新探索
2018年中国研究生教育成果二等奖	以健康为中心的公共卫生硕士培养模式的创新探索

特等奖项目“我国临床医学教育综合改革的探索和创新”，通过培养体系、教育制度、协同机制和实践教学创新，形成了中国特色的“5+3”临床医学人才培养模式。

“基于健康中国需求的创新人才培养机制探索与实践”项目，率先试点博士“申请-考核”制，提高生源选拔质量；探索医学拔尖创新人才培养机制改革，推进科教结合和医教协同，加强学科交叉和融合发展，拓展国际合作和国际视野。

“以健康为中心的公共卫生硕士培养模式的创新探索”项目，首创“以健康为中心”的公共卫生硕士专业学位研究生培养体系，为实现全民健康培养了一批复合型公共卫生“健康卫士”。

“全球化背景下研究生培养模式的创新探索”项目，创新了面向“全球健康”发展，交叉融合培养具有全球化视野、跨学科知识和创新能力的医学拔尖创新人才模式。

复旦大学医科近两届（2013 年和2017 年）获得上海市教学成果特等奖 3 项、一等奖和二等奖各 11 项，位列上海医学院校榜首（表 16－5）。

表 16－5　复旦大学医科近年获上海市教学成果奖项目

获奖等级	成果名称
2013 年 特等奖	1. 临床医学专业学位教育综合改革的探索和创新； 2. 全科医学教学体系和人才培养模式的探索与创新
2013 年 一等奖	1. 多学科、国际化研究生培养模式的创新探索； 2. 学教相长，研创并举——基于疾病多学科整合式 PBL 课程体系构建与实施； 3. 医学生职业素质培养和评估新模式创建与实施； 4. 以能力培养为导向的“立体化”儿科学课程体系建设与实践
2013 年 二等奖	1. 药学专业创新性实验体系的建立与实施； 2. 药学专业学位硕士研究生培养新模式的探索； 3. 以培养学生能力为导向的创新型内科学教学体系； 4. 以实践为向导与国际接轨眼科 Wetlab 实训室教学体系的构建与应用； 5. 组织胚胎学全英语课程国际化建设
2017 年 特等奖	基于健康中国需求的创新人才培养机制探索与实践
2017 年 一等奖	1. 创新医学实验教学体系，构筑多功能示范基地

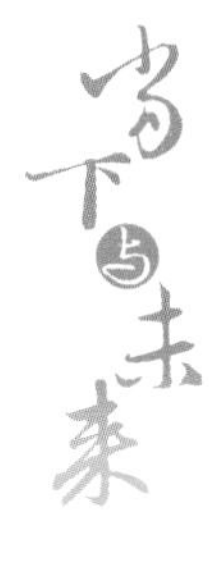

（续表）

获奖等级	成果名称
2017 年 一等奖	2. 全日制公共卫生硕士培养模式的创新与实践； 3. 基于国际视野的高层次护理人才培养的创新与实践； 4. 强化医学人文，构建新时期医学职业素养教育体系； 5. 夯实基础，全面提升教学质量——基础医学主干课程体系建设； 6. 以临床应用能力为导向的循证医学教学体系的创建和实践； 7. 推进医学遗传学课程的数字化建设：教学共享与实践
2017 年 二等奖	1. 基于国家重大需求的优秀儿科医学人才培养体系的创新与实践； 2. 立足“卓越医师”的专科医生培养模式探索与创新； 3. 老年医学教育体系的构建与实践； 4. 临床药学人才培养模式的探索与创新； 5. 强化妇产科特色人文教育与临床胜任力，构建新型妇产科学教学体系； 6. 《医学免疫学》教学课程体系改革的创新实践

由表 16－5 可见，上海市教学成果获奖项目涵盖基础医学、临床医学、公共卫生和预防医学、药学和护理学等学科专业；在临床医学一级学科中，包括内科学、外科学、妇产科学、儿科学、眼科学和老年医学等二级学科。在课程体系改革方面，兼顾教学内容、教学方式和评价考核；在实践创新力培养方面，以胜任职业岗位为导向；在国际化教学拓展方面，设多学科、全英文课程；在医学生素质教育方面，重医学人文和职业精神教育。

三、 医学拔尖创新人才培养“组合拳”的“三种模式”

2014 年，教育部等 6 个部门联合发布《关于医教协同深化临床医学人才培养改革的意见》（教研〔2014〕2 号），确立了以 “5＋3”（5 年临床医学本科教育＋3 年住院医师规范化培训或 3 年临床医学硕士专业学位研究生教育）为主体、以“3＋2”（3 年临床医学专科教育＋2 年助理全科医生培训）为补充的临床医学人才培养体系。迄今，已经基本建成院校教育、毕业后教育、继续教育 3 个阶段有机衔接的具有中国特色的标准化、规范化临床医学人才培养体系，为我国医疗卫生服务提供了基本同质化的合格临床医师人才保障。

中国特色社会主义进入新时代，在当前全球化背景下，拔尖创新人才的培养成为提升我国综合实力与国际竞争力的关键因素。如何培养能够参与国际医学竞争、具有创新思维、能够解决如新型冠状病毒感染防控等复杂问题及推进未来医学发展的复合型高层次人才，已经成为迫在眉睫的重要课题，需要我们打出中国特色医学拔尖创新人才多学科培养“组合拳”（表 16－6），为实现健康中国梦提供关键人才支撑。

表 16－6　医学拔尖创新人才培养“组合拳”的“强医计划”和“萃青计划”

项目	强医计划（八年制）	萃青计划	
		学术医博	专业临博
面向生源	全国参加高考的优秀高中生源	本校所有专业的优秀本科生源	国内外非医专业的优秀本科生源
博士计划	八年制	推免直博生	推免直博生
学位类型	MD	PhD	MD
分流学位	医学学士 学术型医学硕士 学术型医学博士	学术型医学硕士	学术型医学硕士 学术型医学博士
适用院校	八年制医学院校	具有学术型医学博士授权点的医学院校	顶尖八年制医学院校
备注说明	1. 入口筛选、过程各表、核心趋同、出口一致； 2. 毕业后进入 2 年住院医师规范化培训		1. 突破 MD 前置学位要求（临床本科，规范化培训证书）； 2. 上海沪卫规（2019）14 号明确规定，非临床本科医学博士需规范化培训 3 年（临床博士后）

注：MD，专业型临床博士；PhD，学术型医学博士

1. 强医计划（八年制）

（1）培养方案：2 年通识教育（＋医学科技史、医学科学方法论，

早期接触临床，生物基础课程，全程导师）+4年基础临床整合课程和案例库建设（包括临床实习）+2年博士论文科研训练和临床轮转。

（2）临床能力：二级学科轮转达到住院医师规范化培训第一年水平，避免和住院医师规范化培训内容重复。

（3）科研训练：基础科研知识和基本技能，二级学科轮转中培养通过临床研究解决临床问题的能力，科研论文写作和学术交流能力。

（4）学位论文：选题从临床实际出发，紧密结合临床需求，体现临床医学特点，研究成果服务于疾病诊治，所有学位论文全部盲审。

（5）分段管理：研究生院第五年第二学期参照直博生“申请-考核”，审查博士资格，包括学位课程认定、科研能力考核等，引入分流机制。

（6）计划冠名：在复旦大学可称“谈家桢-颜福庆计划”。谈家桢院士是我国现代遗传学奠基人，在复旦大学建立了我国第一个生命科学学院；著名医学教育家颜福庆创建了上海医学院，也是中国人创办的第一所国立大学医学院。

2. 萃青计划

（1）萃青计划（学术型医学博士）：招生：面向本校所有专业正常毕业年限前一年级的在读优秀学生，经过选拔通过推免直博生进入医学院学习。培养：按照基础、临床、公共卫生、中西医结合和药学等一级学科直博生培养，目标是培养医学拔尖创新人才和未来医学科学家。学位：可在研究生第四学年提前申请毕业，获相应学术型医学博士学位。特点：提前选拔，本博贯通。冠名：在复旦大学可称“明道计划”（上海医学院的院训为“正谊明道”）。

（2）萃青计划（专业型临床博士）：招生：面向全球顶尖大学非医本科四年制学生，经过选拔，通过推免直博生进入医学院学习4年。培养：按照全新模式交叉融合方案，培养思想品德高尚，具备社会担当、国际视野、创新精神和实践能力的多学科背景的高层次临床医师和未来临床科学家。学位：临床医学博士专业学位。特点：招生规模小，基本留在本校附属医院，毕业后规培3年有待遇保障（临床博士后）。冠名：在复旦大学可称“克卿计划”（上海医学院创办者颜福庆，字“克卿”）。

（3）“MD + PhD”双学位计划：在以上“强医计划（八年制）”和“萃青计划（专业型临床博士）”中，允许少数特别优秀者选择适当延长学习年限2年左右，进入旨在培养精英临床医学专家和医学科学家的“MD + PhD”双学位计划。

在美国，每年医学博士招生21 000人左右，“MD + PhD”双学位计划招生600人左右。如哈佛大学“MD + PhD”双学位计划（Medical Scientist Training Programs，MSTP）每年大约有400人申请，面试约75人，最后录取10余人。其博士学位论文研究既可以在哈佛大学物理、化学、生物学、生物化学、细胞生物学、遗传学、微生物学、分子药理学、分子遗传学、病理学、免疫学、神经科学和病毒学等学科进行，也可以选择在麻省理工学院的生物学、生物医学工程、脑和认知科学、化学工程、电子工程和计算机科学等学科进行。

在我国，北京大学设立“MD + PhD”双学位。北京大学医学部八年制专业修满5年，在自愿报名与选拔的原则下，允许一定比例的学生进入“双博士学位”项目，在国（境）外知名大学的基础医学方向学习研究3～5年，符合毕业和学位授予条件者，准予毕业，授予PhD博士学位。归国后学生继续临床二级学科阶段的培养，完成学业，通过论文答辩和考核，准予毕业，授予医学博士MD学位。

在复旦大学，拟与国外一流大学联合培养，在基础医学院和临床医学院试点“MD + PhD”双学位。复旦大学基础医学院包括基础医学、中西医结合、药学、生物学和生物医学工程等一级学科博士点，临床医学院正在建设癌症攻关、重大脑疾病、心脏医学与泛血管、代谢疾病、临床感染防控与耐药精准诊治、全生命周期健康、老年医学与健康、健康中国视角下循证护理、健康医疗装备制造，以及健康医疗大数据与智慧医疗共10

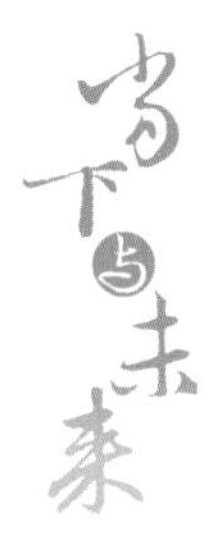

个临床医学交叉研究院。

综上所述，健康中国战略对医学人才培养提出了新的要求，医学教育也必须坚持以人民健康为中心，与时代发展同频共振。在大健康视域下，多学科深度交叉融合，打出医学拔尖创新人才培养“组合拳”，为人民群众提供全方位、全生命周期的健康服务。

（来源：《中国卫生资源》2020 年第 23 卷第 1 期）

第十七章

“双一流”建设背景下医学研究生教育改革的思路与实践

2015 年 11 月 5 日，国务院发布《统筹推进世界一流大学和一流学科建设总体方案》，即“双一流”建设。方案明确提到，要坚持以一流为目标，推进国际交流合作，加强学科建设，深化资源整合，培养具有国际视野，具备跨学科知识基础，富有创新精神和实践能力的创新型、应用型、复合型优秀人才。“双一流”建设是国家战略，建设世界一流大学和世界一流学科，离不开建设一流的研究生教育。一流的研究生在一流导师的带领下做一流的科研，才能构成一流的学科，进而建成一流的大学。

2018 年 12 月 21 日，教育部、国家卫生健康委员会和上海市人民政府签署协议，决定共建托管复旦大学上海医学院及其直属附属医院。复旦大学上海医学院要以服务健康中国为使命，以建设中国特色世界一流医学院为目标，整体水平达到世界一流；始终保持全国医学教育领头羊地位，发挥上海建设亚洲一流医学中心的主力军作用，彰显医学教育、科研和临床中心的全球影响力。目前，复旦大学上海医学院每年本科生、硕士生和博士生招生计划约为 750、 950 和 850 人。2019 年 9 月，本科生、硕士生和博士生在校生数分别为 4 148、 2 899 和 2 731 人。一流本科教育是“双一流”建设的重要基础，一流研究生教育是“双一流”建设的突出特征，肩负着培育高素质创新人才、打造一流导师队伍、构建一流学科专业、产出一流研究成果和提供一流社会服务的使命与任务。本文重点阐述“双一流”建设背景下医学研究生教育改革的思路与实践。

一、以一流为目标的医学研究生教育改革思路

1. 研究生教育改革的总体思路

以习近平新时代中国特色社会主义思想为指导，贯彻落实《学位与研究生教育发展“十三五”规划》精神。《学位与研究生教育发展“十三五”规划》明确指出：研究生教育作为国民教育体系的顶端，是培养高层次人才和释放人才红利的主要途径，是国家人才竞争和科技竞争的重要支柱，是实施创新驱动发展战略和建设创新型国家的核心要素，是科技第一生产力、人才第一资源、创新第一动力的重要结合点。没有强大的研究生教育，就没有强大的国家创新体系。要发挥研究生教育的引领支撑作用，立足中国国情，把研究生教育作为一流大学和一流学科建设的重要内容，推动高水平大学开展各具特色的研究生教育综合改革，建立与世界一流大学、一流学科相适应的研究生教育质量标准，以提升整体质量为中心，加快完善研究生教育制度。表 17－1 列出了一流研究生教育建设计划、未来科学家计划、研究生导师能力提升计划、课程体系及案例库建设和研究生学术交流平台建设等重大改革项目。

表 17－1 《学位与研究生教育发展“十三五”规划》重大项目

项目名称	项目内容
一流研究生教育建设计划	按照《统筹推进世界一流大学和一流学科建设总体方案》及其实施办法的要求，坚持中国特色、世界一流，以支撑国家战略、服务发展需求为导向，以学科为基础，以研究生培养机制改革为重点，建设世界一流大学和一流学科，着力提升研究生培养水平和质量，提升科技创新水平，打造一流导师队伍，形成一批研究创新中心，使一批高校的研究生教育水平达到或接近国际一流，打造我国高水平研究生教育基地
未来科学家计划	培养国民经济和社会发展重点领域急需紧缺专门人才，充实国家未来科学家后备队伍。国家留学基金委实施未来科学家项目，面向国家急需、薄弱、空白和关键领域，聚焦现代科技尖端、前沿领域，每年选

（续表）

项目名称	项目内容
	派一批科研潜质突出的博士研究生到国外顶尖、一流大学和科研机构学习、研究，有针对性地培养一批顶尖创新人才、领军人才和大师级人才；实施其他公派研究生项目，支持具有科研潜质的研究生出国留学、访学。鼓励支持部属高校统筹使用基本科研业务费等资金，自主设立未来科学家计划项目，支持品学兼优且具有较强科研潜质的在校研究生开展自主选题的创新研究工作，重点资助具有创新潜力的博士生开展基础性、战略性、前沿性科学研究和共性技术研究
研究生导师能力提升计划	国家留学基金委实施博士生导师短期出国交流项目，选派有学生的博士生导师赴国外进行 1 个月的短期交流，加强导师对派出学生在外学习的检查和指导；实施西部地区人才培养特别项目，每年选派西部 12 个省、市、自治区及新疆生产建设兵团地方院校的教学科研骨干（包括研究生导师）出国访学，缩小东西部地区导师水平差距，支持西部急需人才培养需要；实施其他公派教师、学者项目，大力推进研究生导师出国访学。依托“高等学校青年骨干教师国内访问学者”项目，选派研究生导师到国内高水平大学和科研机构访学。支持高校研究生导师到企业或相关行业单位交流学习，提高实践教学能力；鼓励企业导师到高校学习培训、合作开发课程，提高学术指导能力
课程体系及案例库建设	将课程体系建设纳入研究生教育综合改革。充分发挥课程体系、案例库在知识传授、技能训练和品格塑造等方面的作用。鼓励各培养单位整体建设和优化符合教学规律、突出学习成效的模块化、系统性、多元化课程体系。支持培养单位开展案例教学，整合案例资源，完善信息化支撑平台，建设专业学位案例库和教学案例推广中心，逐步建立起具有中国特色、与国际接轨的案例教学体系，实现案例资源共享、师资共享、学术成果共享和国际合作资源共享
研究生学术交流平台建设	支持学位授予单位开展研究生学术交流，拓宽学术视野，激发创新思维，提升培养质量。通过“学校自筹、政府奖补、社会参与”的多元化投入方式，建立健全研究生学术交流机制，鼓励高校与行业、学（协）会、企业合作，通过举办博士生学术论坛、开设研究生暑期学校、开设短期工作坊；以及建立博士生国内外访学制度，搭建多层次、多学科研究生学术交流平台

2. 医学研究生教育改革新思路

当前，我国正处于全面建成小康社会的关键时期，习近平总书记在 2016 年 8 月召开的全国卫生与健康大会上明确指出：没有全民健康，就没有全面小康。

没有强大的医学研究生教育，就没有强大的全民健康体系。医学研究生教育要坚持立德树人，突出人才培养的核心地位，分类推进培养模式改

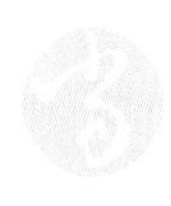

革，着力培养具有历史使命感和社会责任心、富有创新精神和实践能力的高素质人才。一方面要加强科学学位医学研究生创新能力培养。科教结合，健全完善博士研究生培养与科学研究相结合的培养机制，强化问题导向的学术训练，围绕国际学术前沿、国家重大需求和基础研究，着力提高博士研究生的原始创新能力；交叉融合，鼓励跨学科、跨机构的研究生协同培养，紧密结合国家重大科学工程或研究计划设立联合培养项目，与国际高水平大学和研究机构联合培养研究生。另一方面要医教协同，加强医学专业学位研究生实践能力培养。国务院办公厅《关于深化医教协同进一步推进医学教育改革与发展的意见》提出，到 2020 年，要基本建立以“5 + 3”（5 年临床医学本科教育 + 3 年住院医师规范化培训或 3 年临床医学硕士专业学位研究生教育，即“5 + 3”模式）为主体、以“3 + 2”（3 年临床医学专科教育 + 2 年助理全科医师培训）为补充的临床医学人才培养体系，公共卫生、药学、护理、康复和医学技术等人才培养协调发展的人才培养目标。要依据医科学科背景和职业领域的任职资格要求，分类改革课程体系、教学方式、实践教学，强化与医学职业相关的实践能力培养。充分发挥行业企业和专业组织的作用，健全分类评价体系，促进医学专业学位与专业技术岗位任职资格的有机衔接。

二、以一流为目标的医学博士学位授权一级学科建设

研究生科研创新和实践能力的培养，离不开一流的学科环境。经国务院学位委员会第二十八次会议审议批准，教育部颁布的《学位授予和人才培养学科目录（2011 年）》，适用于硕士及博士的学位授予、招生和培养，并用于学科建设和教育统计分类等工作。

1. 一流的科研平台建设

复旦大学上海医学院现有国家老年医学临床医学研究中心、国家放射与治疗临床医学研究中心、国家儿童医学中心和医学神经生物学国家重点实验室；57 个国家临床重点专科；5 个教育部重点实验室（医学分子病毒

学、代谢分子医学、智能化递药、公共卫生安全，以及癌变与侵袭原理）；9个国家卫生健康委员会重点实验室（糖复合物、抗生素临床药理、手功能重建、卫生技术评估、医学分子病毒学、听觉医学、近视眼、病毒性心脏病和新生儿疾病）；8个上海市重点实验室（周围神经显微外科、医学图像处理与计算机辅助技术、器官移植、女性生殖内分泌相关疾病、视觉损害与重建、乳腺肿瘤、出生缺陷防治和老年医学临床）。

在上海市财政的大力支撑下，复旦大学上海医学院正在建设8个与研究生培养相关的科研技术支撑和服务共享平台（表17－2）。

表17－2　研究生培养相关科研技术支撑与服务共享平台建设

建设内容	具体实施内容
系统生物医学功能性平台	1. 功能蛋白质组学分析平台； 2. 多维度基因组学和单细胞分析平台； 3. 代谢组学技术分析平台
分子细胞生物学与神经科学及病理形态诊断分析研究平台	1. 分子细胞生物学平台； 2. 神经科学及病理形态诊断分析研究平台
结构与功能和影像研究平台	1. 结构生物学与功能研究平台； 2. 多功能生物医学影像分析平台
转化医学研究平台	1. 器官芯片与微组织工程平台； 2. 生物医药研发平台； 3. 细胞治疗和免疫治疗平台
生物信息、智能化网络和大数据平台	多中心临床数据（“干库”）与样本（“湿库”）资源库共享协作平台、生物医学大数据及其分析决策平台
病原体发现、研究与临床转化研究和生物安全平台	1. 病原微生物资源样本库平台； 2. 大规模高通量测序平台； 3. 大数据分析平台； 4. 临床决策平台； 5. 生物安全-公共卫生平台； 6. 同位素实验技术、放射诊疗质控与辐射生物安全平台
药物筛选与工程化、临床GCP评价平台	1. 现代药物筛选与工程化平台； 2. 临床GCP评价平台
实验动物技术支撑和服务平台	实验动物净化、行为分析、影像、生化分析、辐照、代谢分析、病理、药物代谢和毒性研究平台

2. 一流的学位授权点建设

复旦大学上海医学院的临床医学、基础医学、中西医结合和药学 4 个学科入选国家“双一流”建设学科；基础医学、公共卫生与预防医学和中西医结合 3 个学科入选上海高峰学科建设计划。在第四轮全国一级学科评估中，基础医学、临床医学、公共卫生与预防医学、药学和中西医结合等 5 个学科获评 A 类；在 ESI 学科领域排名中，生物学与生物化学、分子生物学与遗传学、药理学与毒理学、临床医学、神经科学与行为学、微生物学和免疫学等7个与医学相关的领域进入世界前 1%，其中药理学与毒理学、临床医学进入 ESI 前 1‰。

在上海市财政的大力支撑下，复旦大学上海医学院正在推进基础医学、临床医学（表 17－3）、公共卫生和预防医学（表 17－4）、中西医结合和药学等一级学科学位授权点建设。

表 17－3 临床医学一级学科学位授权点建设

项目名称	项目内容
临床医学交叉特色人才培养创新计划	设置若干学科交叉人才培养项目；资助交叉学科博士生开展创新研究；建设若干门学科交叉课程；完善交叉学科人才培养体制机制
临床医学创新人才队伍建设	研究型医师队伍建设；临床专职科研队伍建设
临床医学交叉研究院建设	主要有：①癌症攻关交叉研究院；②重大脑疾病研究与转化医学研究院；③心脏医学与泛血管交叉研究院；④代谢疾病临床交叉研究院；⑤临床感染防控与耐药精准诊治研究院；⑥全生命周期健康研究院；⑦老年医学与健康研究院；⑧健康中国视角下循证护理创新研究院；⑨健康医疗大数据与智慧医疗研究院；⑩健康医疗装备制造研究院
临床研究能力提升计划	多中心临床研究项目；临床前沿新技术新方法；新药研发项目
国际化与国际合作交流	通过开展国际合作、参加国际重要学术论坛、资助青年人才国外培训等多种方式，提高临床医学学科整体的国际话语权，增强临床医学学科的国际影响力

表 17-4　公共卫生与预防医学一级学科学位授权点建设

项目名称	项目内容
人才培养	1. 公共卫生卓越人才培养计划：核心课程建设，与国外高校合作开办暑期学校，建设思政课程、实训基地和示范化教学基地，建立仿真实验室教学平台； 2. 长学制“4+2多语优才”公共卫生人才培养计划：培养具有多国外语能力、跨文化交流、国际视野与合作能力的新时代全球化公共卫生人才，为“一带一路”、国别区域研究、全球卫生治理和国际卫生政策培养急需的懂外语、懂专业的卫生技术人才和管理人才，为国家和国际组织输送从事公共卫生领域的高素质国际化复合型人才
高水平师资队伍建设	加强高端师资引进培养，培育创新团队，建设战略性创新团队
高水平研究平台	1. 生命全程健康管理； 2. 重大传染病及慢病防控技术与转化； 3. 环境与健康：大气污染与健康、水体污染与健康、职业风险评估与防控预警、食品安全与营养干预； 4. 健康风险预警防范：重大疾病、妇幼人群、老年人群和医疗服务体系等领域； 5. 全球健康支撑：设立复旦大学与亚非国家合作的全球健康种子基金、设立复旦大学与亚非及发达国家合作的全球健康融合发展基金，全球卫生网络论坛
高水平研究院	1. 队列与精准预防研究院：家系队列、跨代队列和双生子队列； 2. 疫苗与疾病预防研究院：覆盖疫苗全生命周期的研究平台、现代交通载具疾病防控技术研发平台、环境及人群抗生素耐药研究平台； 3. 人群暴露组学研究院：空气污染与健康暴露组学研究平台、水与健康暴露组信息化研究平台、重点化学物暴露组学研究平台和食品安全与营养暴露组研究平台； 4. 健康中国研究院：健康中国资政研究基础数据平台（对接健康生活、健康服务、健康保障和健康产业等建设版块）、健康中国管理决策精品案例库和健康中国资政平台（围绕公共卫生和医疗服务体系优化、区域卫生规划、医院管理、健康教育健康促进、健康产业、健康保障和卫生监督等领域，形成20个精品案例和8本著作）； 5. 全球健康研究院：推进建设全球健康海外教学研究基地，设立全球健康视野拓展项目与全球健康能力素养培育项目，改进全球健康培训教程，建设针对国内的全球健康培训体系
国际联合科教中心和实验室	1. 复旦大学-约翰斯·霍普金斯大学公共卫生联合科教中心：重大疾病防治与国际卫生政策合作研究； 2. 复旦大学-范德堡大学联合实验室：肿瘤与心脑血管疾病防治合作研究； 3. 复旦大学-加州大学洛杉矶分校公共卫生联合科教中心：艾滋病、恶性肿瘤、生物反恐合作研究； 4. 复旦大学-加州大学洛杉矶分校公共卫生联合科教中心：艾滋病与恶性肿瘤教学培训项目

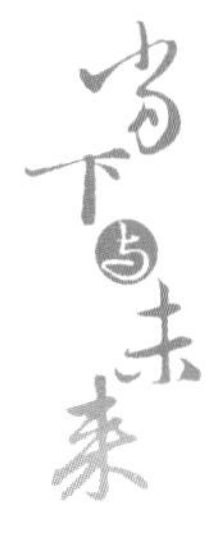

三、以一流为目标的医学研究生教育改革探索

近年来，复旦大学上海医学院围绕研究生教育改革发展战略目标，着眼于提高研究生教育质量和增强可持续发展能力，以加强关键领域和薄弱环节为重点，完善激励和引导机制。

在上海市财政的大力支撑下，复旦大学上海医学院正在组织实施“一流医学研究生教育引领计划”项目（表17－5）。

表17－5　复旦大学“一流医学研究生教育引领计划”项目

《学位与研究生教育发展“十三五”规划》重大项目	复旦大学“一流医学研究生教育引领计划”项目
一流研究生教育建设计划	1. 以“立德树人”为根本，建立健全“三全育人”长效机制：落实“立德树人”的根本任务，以培养具有“国家意识、人文情怀、科学精神、专业素养、国际视野”的复合型人才为导向； 2. 一流学科“人才培养”个性化建设：创新型基础医学人才培养体系建设、公共卫生卓越人才培养计划、高水平药学研究创新型人才培养、卓越护理学研究生培养体系建设
未来科学家计划	实施“新医科”高水平人才培养创新计划：本科-硕士-博士一体化贯通式课程体系建设，医学未来学者培育计划，基础学科未来科学家培育计划，公共卫生本科-硕士贯通“多语优才”计划，本科生-研究生一体化高层次临床药学人才培养模式改革，“Med－X”学科交叉人才培养模式创新
研究生导师能力提升计划	构建全方位、全进程拔尖人才培养质量保障和监督体系：导师队伍建设和指导能力提升计划、构建高水平医学人才培养质量保障和监督体系
课程体系及案例库建设	实施“医教协同”人才培养模式创新计划：“5＋3”专业学位人才培养质量保障体系建设项目、“5＋3＋X”专业学位人才培养模式创新计划、紧缺专业和医学急需人才培养项目
研究生学术交流平台建设	高水平拔尖医学人才培养国际化水平提升计划：医学生海外交流拓展计划、医学生国际化课程体系建设

复旦大学医学研究生教育改革探索获得多项国家级教学成果奖。“基

于健康中国需求的创新人才培养机制探索与实践”获2018年国家级教学成果二等奖，“以健康为中心的公共卫生硕士培养模式的创新探索”获2018年中国研究生教育成果二等奖，“基于国际视野的高素质创新型护理人才培养模式的探索”获2017年全国医药学研究生教育成果一等奖。

复旦大学医学研究生教育改革也大大促进了“双一流”建设。研究生是科学研究的生力军，2017—2018年，复旦大学医科共获得国家自然科学基金各类项目资助885项、其他各类国家重大科研攻关项目38项，科研经费到款总数为13.54亿元；累计发表SCI收录论文5 438篇，获各类科技奖项100项；新增申请专利938项、授权专利529项，签订专利成果转让合同9个，总合同金额近亿元。2019年获国家自然科学基金项目461项，其中重点项目13项。公共卫生学院2015级直升博士研究生刘聪作为阚海东团队骨干成员，于2019年以第一作者身份在《新英格兰医学杂志》上发表研究成果论文；华山医院运动医学专业2017级博士研究生孙亚英获2019年第十四届中国大学生年度人物提名奖、第五届中国“互联网+”大学生创新创业大赛全国总决赛铜奖。

以复旦大学上海医学院基础医学一级学科为例，研究生参与导师课题组，产出一流学术成果，成果转化服务需求。研制出国际上首个治疗性乙肝疫苗“乙克”；与中国疾病预防控制中心联手鉴定全球首例人感染H7N9毒株；在国际上首次提出“基于病毒进入抑制剂的蛋白类病毒灭活剂”的概念，并成功研制出可阻止人类免疫缺陷病毒（human immunodeficiency virus，HIV）、严重急性呼吸综合征（severe acute respiratory syndrome，SARS）冠状病毒等病毒的抗体；在国际上率先发现乙酰化对代谢酶的调控机制及其在肿瘤代谢中的重要作用；在恶性肿瘤早期诊断和筛查方面取得重大突破，使肝癌、肺癌等5种高发恶性肿瘤的诊断准确度超过86%。获得“全国高校黄大年式教师团队”称号的病原微生物团队，成功研发出治疗高危人乳头瘤病毒（human papilloma virus，HPV）感染预防宫颈癌的产品，应用于全国数百家医院，2016年市场终端销售额超过 3 亿，2018 年发明专利授权转让到账金额 1 345 万元，形成了良好的成果转化示范效应。“钟扬式”好党员宋志坚教授领衔的医学图像处理与计算机辅助手术团队，将古老的人体解剖学与人工智能技术相结合，成功研制出全国首个具有自主知识产权的神经手术导航系统。这套具有“中国芯”的神经手术导航系统能使肿瘤切除率提高 86.7%，术后并发症降低 12.1%，成功打破了国外公司的技术垄断，为国家节省了数亿元的医疗器械购置费。拥有亚洲最大规模病理标本库的病理学系，将数字化病理技术和“互联网+”结合，搭建了“云病理”诊断平台，为远在千里之外的云南永平、贵州毕节、新疆喀什等地病患提供精准的远程病理会诊，降低了患者的医疗成本，免除了患者求医问诊的奔波之苦。

建设世界一流大学和一流学科就是要培养出服务国家需要、推动科学进步、适应全球化竞争的高层次人才，新时代、新使命、新任务，高水平的研究生教育是建设世界一流大学的重要支撑。可以预见，随着全国研究生教育大会的召开和“双一流”建设计划的深入实施，研究生教育将会与世界一流大学建设、世界一流学科建设更加紧密地联系起来。复旦大学上海医学院将以服务国家卫生事业战略和社会需求为先导，遵循现代医学发展趋势及自身规律，进一步深化改革和发展，打造“中国特色、世界一流”的高质量医学研究生教育，培养创新型、应用型、复合型高水平拔尖医学人才，为全面建成小康社会、实现“中国梦”提供强大的人才和智力支持。

（来源：《中国卫生资源》2019 年第 22 卷第 6 期）

第十八章

基于健康中国需求的创新人才培养机制探索与实践

随着医学模式转变为“环境-社会-心理-工程-生物”模式，卫生工作也从“以治病为中心”转变为“以人民健康”为中心。研究生教育是培养创新人才的主要途径，然而却存在着与社会发展不相适应的问题。一方面，传统博士招生选拔制度存在初试权重过大、复试流于形式和导师自主权缺失的现象，难以充分考察研究生的科研创新能力和专业学术潜质；另一方面，传统研究生培养以单一学科导师为主，多学科交叉融合和协同创新不够，研究生参加高水平科研机会不多，解决前沿科学问题能力不强，国际视野和国际竞争力不足。

近年来，复旦大学承担了 20 余项来自教育部和上海市的研究生教育改革创新项目。针对上述问题，经过理论研究和实践探索，试点博士生“申请-考核”制，推进招生制度改革，考察研究生的创新能力和研究潜力，提高生源选拔质量；探索创新人才“交叉融合”培养机制，以学科建设为基础，推进科教结合和医教协同，拓展国际合作和国际视野。科教结合，以一流学科、一流师资和重大科研项目支撑学术性博士研究生创新能力培养；医教协同，深化应用性博士研究生教育改革；交叉融合，发挥多学科优势培养复合型高层次人才。

一、 推出“七项改革举措”

1. 以“立德树人”为根本，建设学风

2007 年，复旦大学实施研究生培养机制改革，以“立德树人”为根

本。把科学道德和学风教育纳入研究生培养的各个环节。加强新生入学教育，由院士和知名教授组成专家宣讲团，从科学精神、科学道德、科学伦理和科学规范等不同角度对新生开展主题教育活动；将“医学科研道德概论”列为博士生必修课；2004 年开始对所有博士论文实施双盲评审。开展社会实践和志愿者活动，临床博士医疗服务团先后赴甘肃酒泉、安徽六安、云南永平等老少边穷地区义诊；“智爱为艾”志愿者，为受艾滋病影响的孩子进行远程视频青春期教育。

2. 以“申请-考核”制为突破，优化生源

为提高博士研究生选拔质量，2000 年起，复旦大学试行两院院士和杰出教授自主选拔和招收博士生。2007 年，复旦大学医科率先开展博士生“申请-考核”制改革，将重点放在人才选拔标准、材料审查、综合考核和制度保障设计，建立科学有效的人才选拔方法，全面深入地考查申请人素质和能力，选拔出综合素质优秀、创新潜质突出、学术兴趣浓厚的博士研究生。一方面把博士招生的关注点，从书面考试成绩转向对考生实际科研能力的考察；另一方面，把生源具体选择权下放给院系学科和导师（表 18－1）。此外，还通过“引进来”（暑期夏令营）和“走出去”（招生宣讲）等方式，吸引优质生源。

表 18－1　复旦大学博士生“申请-考核”制评审指标体系

一级指标	二级指标
既往学习背景	1. 本科就读学校； 2. 硕士研究生就读学校； 3. 英语水平； 4. 海外学习和（或）培训经历
获奖情况	1. 本科和硕士研究生期间成绩及奖学金； 2. 参加社会实践及学术活动获得奖项
硕士论文及近 3 年发表论文	1. 硕士学位论文及期刊论文； 2. 近 3 年作为主要完成人承担的科研项目； 3. 专利、论著、成果（与承担科研项目相关）

（续表）

一级指标	二级指标
博士阶段科研计划	立题依据和科学价值、研究内容与方法
专家推荐意见	推荐专家应具备本学科或相近学科副高以上职称

3. 以“学科建设”为基础，科教结合

• 设立重点学科研究生科研资助计划

复旦大学医科具有3个一级国家重点学科、12个二级国家重点学科、1个国家重点实验室、5个教育部重点实验室、9个卫生部重点实验室和9个上海市重点实验室。2009年和2011年，复旦大学先后启动“‘211三期’和‘985三期’重点学科/重点实验室优秀博士生科研资助计划”。医科项目数从第一批的14个项目增加到2013年的40个项目，获得经费也从70万元增加到200万元。

• 促进研究生参加高水平科学研究

对在岗院士、长江特聘、国家杰青，以及承担国家重大科研项目的高层次师资单列博士生招生计划。促进研究生参与国家重大基础研究、重大科技专项、重大咨询项目和国际合作专项等高水平科研项目，培养从事科学研究的志趣，学会科学研究方法，形成科学研究基本素养。复旦大学医科在2012—2016年，就承担了39项国家科技重大专项、57项“973计划”、17项“863计划”、8项国家科技支撑计划、9项国际科技合作专项和近2 000项国家自然科学基金。

4. 以“协同联合”为机制，培养专博

• 医教协同，深化“5+ 3+ X”临床医学博士培养改革

2014年“我国临床医学教育综合改革的探索和创新——‘5＋3’模式的构建与实践”获得国家级教学成果特等奖。在此基础上，上海市将“5＋3＋X”（临床医学博士专业学位教育与专科医师规范化培训结合）列为与国家卫生和计划生育委员会“共建”重点工作之一。2014年以

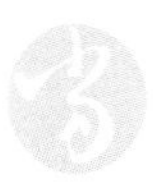

来，复旦大学作为组长单位率先启动“5+3+X”培养改革，获上海市专项经费220万元，累计招生200余人。2017年复旦大学首批“5+3+X”研究生已完成专科培训，获得了博士毕业证书和学位证书。

- 联合培养，开展“生物与医药领域”工程博士试点

2012年，复旦大学作为全国25所首批被国务院学位委员会批准开展工程博士试点的高校之一，在生物与医药领域招收4位工程博士，对接“艾滋病和病毒性肝炎等重大传染病防治”国家重大科技专项，是长三角地区首批试点高校中唯一在“生物与医药领域”开展工程博士试点的高校。2013年复旦大学与中国医药工业研究总院联合招收工程博士，对接新药创制国家重大科技专项，每年单列招生计划12人。

- 本科-博士连读，探索“临床药学”博士生培养模式改革

2009年起，复旦大学在药学一级学科下自主设置临床药学方向，探索将临床药学本科和研究生教育贯通的临床药学人才培养模式。迄今已有7届学生共78人从药学专业转入临床药学专业学习，其中10余人通过直升博士生方式攻读临床药学博士学位（“4+4”本科-博士连读）。这样的培养方式类似美国Pharm. D培养，但又弥补了其“重实践轻科研”的不足，得到了教育部和国务院学位办的肯定。

5. 以“FIST课程”为补充，夯实基础

复旦大学通过修订研究生培养方案，完善课程体系，改革教学方式，不断增强科学学位研究生课程内容前沿性。作为现行课程体系的重要补充，2013—2016年，复旦大学开设了259门FIST（Fudan intensive summer teaching）前沿课程，如医学实验研究及论文的撰写与发表、生物医学研究伦理学、医学表观遗传学、肝脏生物学病理学及免疫学前沿等。

FIST课程采取“集中授课、夏季为主、聘请名师、对外开放、计算学分”的方式，突破学科壁垒，注重专家授课与学术讨论相结合，不仅邀请国内外优秀专家开设学术前沿课程，还设立与之配套的研讨课程。如“新发与再现传染病的研究前沿与展望”，从新型病原体发现与检测、新

发与再现传染病发病机制、特异性抗感染药物和疫苗研发等角度，系统深入地讲授该领域的研究进展和国际前沿，要求研究生完成研究计划和参加模拟答辩。

6. 以“学科交叉”为抓手，融合发展

复旦大学以“学科交叉”为抓手，创新学科组织模式，建立了生物医学研究院（2005 年）和脑科学研究院（2006 年）两个多学科交叉实体平台，并分别于 2012 年和 2013 年获得上海市交叉学科研究生拔尖人才培养专项资助（各 50 万元）。

生物医学研究院在基础医学下自设二级学科“医学系统生物学”，注重在学科交叉融合环境中培养研究生原始创新能力。导师团队和任课教师中既有葛均波院士等来自附属医院的专家，也有闻玉梅院士等来自基础医学、生物学和化学等学科的教授，还有施扬、熊跃和管坤良等名家（表 18－2）。

表 18－2　2017 年复旦大学医学系统生物学研究方向及导师

研究方向	招生导师
01 微生物、病毒持续感染的组学基础及分子诊断	张晓燕、徐建青、袁正宏、陆豪杰
02 缺血性心脏病的分子发病机制及防治	邹云增
03 表观遗传医学	于文强、马端、石雨江、蓝斐、施扬
04 代谢通路调控和分子与细胞生物学	刘杰、雷群英、叶丹、管坤良、余发星、熊跃
05 干细胞定向分化的分子机制及临床应用	孙凤艳、文波、汤其群
06 肿瘤和肿瘤转移的分子机制及其组学研究	胡维国、李大强
07 疾病蛋白质组学和糖组学	杨芃原、陆豪杰、顾建新
08 生物信息学	杨芃原、刘雷

脑科学研究院在神经生物学、生物物理学、药理学、中西医结合、神经病学、眼科学和外科学等多学科专业联合招收培养研究生。课程设置涵盖脑科学领域内的基础知识、学术前沿和先进实验技术，由来自神经生物学、分子生物学、药理学、神经病学、精神病学、基因组学、遗传学和生物工程技术等学科的教师团队授课。

7. 以“国际合作”为途径，拓展视野

- 联合培养

鼓励通过国际合作科研项目与境外高水平大学联合培养博士研究生。2007 年是国家“建设高水平大学公派出国研究生”项目设立的第一年，复旦大学医科就选拔了 40 余名博士生去国外著名大学进行联合培养。

- 国际访学

2009 年起复旦大学设立“博士生国际访学”计划。2012—2016 年，复旦大学医科 150 余名博士生赴美国哈佛大学、耶鲁大学、哥伦比亚大学、斯坦福大学、约翰斯·霍普金斯大学、加州大学洛杉矶分校、杜克大学、美国国立卫生研究院和梅奥医学中心等进行了3～6 个月的短期国际访学。

- 来华留学

2012—2016 年，复旦大学医科接受了来自美国、加拿大、英国、澳大利亚和日本等40 多个国家的 200 余名留学生攻读学位。

二、彰显“四个一流成效”

高水平的研究生教育是建设世界一流大学的重要支撑，研究生教育质量不仅关系到高层次创新人才培养，也关系到大学科学研究的水平和潜力。一流的研究生在一流导师的带领下做一流的科研，才能构成一流的学科，进而建成一流的大学。

1. 提升质量，培养一流创新人才

2001 年以来，复旦大学已为社会培养、输送了 1 万余名医学研究

生。毕业生中有的已成长为教授、博导、长江特聘、国家杰青和各级学会主委；有的担任国家科技重大专项首席科学家、重大科研项目负责人；有的成为医学院校领导、二级学院和附属医院领导、临床科主任；有的在海外获得如哈佛大学、卡罗琳斯卡学院等一流大学教职；有的研究成果卓著，获得各级科技进步奖，在 *Nature*、*Cell* 顶尖期刊上发表论文；有的成为企业家，如盟科医药公司、富兰迪公司董事长，南京先声药业副总裁等；多位获评“优秀援疆干部”。

在 1999—2013 年的全国百篇优秀博士学位论文评选中，复旦大学医科共获评 17 篇全国优博论文和 20 篇全国优博论文提名，名列前茅（表 18－3）。

表 18－3　1999—2013 年复旦大学医学类全国优博论文名单

年份（年）	博士论文题目	博士生	导师
1999	不同粒径的柴油机排除颗粒物的潜在致癌性及其机制的研究	宋健	叶舜华
1999	谷氨酸载体在脑缺血及针刺抗脑缺血中的作用	晏义平	张安中
2000	肝癌细胞因子基因治疗的研究	贺平	汤钊猷
2001	臂丛神经根机能解剖的实验研究	陈亮	顾玉东
2001	针刺的抗脑缺血作用与氨基酸类递质及一氧化氮的关系	赵鹏	程介士
2001	福建省胃癌高发现场分子流行病学研究	蔡琳	俞顺章
2002	α 干扰素及其他制剂干预肝癌转移复发和肿瘤生长的实验研究	王鲁	汤钊猷
2002	G 蛋白偶联受体激酶介导的 δ 阿片受体磷酸化及脱敏的研究	郭骏	马兰
2003	乙型肝炎病毒复制性增强的机理研究	林旭	闻玉梅
2004	转移性人肝癌细胞模型的优化及转移机理探讨	李雁	汤钊猷
2005	肝细胞癌转移预测模型的建立及其转移相关基因的筛选	叶青海	汤钊猷

（续表）

年份（年）	博士论文题目	博士生	导师
2007	胶质细胞源性神经营养因子在大鼠神经痛及电针镇痛中的作用及其机制研究	董志强	吴根诚
2007	阳离子白蛋白结合聚乙二醇-聚乳酸纳米粒的脑内递药研究	陆伟	蒋新国
2010	免疫微环境与肝细胞癌复发转移及“免疫微环境分子预测模型”的建立与验证	高强	樊嘉
2010	湖沼地区血吸虫病高风险区域的空间分析及重点钉螺孳生地的探测	张志杰	姜庆五
2012	多肽介导的神经胶质瘤靶向给药系统研究	占昌友	陆伟跃
2013	抑制 p53 与 MDM2 结合的抗肿瘤多肽设计与靶向递送	李翀	陆伟跃

2. 原始创新，发表一流学术成果

迄今，复旦大学医科共获得 4 项国家科技进步一等奖、3 项国家自然科学二等奖、2 项国家技术发明二等奖，以及 10 余项国家科技进步二等奖。2012—2016 年，复旦大学医科获得国家技术发明奖和进步奖 6 项，教育部高校科学成果奖 22 项，上海市科学技术进步奖、自然科学奖等 50 项。博士生是科学研究的主力军，2010—2016 年复旦大学医科博士生发表影响因子 5 分以上的 SCI 论文就有 139 篇。

• 参与导师学术前沿课题，作为共同第一作者发表论文于国际顶尖期刊

生物医学研究院 2008 级博士生贾旭、2009 级博士生张静参与国家自然科学基金重点项目，首次发现一种由氨基糖苷类抗生素药物调控的新型“核糖开关”。成果在 2013 年发表于 *Cell*（影响因子 33.2 分）上。2008 级华山医院八年制博士生王天，提出并证实极体移植可有效阻断线粒体遗传病的传递，成果在 2014 年发表于 *Cell* 上，并入选“2014 年度中国科学十大进展”。2009 级生物医学研究院博士生胡璐璐和程净东，首次成功

解析了TET2蛋白的三维结构，报道了TET蛋白对3种DNA甲基化衍生物不同催化活性的分子机制。成果分别在2013年和2015年发表于*Cell*和*Nature*（影响因子41.5分）上。2014级生物医学研究院博士生冯睿芝，首次发现人类基因*TUBB8*的突变导致卵子减数分裂阻滞，成果在2016年发表于*New England Journal of Medicine*（影响因子55.9分）上。

- 参与国家科技重大项目，作为主要完成人获国家和教育部科技进步奖

2008级基础医学博士生陈捷亮作为"乙型肝炎病毒与Ⅰ型干扰素系统相互作用的新机制"的第三完成人，获2014年度教育部自然科学一等奖。2012级临床医学博士生朱侗明参与导师朱剑虹团队的国家重大研究计划项目"组织修复重建和细胞示踪技术及转化应用"，作为第十完成人获2014年度国家科技进步二等奖。

3. 同步发展，促进一流学科建设

- 一流导师队伍

复旦大学医科现有博士研究生导师629人，硕士研究生导师849人，其中两院（中国科学院和中国工程院）院士9人，长江特聘24人，国家杰青36人。

- 一流科学研究

2016年复旦大学附属华山医院被认定为国家老年疾病临床医学研究中心；2017年复旦大学获批国家儿童医学中心，复旦大学医科获得8个国家重点研发计划项目和409项国家自然科学基金项目资助（表18-4）。

表18-4 2017年复旦大学医科获批国家重点研发计划项目

项目名称	负责人	所在单位
华东区域自然人群队列研究	赵根明	复旦大学公共卫生学院
数字诊疗辐射生物效应及其评估新技术研究	邵春林	复旦大学放射医学研究所

（续表）

项目名称	负责人	所在单位
基于临床生物信息学研发慢性阻塞性肺病的个体化治疗靶标和新技术	王向东	复旦大学附属中山医院
国产溶栓药物治疗急性缺血性卒中安全性、有效性及卫生经济学研究	董强	复旦大学附属华山医院
PET-CT综合评价体系及培训体系的研究与实践	刘兴党	复旦大学附属华山医院
追踪调控神经感觉器干细胞促进听觉和前庭觉器官再生	李华伟	复旦大学附属眼耳鼻喉科医院
光学相干层析成像手术导航显微镜及青光眼手术应用	姜春晖	复旦大学附属眼耳鼻喉科医院
质子重离子新型放射治疗技术精准、实时评价技术研发	傅深	复旦大学附属肿瘤医院（上海质子重离子医院）

• 一流学科建设

在复旦大学进入ESI前1%排名的17个学科中，医科相关学科有临床医学、药理学与毒理学、生物与生物化学、神经科学与行为学、分子生物学与遗传学、环境与生态、免疫学和微生物学等。复旦大学医科参评2012年第三轮一级学科评估，排名均位列前八（基础医学位列第二，临床医学并列第二，中西医结合位列第三，公共卫生与预防医学并列第三，药学并列第五，护理学并列第八）。2014年，复旦大学基础医学、公共卫生与预防医学和中西医结合入选上海市高峰学科Ⅰ类和Ⅱ类建设。2017年，复旦大学基础医学、临床医学、药学和中西医结合入选国家“双一流”学科建设；公共卫生与预防医学、生物医学工程与精准医疗技术入选学校自主建设学科。

4. 服务需求，提供一流社会服务

• 服务“一带一路”，对口援疆

该项目获评“上海对口援疆建设崭新喀什”重点实事工程。2013年，复旦大学首创“喀什二院定向培养单考研究生班”，至今共招录52人，已毕业30余名，以临床医学为主，覆盖公共卫生、护理和药学。

2017 年 6 月 22 日，《文汇报》刊发题为“留下一支带不走的卫生队伍”一文，引用喀什二院研究生玛丽亚·玉苏甫（导师为中科院院士葛均波）的话来说是“如果我们以前是开汽车，那现在就是坐飞机”；用卫生领域科研的实践成果来说是“从走不出喀什到走向世界”。

• 服务“重大需求”，本科-研究生贯通

该项目获批 2014 年上海市生物医学工程硕士（医学物理方向）研究生培养实践基地（50 万元）。上海市质子重离子医院是国内首家、全球少数同时拥有质子和重离子两种治疗技术的医疗机构。2013 年，复旦大学首创生物医学工程硕士（医学物理方向）项目，面向物理学系和核科学与技术系本科生，采取推荐免试方式，本研阶段课程学分互认转换，每年单列招生计划 10 名，为上海市质子重离子医院定向培养具有医学、物理学和信息学交叉学科背景的应用型、复合型高层次人才。目前已有 3 届毕业研究生。2016 年 4 月 7 日，《中国科学报》刊发“复合型人才是怎么炼成的——复旦医科与非医学科交叉复合型人才培养改革侧记”一文，予以报道。

• 服务“全面二孩”，创建医联体

该项目获批 2012 年上海市儿科学学位点建设与人才培养（150 万元）。2014 年以来，复旦大学率先创建儿科妇产科医疗联合体，获得上海市儿科妇产科紧缺人才培养项目，单列招生计划并配套专项经费。2016 年 3 月，教育部网站报道了复旦大学通过儿科医联体助力儿科人才培养的具体实践。

综上所述，复旦大学在按照“5 + 3”模式培养合格临床医师的同时，培养目标聚焦“健康中国”和“双一流”建设重大战略需求；培养思路明确“服务需求”和“提高质量”两大核心任务；培养过程推进“科教结合”和“交叉融合”培养机制改革，协同人才培养、科学研究和学科建设发展，推进校内校外资源整合，对于实现“健康中国”和“双一流”建设均具有重要意义。

（来源：《中国卫生资源》2019 年第 22 卷第 6 期）

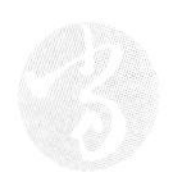

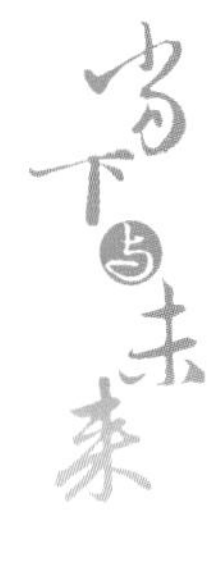

第十九章

公共卫生应急管理人才培养策略及路径分析

2020 年 3 月 1 日出版的第五期《求是》杂志发表了习近平总书记重要文章“全面提高依法防控依法治理能力　健全国家公共卫生应急管理体系”。文章引发了我们对推进应急管理体系和能力现代化建设的深入思考。一个强有力的应急管理体系建设，涉及顶层设计、制度保障、法治制约、产业发展和社会协同等方方面面，而最基础的应当是教育。教育为应急体系建设提供最根本的保障，核心是要培养能够处置各级别非常规突发事件的公共管理者和决策者，培养能够处置自然灾害、事故灾难、公共卫生和社会群体各类突发事件的专业人才。

“大健康视域下的医学人才培养‘组合拳’”一文，聚焦了医学人才培养 3 个方面的问题：①“完善重大疫情防控体制机制、健全国家公共卫生应急管理体系”，医学教育如何推进包括公共卫生人才培养模式改革的“卓越医生培养计划 2.0 版”；②“要鼓励运用大数据、人工智能、云计算等数字技术，在疫情监测分析、病毒溯源、防控救治和资源调配等方面更好发挥支撑作用”，“双一流”高校（尤其是新举办医学教育者）如何推出“新医科”人才培养模式改革；③“要健全科学研究、疾病控制、临床治疗的有效协同机制”，医学教育如何拓展临床医学八年制为包括基础医学、公共卫生、临床医学的“强医计划”。

本文在“大健康视域下的医学人才培养‘组合拳’”的基础上，重点围绕公共卫生应急管理人才的培养目标、培养学科专业设置、人才培养和科学研究、教育教学改革和服务社会需求等方面进行策略及路径分析。

一、围绕一个目标：健全国家公共卫生应急管理体系

近期，国家相关部委围绕科学防控和应对新发传染病疫情等重大突发公共卫生事件，致力于减轻其对我国经济社会的影响，完善国家治理体系和提升社会管理能力。在公共卫生应急管理人才培养和科学研究方面，推出了一系列重大举措（表 19－1）。

表 19－1　国家部委在公共卫生应急管理人才培养方面的相关举措

国家部委	相关举措
教育部研究生司/国务院学位办	开展设置“应急管理”二级学科调研，加紧完善应急管理相关学科建设
教育部高教司	在本科专业目录外新设“应急管理本科专业”（专业代码 120111T）
教育部人事司	在“长江学者奖励计划”中增设“重大突发公共卫生事件应急管理”等 2 个岗位
国家自然科学基金委员会	发布新发传染病疫情等公共卫生事件的应对、治理及影响专项（18 个项目）

公共卫生应急管理人才培养目标定位：围绕国家重大战略需求，提供服务“健全国家公共卫生应急管理体系”所需要的高层次紧缺专门人才。即培养具有宏观规划和微观组织能力，掌握各类风险发生规律、预警理论与方法，掌握应急时期社会经济各部门有效运行机制、疾病预防、检验检测和医疗救治协同一体，以及社会动员与宣传等能力，具备专业证据转化为决策和干预的能力，注重理论和实践相结合，能在经典应急管理理论基础上，充分考虑中国文化、政治等特色，发展中国特色应急管理理论，并在应急管理实践中起到一定领导作用的硕士和博士研究生。毕业生就业去

向主要是卫生健康委员会、疾病预防控制中心、应急局和高等学校等政府部门和事业单位，也可以应聘国内外大型企业的公共卫生应急管理岗位。

二、 双轮驱动机制：设立公共卫生应急管理学科专业

1. 在公共管理一级学科下设置“应急管理”二级学科

“应急管理”是一个涉及众多科学问题和知识体系的学科专业，具有多学科交叉融合、应用性和综合性较强等特点。其高层次人才培养需要由在医学、管理学、法学、理学、工学、文学和哲学等学科门类具有一定综合性实力基础的高校来承担。

复旦大学“应急管理”二级学科学位授权点如能获批，拟于 2020 年开展“公共卫生应急管理”研究方向的招生。在“十四五”规划期间，2020—2024 年每年招收学术型博士和硕士研究生各 5～10 人。

2. 在相关专业学位类别设立公共卫生应急管理方向

复旦大学公共卫生硕士专业学位起源于 1996 年的应用型公共卫生硕士培养（表 19 - 2）。目前，复旦大学的公共卫生硕士设置有疾病预防与控制、卫生事业管理、全球卫生、环境医学，以及妇幼与社区保健等专业方向，每年招生计划 100 人左右。2020—2024 年每年拟招收卫生事业管理（公共卫生应急管理方向）研究生 5～10 人。

表 19 - 2　复旦大学公共卫生硕士优秀毕业生（应急管理相关）

优秀毕业生	入学年份（年）	培养类别	工作单位	工作成绩
廖同学	1996	应用型公共卫生硕士	中国安全生产科学研究院	职业危害研究所副所长，获省部级奖励
陈同学	1996	应用型公共卫生硕士	上海市食品药品监督管理局	副局长，负责食品药品安全信息化建设、食品药品科技发展规划等
周同学	2005	公共卫生硕士	上海市黄浦区疾病预防控制中心	获 2008 年上海市卫生系统抗震救灾先进个人

（续表）

优秀毕业生	入学年份（年）	培养类别	工作单位	工作成绩
黄同学	2007	公共卫生硕士	上海市黄浦区疾病预防控制中心	获上海市对口支援都江堰市灾后重建先进个人
徐同学	2007	公共卫生硕士	上海市黄浦区疾病预防控制中心	市区级首席监督员，获2015年“上海市五一劳动奖章”
宋同学	2009	公共卫生硕士	上海市黄浦区疾病预防控制中心	获首届全国卫生监督技能竞赛个人综合奖一等奖
陈同学	2010	公共卫生硕士	上海出入境检验检疫局	获2017年上海“感动国检”十大人物提名奖
李同学	2012	公共卫生硕士	上海市疾病预防控制中心	获2017年突发中毒事件处置项目一等奖，2017年上海卫生应急技能竞赛专项表彰
孔同学	2014	公共卫生硕士	上海市普陀区疾病预防控制中心	获2017年上海市卫生应急技能竞赛突发传染病防控二等奖
……	……	……	……	……

三、三位一体联动：人才培养、科学研究和服务社会

1. 在科学研究中培养科学学位研究生

2020年2月，国家自然科学基金委员会发布了关于这次新发传染病疫情的应对、治理及影响的专项项目指南（表19-3），要求紧密围绕重大突发公共卫生事件的疫情防控应对与管理、治理机制、经济影响及对策，以及社会管理等4个研究模块，开展前瞻性、基础性、回顾性和实证性的联合研究。

2. 在服务社会中培养专业学位研究生

依托国家和地区重大任务，引导研究生以服务社会需求为导向进行公共卫生硕士论文选题（表19-4）。

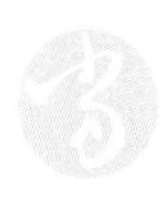

表 19-3　国家自然科学基金委员会专项项目指南

专项项目	具体内容
重大传染病疫情防控应对与管理	1. 重大传染病疫情传播的时空计量建模与风险预测； 2. 基于大数据的新发重大传染病监测、预警和应对； 3. 以医院为基础的新发重大传染病预警、应对和运营优化； 4. 重大突发公共卫生事件下的医疗资源供给与配置模式
重大突发公共卫生事件治理机制	1. 重大突发公共卫生事件下的全球卫生治理和国际合作机制； 2. 公共卫生体系与医疗服务和医疗保障体系的融合协同机制； 3. 重大突发公共卫生事件快速风险评估、决策支持和响应机制； 4. 公共卫生应急管理体系的国际比较和核心能力建设
重大突发公共卫生事件经济影响及对策	1. 重大突发公共卫生事件对我国经济高质量发展的影响及对策； 2. 重大突发公共卫生事件对对外贸易、跨境投资的影响及对外贸易和投资政策； 3. 重大突发公共卫生事件对重点产业和区域经济的影响及对策； 4. 重大突发公共卫生事件对产业供应链的影响及对策； 5. 重大突发公共卫生事件对中小企业的影响及对策
重大突发公共卫生事件社会管理	1. 重大突发公共卫生事件中的社会治理体系建设； 2. 重大突发公共卫生事件中的公共服务体系建设； 3. 重大突发公共卫生事件中的民生保障与社会救助； 4. 重大突发公共卫生事件下公众风险感知、行为规律及公众情绪引导； 5. 重大突发公共卫生事件中的舆情应对与治理

表 19-4　复旦大学公共卫生硕士学位论文题目（应急管理相关）

硕士研究生	入学年份（年）	学位论文题目
吴同学	2003	SARS 传播时期浦东新区 SARS 控制
平同学	2003	上海食品监督体制改革与效果评级
金同学	2004	上海市近 20 年主要传染病疫情特征及影响因素研究
孟同学	2005	上海地区输血传播病毒性疾病风险评估
郝同学	2006	上海港国际海员艾滋病相关知信行研究
王同学	2008	上海市闵行区公共卫生服务均等化实施策略研究

（续表）

硕士研究生	入学年份（年）	学位论文题目
苏同学	2010	上海市医院金黄色葡萄球菌抗生素耐药及消毒剂抗性研究
卓同学	2010	云南省德宏州艾滋病流行特征与 Spectrum/EPP 模型应用研究
王同学	2011	上海市某社区家庭医生制实施效果评价
王同学	2012	浦东新区腹泻患者气单胞菌流行特征及耐药性和毒力基因研究
张同学	2012	浙江省台州市和上海市闵行区 HIV 感染及耐药的分子流行病学研究
吴同学	2013	传染病症状监测的指标体系研究
王同学	2013	医患矛盾诱发因素中患者因素的研究
张同学	2014	苏州地区儿童侵袭性肺炎链球菌疾病流行病学特征研究
李同学	2015	男男性行为人群个体 HIV 感染风险评估工具的构建与应用研究
……	……	……

3. 公共卫生应急管理的理论和实践案例

以复旦大学吴教授课题组为例，近年来围绕保障城市公共卫生安全和预防控制重大疾病，注重将应急管理理论研究与突发公共卫生事件应急处置实践和应急技术开发相结合，成效显著。

- 公共卫生应急理论研究

2009 年在全国率先提出动态风险评估理念，针对传染病、公共卫生危险因素、伤害等突发事件领域进行风险识别和评估分析，甄别监测重点领域和重点风险，制定国家突发事件公共卫生风险评估管理办法及其技术方案，被广泛应用于上海世博会、世界游泳锦标赛、亚信峰会、亚运会和中国国际进口博览会等各类重大活动公共卫生安全保障。创新引领全国疾病综合监测模式，构建急性呼吸道感染综合监测网络、腹泻病综合监测网络，高站位布局全市传染病平战结合网络和疾病监测体系建设，提高监测预警能力，有效实现传染病防控战时的资源灵活调动和病床腾空机制。配套研发数据标准体系——“疾病预防控制数据标准体系研究与成果应用”（第一完成人）获上海市科技进步二等奖。

• 公共卫生应急处置实践

2009年成功阻击新型H1N1流感疫情。2013年在人感染H7N9禽流感疫情的极早期，快速启动应急处置，确定病原体，第一时间调查锁定活禽市场为感染来源，首先发现病毒“有限人传人”证据，提出暂停活禽交易和运输的循证建议，为市政府及时采取关闭活禽市场的防控策略提供令人信服的依据。世界卫生组织专家组给出了“及时、高效、专业”的高度评价，被国际同行称为突发公共卫生事件防控的全球典范。“以防控人感染H7N9禽流感为代表的新发传染病防治体系重大创新和技术突破”（主要完成人）获国家科技进步特等奖。

• 公共卫生应急技术开发

2008年主持启动上海市公共卫生应急保障技术储备体系建设，利用先进设备和科研成果构建针对不同病原体筛检、不同化学物毒性检测的应急科研实验平台，创新应用新技术、新方法构建了覆盖我国95％以上肠道和呼吸道传染病病原体的组合检测技术体系，能“快、准、全”地检测各类新发再发传染病病原体；首创“症状-疾病-病原三维立体检测技术”，实现肠道病原体的快速综合诊断和应急检测；构建了全国覆盖项目最多、能力最强的理化检测与毒性鉴定技术平台，在历次突发公共卫生事件应急处置中发挥了坚实的技术支撑作用。“呼吸道病原体高通量快速组合检测技术及现场应用”（第一完成人）获上海市科技进步一等奖。2010年主持研发建立了集信息收集、综合分析、实时预警和应急处置为一体的大型活动公共卫生安全保障综合监测预警系统，将动态风险评估方法、数据元标准、多症候群引入监测系统，提高了监测的敏感性、特异性和预警的准确性。“大型活动公共卫生安全保障监测预警系统：世博园区的实践”（第一完成人）获上海市科技进步二等奖。

4. 4项教改举措：培养方案、课程教材建设、实践平台和论文选题

• 创新制定培养方案

以应急管理理论为基础、以应急管理相关法律法规和应急预案为核心、以提高应急处置和安全防范能力为重点制定培养方案。培养能系统掌握公共卫生应急管理理论知识体系，能够在各级政府应急管理部门和企事业单位从事公共卫生应急管理实际工作与科学研究，具备应对突发性事件的基本心理素质、处置能力与知识结构，具备在常规性风险管理与突发性应急管理工作中，为政府及其他各类社会组织编制应急预案、社会舆情分析、风险评估、组织协调应急行动、处置突发事件和管理灾后恢复等工作能力的公共卫生应急管理人才。

• 加强课程教材建设

在研究生课程设计和教材建设方面，政治理论课和外国语要求按照教育部统一规定，根据培养目标，设立学位专业课、专业选修课和跨一级学科选修课，加强课程教材建设（表19－5）。2020年拟启动“中国突发公共卫生事件应急处置案例库”项目建设，目标是建成国内最为系统、规范和科学化的大型公共卫生应急管理研究生教学案例库。

表19－5　复旦大学公共卫生硕士课程和教材建设（应急管理相关）

计划	课程设计	教材建设
已完成	卫生法学 卫生政策学 卫生事业管理学 卫生统计学 医院管理学 社会医学 运筹学 传染病流行病学 生物恐怖 改变世界的流行病	现场调查技术 流行病学基础 卫生统计学方法 卫生经济学 毒理学基础 营养与食品安全 医院管理理论与方法 核（放射）突发事件应急处置 世界重大灾害事件记事 化学物急性中毒救治与监控

（续表）

计划	课程设计	教材建设
拟进行	公共卫生应急管理理论 公共卫生应急管理实践 公共卫生应急管理法制 应急管理和舆情分析 应急管理和信息化 应急管理和风险评估	中国特色公共卫生应急管理理论 中国特色公共卫生应急管理实践 舆情分析和公共卫生应急管理 应急管理和风险评估、治理与政策 公共卫生危机管理与信息化 应急管理和医学伦理

- 拓展育人实践平台

发挥综合性大学多学科交叉融合优势，拓展育人实践平台，建立“复旦大学公共卫生应急管理中心”。中心以上海医学院为主体，包括公共卫生学院、管理学院、社会学院、法学院、新闻学院、哲学学院和大数据研究院等，多学科领域交叉融合开展理论研究。以上海市卫生和健康发展研究中心、上海市疾病预防控制中心和复旦大学浦东卫生发展研究院为实践基地，进行理论验证和应用研究。依托世界卫生组织健康城市合作中心和复旦大学全球健康研究所，开展国际间比较研究和交流合作，同步对接国际平台，促进国际交流与合作，分享公共卫生应急管理的中国故事，发挥国际智库作用，提供中国解决方案。“复旦大学公共卫生应急管理中心”纳入“十四五”发展规划建设，目标是逐步建成上海（2021 年）、长三角（2022 年）和世界卫生组织（2024 年)公共卫生应急管理中心。

- 选题服务重大需求

（1）公共卫生应急管理的选题领域：习近平总书记在中央全面深化改革委员会第十二次会议上的讲话中指出，“既要立足当前，科学精准打赢疫情防控阻击战，更要放眼长远，总结经验、吸取教训，针对这次疫情暴露出来的短板和不足，抓紧补短板、堵漏洞、强弱项，完善重大疫情防控体制机制，健全国家公共卫生应急管理体系。”具体来说就是要“强化公共卫生法治保障、改革完善疾病预防控制体系、改革完善重大疫情防控救治体系、健全重大疾病医疗保险和救助制度，以及健全统一的应急物资保障体系。”

围绕新发传染病疫情防控暴露出的我国突发公共卫生事件应急的薄弱环节和短板，要构建多学科研究平台，设立“公共卫生应急管理”研究生培养的 5 个研究方向，开展如下理论研究、国际比较研究及运行机制的实证研究。

1）国家公共卫生应急管理体制机制研究。开展公共卫生应急管理国际间比较研究；评估现行“国家-省-地-县”纵向 4 级网络及横向各级部门间应急管理体制和运行机制的有效性，特别是地市级和县级；研究有效的应急响应决策机制和救济机制；构建应急响应部门间协同机制和上下联动机制。

2）公共卫生应急管理的立法研究。以近期新发传染病疫情作为典型案例研究，分析从疫情发现、报告、公布，到启动响应、处置、执法等各个环节出现的涉及《传染病防治法》《突发公共卫生事件应急条例》及其实施细则的主要法律问题，从完善卫生健康法律体系的角度提出解决方案和路径，综合平衡各利益相关方权责、执法成本及可操作性等，提出修订的具体建议和意见，以及其他相关法律法规配套的建议。

3）中国公共卫生体系和“平战结合”防治体系研究。以疾病预防控制体系为主要研究对象，通过问卷调查结合访谈、座谈的方法，开展全国疾控体系现况研究，包括机构性质、职能定位、体系能级、工作任务、编制岗位、人员队伍、考核激励、财政保障和运行管理等方面，分析面临的主要问题。比较研究美国、欧盟成员国、日本等发达国家公共卫生体系架构和运行状况，了解可资借鉴的主要方面。以系统研究的方法依据中国卫生改革总目标，提出我国公共卫生体系改革的基本路径和方案。同时，结合“十四五”规划，研究建立城市地区和农村地区医防融合、平战结合的防控救治体系规划方案和应急响应机制。

4）突发公共卫生事件应急科研攻关体系研究。通过系统综述方法研究美国涉及应急科研攻关重大科研设施设备或平台部署、应急科研体制机

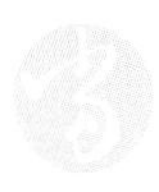

制、成果转化与管理等，研究建立资源成果共享机制，形成科研上下游衔接的科技攻关链，并能实现快速转化的重大突发公共卫生事件应急科技攻关规划布局建议方案。

5）公共卫生应急有效风险沟通研究。通过社会调查、焦点组访谈等方法，了解公众获取公共卫生突发事件信息的主要渠道和信息传播模式，公众解决恐惧、焦虑、谣言和污名化等的主要方式和影响因素，以及提高公众知识、意识和信任的有效方法和途径，寻求有效地进行风险沟通、提高公众公共卫生应急素养的最佳模式。

（2）公共卫生应急管理论文选题案例：复旦大学依托教育部公共卫生安全重点实验室、国家卫生健康委员会卫生技术评估重点实验室，以及世界卫生组织卫生技术评估与管理合作中心，要求公共卫生应急管理研究生的学位论文选题以新发传染病防控面临问题和政府管理需求为导向，学位论文研究成果将直接提供政府咨询，支撑政府决策；或应用于防控现场，指导疫情防控（表19-6）。

表19-6　以服务社会需求为导向进行学位论文选题（2020年吴教授课题组）

课题来源	专业学位论文/研究报告
国家卫生健康委员会疾病预防控制局	关于《中华人民共和国传染病防治法》修订意见和建议报告
中国人民政治协商会议全国委员会	中国公共卫生体系改革与发展方案（政协提案）
中共中央统一战线工作部	进一步完善我国公共卫生应急管理体制机制的建议（建言献策专报）
上海市人民政府	突发公共卫生事件应急科研攻关体系规划研究报告
上海市人民政府	上海市“平战结合”的传染病防治体系建设研究报告

世界没有如果，风险永远走在人类进步的前面。这次新发传染病疫情是中华人民共和国成立以来在我国发生的传播速度最快、感染范围最广、

防控难度最大的重大突发公共卫生事件。疫情防控既是对应急状态下公共卫生治理能力的重大考验，也是对整个国家治理体系和治理能力的压力测试。这将成为我国应急管理体系建设，乃至全球安全体系构建的重要历史节点，也将成为我国公共卫生应急管理人才培养的一个重要里程碑。

（来源：《中国卫生资源》2020 年第 23 卷第 2 期）

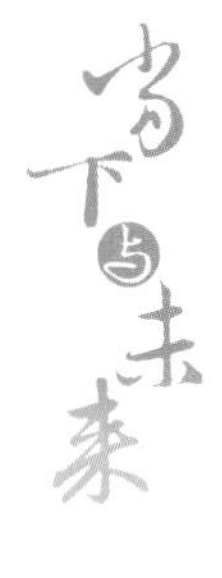

第二十章

健康中国建设背景下公共卫生硕士研究生教育的理念与实践

2015 年 10 月，中共十八届五中全会首次提出要推进健康中国建设。2016 年 8 月召开全国卫生与健康大会，习近平总书记指出：没有全民健康，就没有全面小康，强调要把人民健康放在优先发展的战略地位，努力全方位、全周期保障人民健康。2016 年 10 月，中共中央国务院发布《“健康中国 2030”规划纲要》，指出健康是促进人的全面发展的必然要求，是经济社会发展的基础条件，是国家富强、民族振兴的重要标志，也是全国各族人民的共同愿望。随着工业化、城镇化、人口老龄化、疾病谱变化、生态环境和生活方式变化等，医学模式已演变为“生物-心理-社会”模式，我国面临多重疾病威胁并存、多种健康影响因素交织的复杂局面。应对复杂健康问题，需要树立“大卫生、大健康”的观念，卫生人才的培养要从“以治病为中心”转变为“以人民健康为中心”。公共卫生人才，特别是公共卫生高层次人才，是贯彻实施卫生与健康工作方针的关键人力资源，然而现阶段我国公共卫生高层次人才培养存在着数量不足、质量不高、人才流失严重，以及科学学位和专业学位研究生培养模式的区别不明显等问题，以公共卫生高层次人才培养为目标的研究生教育需要进一步深化改革。既往关于公共卫生研究生教育的研究多关注国内外培养模式的比较、培养的现状及存在问题等。为推进健康中国建设，提高公共卫生人才队伍素质，本研究概括了健康中国建设对公共卫生提出的新要求，介绍了公共卫生研究生培养的基本要求，总结了复旦大学公共卫生科学学位硕士研究生和专业学位硕士研究生培养的创新实践，以期为公共卫生研究生人才培养提供参考。

一、 健康中国建设对公共卫生提出的新要求

1. 做好公共卫生科学研究和公共卫生服务

共建共享是建设健康中国的基本路径，需要统筹社会、行业和个人 3 个层面，形成维护和促进健康的强大合力。公共卫生在健康中国建设中肩负着重要使命，需要充分发挥公共卫生的作用，具体表现在要树立“大卫生、大健康”的观念，坚持预防为主的方针，以人才队伍建设为核心，以改革创新为动力，聚焦全球公共卫生问题，做好公共卫生科学研究和实施覆盖全民的公共卫生服务。

2. 培养适宜的公共卫生高层次人才的新要求

健康中国建设对公共卫生高层次人才的新要求，主要体现在要加强慢性病防控、加强健康教育、塑造自主自律的健康行为、提高全民身体素质、强化覆盖全民的公共卫生服务、充分发挥中医药独特优势、加强重点人群健康服务、深入开展爱国卫生运动和加强影响健康的环境问题治理等。落实健康中国战略中的公共卫生任务，需要加强公共卫生队伍的能力建设，培养符合健康中国建设需要的复合型公共卫生高层次人才。健康中国建设既需要具有国际视野和创新能力的高水平研究人员，能够围绕国家重大需求，针对健康的多维影响因素，开展公共卫生科学研究；也需要实践技能过硬的应用型人才，能够胜任疾病预防控制、健康促进等公共卫生常规工作和公共卫生突发事件的应急处理。

二、 公共卫生硕士研究生培养的基本要求

公共卫生研究生是公共卫生高层次人才的主要来源，有科学学位和专

业学位之分。根据《公共卫生与预防医学学位授予和人才培养一级学科简介》《公共卫生与预防医学一级学科博士硕士学位基本要求》和《公共卫生专业学位研究生基本要求》，公共卫生科学学位硕士研究生和专业学位硕士研究生的基本要求具体详见表 20－1。

表 20－1　我国公共卫生硕士研究生培养基本要求的比较

类别	科学学位研究生	专业学位研究生
基本知识	1. 基础知识：①系统掌握公共卫生与预防医学专业的基础知识和基本技能。②基础知识课程为本学科硕士生必修课程，包括流行病学、卫生统计学、社会医学与卫生事业管理、健康教育学与健康促进等； 2. 专业知识：①包括营养与食品卫生学、环境卫生学、职业卫生学、儿少卫生与妇幼卫生学、卫生检验学和卫生毒理学等。②了解所学专业的前沿理论知识，系统了解科学研究工作过程。③掌握一门外语，具有一定的外语应用交流能力； 3. 交叉学科知识：如高等数学、统计方法应用、生物学技术、心理学等，以及文献检索、资料查询、现场调查和资料收集的知识和技能	1. 基础知识：①应掌握公共基础知识、医学相关知识。②系统掌握公共卫生与预防医学专业的基础知识。③掌握与公共卫生密切相关的计算机基础、分子生物学技术、心理学等基础知识； 2. 专业知识：①掌握环境因素，熟悉环境因素对健康危害的风险评估知识和技能。②掌握食品安全、卫生监督、卫生政策分析和卫生信息相关的知识。③掌握本学科发展前沿和热点知识、充分了解本学科的最新研究成果。④掌握一门外语，能较熟练阅读本专业外文资料，具有一定的外语应用能力
基本素质	1. 学术素养：①掌握开展公共卫生与预防医学工作的基本知识和技能。②具有为人类健康服务的意识，具备不断学习、探索和解决实际问题能力。③具有较好的才智、涵养和创新精神，较强的理论研究兴趣、学术悟性和语言表达能力。④具备一定的学术洞察力、较好的学术潜力和创新意识。⑤应掌握并尊重与本学科相关的知识产权。⑥遵循学术研究伦理； 2. 学术道德：①严格遵守国家法律、法规。②严格遵守学术研究	1. 学术道德：①严格遵守国家法律、法规。②尊重知识产权，遵守学术道德的基本伦理和规范，坚持学术诚信。③正确对待名利，正确地引用文献和他人成果； 2. 专业素养：①热爱公共卫生事业，具有高度的责任感和专业责任心。②敏锐的学术洞察力。③良好的求知欲，具有扎实的理论知识、团队协作精神。④勇于创新，不断追求卓越； 3. 职业精神：①遵守职业道德，热心为大众服务，做大众的健康使

（续表）

类别	科学学位研究生	专业学位研究生
	和学术活动的基本规范。③维护优良的学术氛围	者，尊重和关爱患者。②良好的人文素质、语言修养、伦理道德修养，以及良好的诚信意识。③不断提高业务能力，创新立业，促进社会公平
学位论文基本要求	1. 规范性要求：①写作规范。②内容包括目录、中文摘要、英文摘要、符号（或缩略语说明）、前言（引言或序言）、正文（包括材料与方法、结果、讨论和结论等部分）、附录（包括图片及说明、声像资料等）、参考文献、文献综述、致谢、攻读学位期间发表学术论文及学位论文原创性声明和使用授权声明。③研究成果公开发表； 2. 质量要求：①科学求实、文字简洁、条理清晰及分析严谨，理论推导和计算准确无误。②研究内容与方法介绍全面，研究结果表述正确，分析方法合理，图表规范，讨论充分，结论明确。③撰写语句通顺，条理清楚，重点突出，具有一定的新见解	1. 选题要求：①紧密结合公共卫生相关领域工作的实际需要。②体现综合运用所学专业或相关专业的理论、知识、方法和手段，分析和解决实际问题。③结果应对公共卫生实际工作具有较高的应用价值和指导意义； 2. 形式和规范要求：①格式规范，包括前言、方法、结果、讨论和结论。②专题调查报告要求包括前言、调查内容、结果、分析、归纳总结及建议。③在论文（或专题调查报告）后附参考文献，还应包括学位论文原创性声明和使用授权声明； 3. 水平要求：①选题紧密结合公共卫生和预防医学的实际（践）。②研究立论科学、数据收集客观、分析方法合理、图表规范、讨论充分、结论明确及引文准确合理。③结论应注重实用性，以及对公共卫生工作具有指导意义，体现应用价值或一定的新见解

科学学位硕士研究生和专业学位硕士研究生的基本要求各有侧重，在基本要求维度上，科学学位研究生单列了学术能力，并从 9 个方面提出了具体要求：①获取知识能力；②科学研究能力；③实践能力；④学术交流能力；⑤将理论与实践相结合的能力；⑥熟悉科研工作的一般流程和规范；⑦良好的心理素质；⑧较强的自主学习和终身学习的能力；⑨掌握一门外语，有一定的外语应用和交流能力。

专业学位研究生突出实践训练，并从 4 个方面做了详细介绍：①加

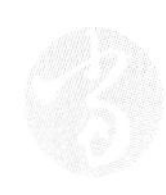

强理论教学与公共卫生实践相结合，鼓励学校导师与现场导师共同指导，开展案例教学与现场教学等；②不少于6个月的公共卫生实践，开展公共卫生与预防医学领域的实践训练，掌握公共卫生实践的基本知识和技能，熟悉公共卫生现场工作的主要内容、工作程序，了解当前我国公共卫生的重点和前沿；③结合公共卫生和人群健康的实际问题开展课题研究或公共卫生调查；④实践训练将重点培养学生的公共卫生现场实践能力、职业胜任能力、独立处置公共卫生问题能力，以及公共卫生研究能力。

在基本知识、基本素质、学位论文等维度方面，两者的具体要求也各有侧重：在基本知识维度，科学学位研究生单列了交叉学科知识，强调多学科知识体系；在基本素质维度，专业学位研究生单列了职业精神，突出与实际结合，强调应用能力；在学位论文维度，专业学位研究生单列选题要求，强调选题要结合实际并具有应用价值。

对专业学位研究生还单列了基本能力要求：①获取知识能力；②公共卫生实践能力；③科学研究能力；④发现问题、解决问题和组织协调等能力。此外，对于外语能力的要求，科学学位研究生不仅与专业学位研究生一样，在基本知识维度提出了具体要求，而且在基本学术能力维度也提出了相应要求，可见其更加注重外语能力的培养。总之，科学学位研究生注重科学研究能力和多学科知识体系，专业学位研究生则注重与实际结合，突出应用能力。

三、复旦大学公共卫生硕士研究生培养的创新探索

根据健康中国建设对公共卫生硕士研究生的新要求和不同类型研究生培养要求的差异，复旦大学在公共卫生科学学位硕士研究生和专业学位硕士研究生培养上进行了创新探索。“全球化背景下研究生培养模式的创新探索”项目于2013年和2016年分别获得上海市教学成果一等奖和中国研究生教育成果二等奖；“以健康为中心的公共卫生硕士培养模式的创新探

索”项目于2017年和2018年分别获得上海市教学成果一等奖和中国研究生教育成果二等奖。

1. 科学学位硕士研究生培养

科学学位硕士研究生培养重点在于通过“学科交叉、课程融合”弥补传统单一学科研究生培养模式的不足；通过“高端引领、放眼全球”提高研究生解决全球健康复杂问题的科研能力。

- 依托国家重点学科和省部级重点实验室开展教育实践

复旦大学有着流行病与卫生统计学二级国家重点学科、预防医学国家级教学团队、教育部公共卫生安全重点实验室等多学科交叉的教学科研平台。这确保了科学学位研究生培养的高起点和高水准。并依托国际合作项目，指导科学学位研究生开展科学研究，提高其科研创新能力。

- 修订科学学位研究生培养方案

在充分调研世界一流大学公共卫生与预防医学学科发展的基础上，复旦大学对科学学位研究生培养方案进行了修订，提出了科学学位研究生培养的知识和岗位胜任力要素，即公共卫生学科相关的多学科理论知识体系、公共卫生问题的测量分析评估能力、公共卫生相关政策的研制能力、公共卫生相关服务的管理能力、公共卫生领域的沟通交流能力、公共卫生相关社会文化的领悟力和公共卫生领域的领导决策能力。并通过参与国际合作科研项目、定期举办国际顶级期刊文献主题研讨会，以及参加国际暑期学校和国际学术会议，丰富科学学位研究生的知识并提高其岗位胜任力。

- 开设拓展研究生国际化视野的学位课程

复旦大学设计了多学科背景的学位课程，基于“国内需求、国际认同和学科前沿”的原则，充分借鉴与公共卫生领域相关的最新理论、方法和理念，主要包括基于全生命周期理论阐述健康相关问题、基于健康的社会决定因素框架分析健康相关影响因素，以及基于健康公平理念进行健康干预研究等。科学学位研究生学位课程的特色主要体现在多学科合作、全英

语授课和全球化教学上。以儿少卫生与妇幼保健学专业为例，首先是新增了5门多学科合作教学课程，包括生殖保健前沿、生殖健康研究方法学、儿童心理发展与心理卫生、儿童青少年健康研究进展和妇幼营养与健康。其次是建设了5门全英语授课课程，包括生殖保健进展、健康行为与健康教育、高级统计方法在公共卫生中的应用、卫生经济学和卫生服务评价。其中，“高级统计方法在公共卫生中的应用”于2011年成功加入欧洲国际研究生教育网络课程。此外，还改革了2门全球卫生课程，包括全球卫生导论和多学科视角的全球卫生。以“多学科视角的全球卫生”课程为例，其由复旦大学公共卫生学院、社会发展与公共政策学院、国际关系学院、经济学院和新闻学院不同专业的教授和副教授合作教学。

- 组建国内外著名导师团队

复旦大学组建多学科高水平导师团队，这些导师来自国内外一流高校和科研院所，如美国杜克大学、美国哥伦比亚大学、美国约翰斯·霍普金斯大学、英国牛津大学和美国国立卫生研究院等。这些导师共同指导研究生，帮他们发表高水平SCI论文、撰写高质量学位论文等，着力提升科学学位研究生的科学研究能力。

- 培养提升研究生全球化复杂健康问题的解决能力

2012年，复旦大学成立研究生开展国际化实训的研究机构——全球健康研究所，以美国国立卫生研究院支持的“全球背景下生殖健康培训（2005—2011)”、美国中华医学基金会（China Medical Board，CMB）支持的“全球卫生机构发展（2009—2016)”、英国国际发展部（Department for International Developme，DFID）支持的“中国促进母婴安全和儿童营养的政策过程、实施经验、历史教训和国际传播研究（2013—2015)”等项目为支撑，指导研究生开展国际合作项目研究，提升研究生全球化复杂健康问题的解决能力。通过国家留学基金委项目等，复旦大学选派数十名公共卫生学院研究生赴哈佛大学、杜克大学、悉尼大学等世界一流大学开展联合培养，并赴日本、意大利等国参加国际会议。

2. 专业学位硕士研究生培养

专业学位硕士研究生培养聚焦岗位胜任力；强化基地建设，突出应用导向，解决健康实际问题。

- 修订公共卫生硕士培养方案

1996年，原上海医科大学（现复旦大学上海医学院）率先制定《应用型公共卫生硕士研究生培养方案》，重点招收医疗卫生系统定向或委培青年业务骨干攻读应用型公共卫生硕士。随着我国疾病谱变化，迫切需要能够应对复杂健康问题的公共卫生人才。2003年复旦大学作为22家非全日制公共卫生硕士首批试点单位之一，牵头制定我国《公共卫生硕士专业学位指导性培养方案》并在本校实践，充分运用综合性大学优势，增加跨学科课程，增设社会实践与学术活动等必修环节。2010年复旦大学作为全国两家全日制公共卫生硕士专业学位教育综合改革首批试点单位之一，在培养方案中更加注重理论学习、社会实践、课题研究相结合；安排6个月的时间在基地实习，完成《全日制公共卫生硕士实习手册》并存入个人档案。2017年，按照国务院学位委员会统一部署，将非全日制与全日制公共卫生硕士招生并轨，复旦大学进一步完善培养方案，优化课程设置，引入小班化教学、互联网授课等教学方式，提升教学效果。

- 加强课程和教材建设

公共卫生硕士的培养需要聚焦健康领域岗位胜任力要求，复旦大学探索建设了与之相匹配的专业学位课程和教材，实现分类培养。在课程设置上，注重拓宽理论。专门为公共卫生硕士新增现场调查技术、医学信息检索与利用等学位基础课程，新增临床流行病学、管理心理学和公共卫生实践等专业选修课程。在教材建设上，注重理论与实践相结合。根据公共卫生硕士特点，自2002年起，复旦大学组织编写并于2002年陆续出版了国内首套“公共卫生硕士系列教材”。包括由我国公共卫生领域著名学者胡善联教授等主编的10余本教材，如《流行病学基础》《卫生经济学》《卫生统计学方法》《现场调查技术》《现代健康促进理论与实践》《现代医院管理》《营养与食品安全》等。2009年起陆续更新改版，新增《食源性疾病防制与应急处置》等案例教材。在授课形式上，强化服务实践，注重建设网络教学资源，如为全日制公共卫生硕士定制MOOC系列课程——现场流行病学培训、免疫规划工作重点等。

- 打造多元实践教学基地

复旦大学坚持将实践教学基地建设作为公共卫生硕士培养质量的重要抓手，制定了《复旦大学公共卫生硕士专业学位研究生实践基地建设和管理办法》等相关制度。先后在全国建设了数十家公共卫生硕士实践教学基地，包括各级疾病预防控制中心、医疗机构及其他健康机构。复旦大学将实践基地建设与国家战略和地方需求相结合，统筹校内政策研究、标准研制、健康传播等优质平台资源；成立“健康相关重大社会风险预警协同创新中心”，牵头国内多家高校参与，打造高水平校外公共卫生实践教学基地。共建复旦-闵行“健康联合体”，获评上海市首批研究生实践示范性教学基地。定点帮扶云南德宏傣族景颇族自治州，助力“精准扶贫”。帮助当地遏制艾滋病快速蔓延势头，减少“因病致贫，因病返贫”问题。

- 保障公共卫生硕士学位论文选题的应用导向

依托国家和地区重大任务，引导学生以服务健康重大需求为导向选题。在传染病防控、环境污染防控、脆弱人群保障、药物经济与医疗保险、健康城市与健康生活，以及公共卫生体系建设等重点领域，进行学位论文选题，研究和解决健康领域实际问题。实施“双导师制”，专兼结合指导公共卫生硕士现场研究，突出研究的实践意义和应用价值。校内导师担任第一导师，校外或实践基地具有副高级职称以上的专业人员担任兼职导师或第二导师，体现所在岗位特点，协助校内导师指导现场实践和应用研究。

综上所述，健康中国建设既需要具有国际视野和创新能力的高水平研究人员，能够围绕国家重大需求，针对健康的多维影响因素，开展公共卫生科学研究；也需要实践技能过硬的应用型人才，能够胜任疾病预防控制、健康促进等公共卫生常规工作和公共卫生突发事件的应急处理。因此，公共卫生科学学位研究生的培养应注重学科间的交叉融合、国际化视野的拓展和原始创新能力的提升，专业学位研究生的培养应当聚焦岗位胜任力、注重实践环节和突出应用能力。

（来源：《中华医学教育杂志》2019 年第 39 卷第 11 期）

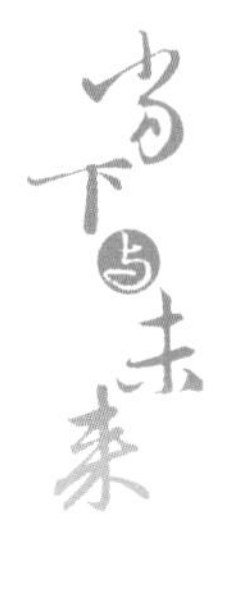

第二十一章

公共卫生科学学位与专业学位研究生培养模式的比较研究

没有全民健康，就没有全面小康。随着疾病谱、生态环境、生活方式的不断变化，医学模式已由“生物医学”模式转变为“生物-心理-社会”模式，人类面临多重疾病威胁和多种健康影响因素。应对复杂的健康问题，需要树立“大卫生、大健康”的观念。卫生人才，特别是高层次卫生人才的培养，要从“以治病为中心”转变为“以人民健康为中心”。《“健康中国 2030”规划纲要》详细列举了公共卫生的重要任务，健康中国建设对公共卫生服务的水平、能力、质量及其承载的服务模式的期盼与日俱增，对公共卫生人才的培养提出了新的更高的要求。

面向健康中国战略对公共卫生人才提出的新要求，公共卫生科学学位和专业学位研究生应差异化定位、分类培养。不仅培养能够围绕健康重大问题、针对健康的影响因素开展研究的科研型人才，也要培养能够胜任疾病防控、健康促进等常规工作和突发事件处理的应用型人才。本文在回顾我国公共卫生科学学位和专业学位体系的建立和发展的基础上，以研究生培养模式为切入点，聚焦培养目标、指导方式、课程设置、实践教学、学位论文及质量评价共 6 个方面，对公共卫生科学学位和专业学位的差异进行了深入的比较。作为全国医学专业学位教育指导委员会公共卫生专业召集人单位，复旦大学牵头制定不同时期公共卫生专业学位培养指导性方案，形成了公共卫生科学学位和专业学位研究生的分类培养方案。基于复旦大学公共卫生学院 2013—2018 届全日制硕士研究生就业情况的差异分析，提出大健康背景下公共卫生人才培养的发展战略，为培养公共卫生高层次人才、满足健康中国建设的新要求提供参考。

一、公共卫生学位体系建立

1981 年，《中华人民共和国学位条例》颁布实施，按医学门类授予学位，分设学士、硕士、博士三级学位。同年，公共卫生学科领域开始培养医学或理学科学学位的硕士研究生和博士研究生，以培养公共卫生学家为目标，重在科学研究的能力和学术研究的水平。1997 年，国务院学位委员会发布《授予博士、硕士学位和培养研究生的学科、专业目录》，在医学门类下设置公共卫生与预防医学一级学科，一级学科下设置流行病与卫生统计学、劳动卫生与环境卫生学、营养与食品卫生学、儿少卫生与妇幼保健学、卫生毒理学和军事预防学 6 个二级学科。2001 年，北京大学开始招收七年制预防医学专业学生，毕业授予医学硕士科学学位。2011 年，国务院学位委员会、教育部发布《学位授予与人才培养学科专业目录》，公共卫生与预防医学一级学科仍然设置在医学门类下。

为不断完善和改进我国的医学学位制度，促进卫生事业的发展，培养适应社会主义市场经济需要的高素质、高层次公共卫生应用型人才。2001 年国务院学位委员会颁布了《公共卫生硕士专业学位试行办法》，设置公共卫生硕士专业学位，招收公共卫生及相关工作的在职人员攻读学位。2002 年，教育部批准北京大学、中国疾病预防控制中心、复旦大学等 22 所院校开展公共卫生硕士研究生教育试点工作，在职修读，单独组织统一入学考试，单独划线录取。2003 年，获批的培养单位开始招收在职公共卫生硕士。2010 年，教育部启动公共卫生硕士教育改革，由北京大学和复旦大学作为首批试点单位在全国率先招收全日制公共卫生硕士，但仍然保留原招生形式的非全日制公共卫生硕士的招录与培养模式。2017 年起，公共

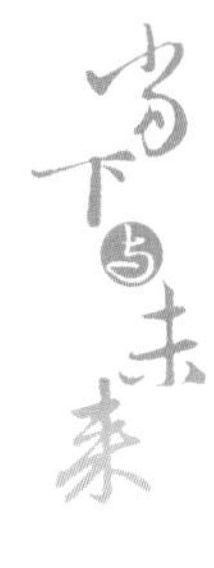

卫生研究生招生将原招生形式的非全日制公共卫生硕士的招录全部纳入与全日制公共卫生硕士全国招生同步进行，统一划定录取分数线。

二、 科学学位与专业学位比较

本文聚焦培养目标、指导方式、课程设置、实践教学、学位论文及质量评价共 6 个方面，对公共卫生科学学位和专业学位研究生的培养模式进行了深入比较和分析。

由表 21－1 可知，公共卫生科学学位和专业学位研究生培养模式上各有侧重：科学学位研究生以培养具有较高科学研究能力的研究人员为目标，指导方式多采用“学徒式”，课程设置上注重前沿理论和交叉学科知识，质量评价多关注学术能力，学位论文突出学术性和创新性；专业学位

表 21－1　我国公共卫生科学学位与专业学位硕士研究生培养模式的比较

基本内容	科学学位	专业学位
培养目标	培养从事基础理论或应用基础理论研究人员为目标，重在科学研究能力，学术研究水平	以培养专业应用型人才为目标，重在知识技术应用能力，实际操作能力和解决实际问题水平
指导方式	“学徒式”指导方式，注重导师与学生在科研实践中的互动，强调在科研过程中实现高层次人才的培养与造就，保证研究生教育的高质量与高学术水准	“协作式”指导方式，有利于提高学生的实践技能和处理实际问题的能力，能更充分地发挥高校和其他机构（企业、医院等）协同育人的作用
课程设置	偏重于对公共卫生与预防医学专业的基础知识和基本技能的掌握、相关交叉学科知识的熟悉和前沿理论知识的了解。在课程理念上，基于国内需要、国际认同和学科前沿的原则，充分吸收与健康相关的最新理论、方法和理念；在课程设置上，包括学位基础课、学位专业课、专业选修课和跨一级学科；在课程特色上，主要体现多学科合作教学、全英语授课和全球化教学	偏重于掌握公共卫生与预防医学专业应用方面的基础和专业知识，熟悉评估健康危害风险、分析健康影响因素和研制健康干预方案的基本知识和应用技能。在课程理念上，注重拓宽理论；课程设置上，注重区别科学学位的应用型学位基础课和专业选修课的设计；在授课形式上，强化服务实践，注重建设和使用网络资源以服务在分布广泛的实践基地实习的同学的学习需求

（续表）

基本内容	科学学位	专业学位
实践教学	培养方案中对实践环节没有具体的要求，但在培养过程中通过鼓励研究生参与科研项目、暑期学校、学术会议等实践环节拓展研究生的视野，锻炼其学术表达能力，提升其学术研究能力	培养方案中对实践环节的基地、时间、内容和导师均有明确的要求。通过在疾病预防控制中心、医疗机构及其他健康机构等多元实践基地从事现场调查、慢病监测、健康教育等，锻炼研究生的实践能力，提升其解决公共卫生实际问题的胜任力
学位论文	选题一般是导师科研基金项目的子课题，是对本学科领域新知识、新理论或新技术的实验研究，要求做出具有理论学术价值的创新性成果。论文质量标准体现为学术性和创新性	选题突出应用性，没有应用性，只是理论探讨或机理研究就不能称其为专业学位论文。因此，论文可以是专题研究论文，或是质量较高的公共卫生现场调查报告，也可以是科学合理的卫生政策分析报告或典型案例分析
质量评价	考核内容聚焦学术能力。考核方式一般采用中期考核、答辩等方式。要求论文所解决的学术问题具有一定的科学性、先进性和创新性	考核内容包括实践能力和学术能力。考核方式一般包括报告和答辩等。实践能力的考核主要通过报告的形式，考核研究生是否具有较强的现场调查、慢性病监测和健康教育等分析和处理公共卫生实际问题的能力。学术能力的要求则较科学学位低

研究生则以培养具有解决实际问题能力的应用型人才为目标，指导方式多采用“协作式”，课程设置上注重应用知识和应用技能，突出实践环节，质量评价以实践能力和学术能力并重，但学术能力要求较科学学位低。

三、 公共卫生硕士就业情况

2010 年，教育部启动公共卫生硕士教育改革，由北京大学和复旦大学在全国率先招收全日制公共卫生硕士。复旦大学作为全国医学专业学位教育指导委员会公共卫生专业召集人单位，牵头完成全日制公共卫生硕士指导性培养方案的制定，且作为全国首批试点单位应用于全日制公共卫生硕士的人才培养。

复旦大学公共卫生硕士研究生的培养注重科学学位和专业学位的差异化定位，以全日制硕士研究生和全日制公共卫生硕士为例，培养方案上注重两者的区别。科学学位研究生的培养注重多学科的知识体系，聚焦科学研究能力。培养方案主要包括依托多学科的学科环境，确保科研和实践能力的提升；基于科学研究和岗位胜任力要素修订培养方案；设计多学科学位课程成为跨学科知识来源；组建国内外导师团队汇聚多学科智慧协同指导；搭建全球化实践机构提升全球应对能力。全日制公共卫生硕士的培养注重实践环节，聚焦应用能力。培养方案主要包括适应国情变化修订培养方案、聚焦岗位胜任力建设系列课程、打造多元实践基地、注重实践环节锻炼和服务健康实际需求，以及保障论文应用导向。

复旦大学自 2010 年以来，已连续 9 年招收全日制公共卫生硕士，并有 6 届完成了研究生阶段的学习。因此，将公共卫生学院 2013—2018 届全日制科学学位硕士研究生和全日制公共卫生硕士作为研究对象，比较两者的就业情况，以了解不同培养模式的育人成效。复旦大学公共卫生学院共有 417 位 2013—2018 届全日制硕士研究生，其中 251 位全日制科学学位硕士和 166 位全日制公共卫生硕士，且全日制公共卫生硕士专业学位的招生在公共卫生硕士研究生中的比例呈现上升趋势（表 21－2）。

表 21－2　复旦大学公共卫生学院 2013—2018 届全日制硕士研究生的分布情况

类别	2013 届	2014 届	2015 届	2016 届	2017 届	2018 届
科学学位	45（64.29）	51（68.92）	43（65.15）	39（55.71）	44（57.14）	29（48.33）
专业学位	25（35.71）	23（31.08）	23（34.85）	31（44.29）	33（42.86）	31（51.67）

注：表中数据为人数（占比，%）

根据就业单位的所属性质，将就业方向分为公务员、企业、医疗卫生事业单位、深造和其他，复旦大学公共卫生学院 2013—2018 届全日制硕士研究生的就业情况如表 21－3 所示。公共卫生全日制科学学位和专业学

表 21-3　复旦大学公共卫生学院 2013—2018 届全日制硕士研究生的就业情况

届别（届）	公务员		企业		医疗卫生类事业单位		深造		其他	
	科硕	专硕	科硕	专硕	科硕	专硕	科硕	专硕	科硕	专硕
2013	2(4.44)	3(12.00)	7(15.56)	1(4.00)	33(73.33)	19(76.00)	2(4.44)	2(8.00)	1(2.22)	0(0.00)
2014	5(9.80)	0(0.00)	13(25.49)	3(13.04)	32(64.71)	19(82.61)	1(1.96)	1(4.35)	0(0.00)	0(0.00)
2015	1(2.33)	2(8.70)	13(30.23)	6(26.09)	26(60.47)	14(60.87)	2(4.65)	1(4.35)	1(2.33)	0(0.00)
2016	3(7.69)	0(0.00)	10(25.64)	5(16.13)	21(53.85)	24(77.42)	3(7.69)	2(6.45)	2(5.13)	0(0.00)
2017	2(4.55)	4(12.12)	7(15.91)	5(15.15)	28(63.64)	23(69.70)	5(11.36)	1(3.03)	2(4.55)	0(0.00)
2018	2(6.90)	2(6.45)	8(27.59)	4(12.90)	14(48.28)	24(77.42)	5(17.24)	1(3.23)	0(0.00)	0(0.00)
合计	15(5.98)	11(6.63)	58(23.11)	24(14.46)	154(61.35)	123(74.10)	18(7.17)	8(4.82)	6(1.59)	0(0.00)

注：表中数据为人数（占比，%）；科硕为科学学位硕士；专硕为专业学位硕士

位硕士研究生在就业的选择上存在着明显的差异，表现为专业学位硕士研究生更倾向选择去医疗卫生类事业单位就业，而科学学位硕士研究生更倾向去企业或进一步求学深造，且深造的比例整体呈现上升趋势。

进一步分析公共卫生科学学位和专业学位硕士研究生就业选择上的差异性，这与两者的人才培养模式存在着一定的关联。科学学位硕士研究生选择就职于研发和咨询等企业，这些单位均需要职员有一定的科研能力，这与科学学位硕士研究生的培养定位注重科学研究能力一致。此外，科研能力的提升需要相对较长时间的积累。因此，越来越多的科学学位硕士研究生也倾向选择继续深造，进一步提升自己的科研能力。而专业学位硕士研究生在培养过程中注重实践环节和应用能力的提升，通过半年以上在各类医疗卫生事业单位（如疾病预防控制中心、健康教育研究所、卫生监督所）的实习，通过听取介绍、实地见习、与从业人员的深度交流沟通，加深了对公共卫生相关医疗卫生事业单位的基本情况、工作内容、运行机制等的了解，加之工作单位的专业匹配性和岗位胜任力，促使他们在择业时的选择倾向性。

四、 公共卫生硕士培养模式

当前，健康中国建设已上升为国家战略。健康中国建设对公共卫生服务的水平、能力、质量及其承载的服务模式的期盼与日俱增，对高层次公共卫生人才的培养提出了新的更高的要求。根据健康中国建设对高层次公共卫生人才培养的新要求，公共卫生人才的培养应当以健康为中心，既需要具有多学科的知识、国际化视野的高水平研究人员，也需要实践技能过硬、具有较强应用能力、能够解决公共卫生实际问题的应用型人才。

然而，现阶段公共卫生科学学位和专业学位研究生存在着培养方案同质化、培养模式“趋同”的现象。本文在回顾我国公共卫生学位制度的发展情况的基础上，围绕培养目标、指导方式、课程设置、实践教学、学位论文及质量评价共 6 个方面，进行了公共卫生研究生培养模式的比较分析，提出了大健康背景下公共卫生人才培养的发展战略。公共卫生的研究生教育应当进一步优化，实现分类培养：科学学位以培养科研型人才为目标，以博士研究生为主、硕士研究生为辅，并逐渐增加长学制的比例（即直博生或硕博连读研究生）；专业学位研究生以培养应用型人才为目标，以公共卫生硕士为主，辅以专业学位博士研究生。

科学学位研究生的培养要注重多学科交叉融合的课程设计、跨学科导师团队的协同指导、学生国际化视野的拓展和国际化项目的参与，以培养研究生具有多学科知识和掌握学科前沿动态，富有创新意识和解决复杂健康问题的科研能力。科学学位研究生的培养需要一流的学科平台、一流的多学科导师队伍，并依托多学科的学位课程和解决前沿问题的国际化项目，提升科研创新能力。

专业学位研究生的培养要注重校内外导师的双重配置、公共卫生相关单位的实践锻炼、以解决公共卫生实际问题为导向的学位论文研究等，以培养具有较强实践技能，具有能够处理公共卫生常见问题和突发事件的应用能力的专业人才。专业学位研究生的培养需要一流的实践平台、一流的校内外导师队伍，并依托聚焦岗位胜任力的系列课程和解决实际重大任务的学位论文课题，提升实践应用能力。

（来源：《中国卫生资源》2020 年第 23 卷第 2 期）

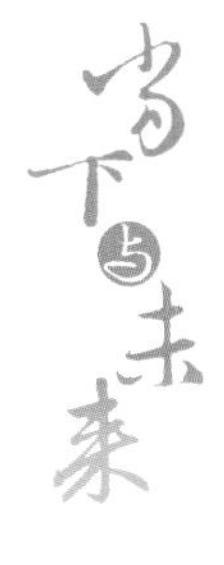

第二十二章

健康中国背景下“新医科”发展战略研究

健康是人全面发展的基础，对保障国家安全、社会安定团结和经济发展具有十分重要的意义。2015 年，党的十八届五中全会首次提出要推进健康中国建设。2016 年 8 月，在全国卫生与健康大会上，习近平总书记指出“没有全民健康，就没有全面小康”，强调要把人民健康放在优先发展的战略地位。2016 年 10 月，中共中央国务院发布《“健康中国 2030”规划纲要》，指出健康是促进人的全面发展的必然要求，是经济社会发展的基础条件，是国家富强、民族振兴的重要标志，也是全国各族人民的共同愿望。党的十九大做出“实施健康中国战略”的重大决策，将维护人民健康提升到国家战略的高度。长久以来，医学发展已经历了受农业革命深刻影响的经验医学（或传统医学）时代，以及受工业革命深刻影响的科学医学（或生物医学）时代。当前，在健康中国背景下，特别是随着以“人工智能”为代表的新科技革命的到来，医学正进入受信息革命深刻影响的整合医学（或新医学）时代。新医学时代需要发展“新医科”，新医科是指从人的整体出发，将医学及相关学科领域最先进的知识理论和临床各专科最有效的实践经验分别加以有机整合，并根据环境、社会、心理和工程等方面进行修正、调整，使之成为更加符合、更加适合人体健康和疾病诊疗的新的医学体系。（注：本文侧重于发展“新医科”体系中的人才培养体系。)

2001 年以来，特别是在中国工程院 2016 年重大咨询项目“医学院校教育规模布局及人才培养发展战略研究”的支持下，本项目组在成功创新和深度实践“5 + 3”模式培养合格临床医师，以健康为中心培养复合型公共卫生“健康卫士”的同时，聚焦“服务需求”和“提高质量”两大核心任务，积极推进体制机制创新和教育教学改革，率先探索基于“学科交叉、融合创新”的“新医科”人才培养模式，并形成了一系列具有引领示范作用的国家级教学成果，取得了十分显著的人才培养效益。在总结国际相关经验和上述改革实践的基础上，结合全国教育大会、全国卫生与健康大会，以及全国高校思想政治工作会议精神，就我国“新医科”发展战略进行深入论述，并提出当前我国推进“新医科”发展的政策建议，以期为健康中国建设培养高层次医学人才队伍提供有益参考。

一、发展“新医科”的需求分析

长期以来，高层次医学人才在保护人民健康、维护社会稳定、促进经济发展等方面发挥着重要的支撑作用。但随着整合医学（或新医学）时代的到来，迫切需要建立与健康中国建设要求相匹配的“新医科”人才培养体系，体现整体观（服务国家重大战略）、整合观（强化学科交叉融合）和医学观（构建大医学格局）。

1. 服务健康中国建设的战略新要求

党和国家历来高度重视人民健康，而医学教育事业关联着教育和卫生健康两大民生工程，担负着为党育人、为国育才的历史使命，为健康中国建设提供坚实的人才保障。中国特色社会主义已进入新时代，习近平总书记等党和国家领导人出席全国教育大会、全国卫生与健康大会，以及全国高校思想政治工作会议，并发表重要讲话，提出一系列新理念、新思想、新观点，为我国教育和卫生健康事业指明了前进的方向，也为医学教育改革发展提供了根本的遵循。近年来，除《“健康中国 2030”规划纲要》

外，我国在高等教育和卫生健康领域印发一系列重要文件，将加强医学人才培养、发展“新医科”提升到国家战略层面。特别是，2018 年 8 月，中办、国办印发关于新时代教育改革发展的重要文件，正式提出高等教育要发展新工科、新医科、新农科和新文科。因此，发展“新医科”，这是新时代党和国家对医学教育发展的最新要求，也是直接服务于健康中国对医学人才队伍建设提出的新要求。

2. 满足国家转型发展的外部新需求

中华人民共和国成立以来，特别是改革开放 40 年来，我国综合国力显著提升，经济社会各项事业蓬勃发展，人民生活水平极大改善。尤其是第四次科技革命浪潮的到来，改变部分产业的形态、分工和组织方式，重构着人们的生活、学习和思维方式。人工智能、大数据、生命科学的重大进展，以及高分辨影像学诊断、生物新材料等快速发展将会对医学领域产生重大变革。创新已成为新时代医学教育改革发展的重要生命线，迫切需要科技创新引领和高层次创新人才支撑。2015 年 10 月，国务院印发了《统筹推进世界一流大学和一流学科建设总体方案》（国发〔2015〕64 号），将加快推进“双一流”建设作为当前和今后一段时期我国高等教育的主要任务，要着力培养具有历史使命感和社会责任心，富有创新精神和实践能力的各类创新型、应用型、复合型优秀人才。因此，发展“新医科”，必须紧跟时代、与时俱进，超前谋划、超前行动，始终立足一流建设，加大学科交叉融合，满足经济社会发展，尤其是科技革命带来的医学发展新需求。

3. 符合医科自身改革的内在新诉求

我国人民疾病谱、生态环境和生活方式发生了深刻变化，医学模式也已转变为“环境-社会-心理-工程-生物”模式，我国面临多重疾病威胁并存、多种健康影响因素交织的复杂局面，医学人才培养的重点也从“以治病为中心”转变为“以人民健康为中心”。医学不等同于临床医学，仅仅依靠临床医师队伍，无法完全解决健康领域重大科学问题和应对重大疾病防控挑战，需要基础医学、临床医学、公共卫生、药学和护理等医学学科协调发展、齐头并进，这也是传统医科自身发展改革的内在新诉求。2017年7月，国务院办公厅印发《关于深化医教协同进一步推进医学教育改革与发展的意见》（国办发〔2017〕63号），在强调以“5+3”为主体的临床医学人才培养体系基本建立的同时，也明确将“公共卫生、药学、护理、康复和医学技术等人才培养协调发展”作为医学教育改革发展的主要目标之一。因此，发展“新医科”，必须改变传统医科“重临床，轻基础”“重临床，轻预防”等专业建设和学科发展现状，构建医科未来整体发展的“大医学”格局。

二、发展“新医科”的基本策略

1. 坚持“一个中心”的“新理念”

发展“新医科”，要主动对接健康中国战略，始终坚持以人民健康为中心的“新理念”，将“大健康”融入医学教育各个环节（招生、培养、就业等）和各个阶段（院校医学教育、毕业后医学教育和继续医学教育），将人才培养的重点从治疗扩展到预防、治疗、康养，也就是要服务生命全周期、健康全过程，为“将健康融入所有政策，加快转变健康领域发展方式”提供各类人才保障和智力支撑。

2. 建立“两类平衡”的“新质量”

发展“新医科”，需要聚焦人才培养“新质量”，建立医学教育内外部两类平衡。一方面，政府部门要建立健全医学人才培养供需平衡机制，统筹卫生与健康事业各类医学人才需求，制定卫生与健康人才培养规划。教育、卫生健康行政部门要探索建立招生、人才培养与就业联动机制，根据办学类型层次和培养质量，完善医学院校招生规模，确保医学人才生源质量。另一方面，医学院校要建立健全内部师生动态平衡机制，借鉴国内外有益经验，根据办学类型层次和师生比例，选择适合本校的教育教学方法，深入推进教学改革，狠抓医学人才培养的过程质量。

3. 推动“三大协同”的“新体系”

发展“新医科”，需要推动医教协同、科教协同、科卫协同的“新体系”发展，最终建成医教研协同型健康服务体系。①深化医教协同体系，以需求为导向，以基层为重点，以质量为核心，完善医学人才培养体系和人才使用激励机制，加快培养大批合格的医学人才。②推动科教协同体系，统筹推进教育综合改革、“双一流”建设，变革教育理念和培养方式，促进教学与科研相互结合、相互促进，培养科学精神和创新人才。③创新科卫协同体系，重点加强国家临床医学研究中心的规划与建设，加大临床转化研究、医研企协同创新、技术应用推广和技术创新人才培养，落实成果转移转化与适宜技术推广。

4. 强化“四种交叉”的“新模式”

发展“新医科”，需要强化医科内部学科、医科与人文学科、医科与理工学科、传统医科与新兴医学专业“四种交叉”的人才培养“新模式”，其核心是学科交叉、融合创新。①强化医科内部的交叉融合，推动基础与临床融合、临床与预防融合，临床与护理融合，临床与药学融合，有利于保障医学的完整性。②强化医科和人文学科的交叉融合，坚持“立德树人”的根本任务，推动人文教育和专业教育有机结合，有利于将思想政治教育和医德培养贯穿教育教学全过程，培养“有温度”的医学人才。③强化医科和理科、工科的交叉融合，要完善学科交叉机制，探索医工、医理融合创新，高起点、高水平建设若干医学学科交叉研究机构，有利于推动“双一流”建设。④强化传统医科和新兴医学专业交叉，主动适应全球工业革命 4.0 和生命科学革命 3.0，根据我国经济社会发展和科技变革需要，批准开办智能医学工程等新的医学专业，并将传统医科优势融入其中，有利于精准服务国家需求，引领全球医学教育改革发展方向。

三、发展“新医科”的政策建议

1. 积极争取政府部门大力支持

实践证明，医学院校和医学学科本身建设发展有其独特的需求，需要足够资金投入和政策支持，而“新医科”涉及更多个政府部门参与，更多个学科交叉和更多种高新技术应用。因此，“新医科”发展更离不开政府部门的大力支持。建议教育部、国家卫生健康委员会及相关政府部门加强政策协同，对“新医科”建设给予重点支持，在人才培养、科学研究、基地建设和经费投入等相关方面给予政策倾斜，促进我国“新医科”的建设层次，加快其发展步伐，更好地服务国家和地方医学教育和卫生健康事业发展。开展“新医科”建设改革试点单位遴选工作，在世界一流大学和一流学科建设、国家改革建设重大项目上对上述单位予以支持。

2. 全面推动医科人才整体发展

对于我国开展研究生教育的综合性大学医学院和单独设置医科院校，建议以学科为主体设计，针对基础医学、临床医学、公共卫生及临床药学等医学学科，从培养目标、培养模式、课程体系、师资队伍、管理机制、国际交流合作和招生就业等方面进行系统探索和创新本研一体化人才培养模式改革。①推进基础学科未来科学家培育计划，以一流的师资和教学资源为依托，以重大科研项目和重点实验室为载体，建立医学科研能力培养体系和国际化培养方案，推动基础医学本研贯通人才培养。②创新型医师科学家培养计划，以临床医学八年制专业为试点，紧密依托和充分利用综合性大学的人文学科优势、雄厚的基础医学师资和附属医院的临床教学资源优势，培养科学基础宽厚、专业技能扎实、创新能力强、发展潜力大，以及综合素质高的人才。③公共卫生“4 + 2”本硕贯通多语优才计划，完善国际课程和海外交流机制，扩展国际组织实习项目，建立第二外语测评体系等，联合学科优势，实施开设“4 + 2”本硕长学制项目和学程项目，有计划地培养和选拔人才到国际组织任职。④临床药学本研一体化高层次

人才培养计划，完善高层次药学服务应用型人才培养的课程体系和示范教材建设，进一步规范我国临床药学高层次人才的培养，进而实现我国对药学博士专业学位的设置。

3. 加快推进学科交叉融合创新

建议我国综合性大学医学院和单独设置医科院校应结合本校实际，充分发挥综合性大学或单独设置医科院校合作大学的多学科优势，以服务需求为主线，积极支持探索构建医工结合、医理交叉和医文融合的大健康学科体系，建设若干个符合自身特色的“Med－X”医学交叉研究机构，创新体制机制，探索“Med－X”学科交叉人才培养模式创新计划。特别是国家“双一流”建设有关高校和学科，应积极对接“Med－X”学科交叉研究机构建设任务，主动遴选设置若干个学科交叉人才培养项目，启动学科交叉人才培养项目的招生和培养，立项资助交叉学科优秀博士生开展创新性研究，建设若干门适应学科交叉需要的课程，逐步完善学科交叉人才培养的体制机制，建立起一整套适应学科交叉人才培养的规章制度，涵盖招生准入标准、培养方案、学位授予标准及质量保障机制等内容。上述学科交叉融合不仅指知识体系的相互补充、相融相合，也是价值体系的相互促进、相得益彰，更是创新体系的相互转化、相与有成。

综上所述，在健康中国背景下，发展“新医科”是我国医学教育改革发展的一次重大机遇和挑战。要紧紧把握时机，加强顶层设计，通过运用政策、资金、项目等多种手段，积极支持“新医科”发展，大力推进医科内部，以及医文、医理、医工等多学科交叉融合创新，培养出一大批符合时代需求的卓越医学人才，为满足人民日益增长的美好生活需要做出新的更大贡献。

（来源：《中国工程科学》2019 年第 21 卷第 2 期）

第二十三章

“新医科”背景下博士专业学位教育改革若干思考

改革开放40年来，我国研究生教育规模不断扩大，管理和培养体系不断完善，数量和结构不断优化，服务国家战略和经济社会发展的能力不断增强，国际影响力和话语权不断提高。目前，我国已成为世界研究生教育大国，并在朝着世界研究生教育强国迈进。随着中国特色社会主义进入了新时代，对如何提升教育支撑引领经济社会发展能力提出了新的更高要求。这既是我国高等教育服务行业需求、服务国家和区域发展战略的重大使命，又是我国从研究生教育大国走向研究生教育强国的重要特征，更是多部门、央地间协同高效推进国家治理体系和治理能力现代化的重点实践。而实现这一更高要求的关键所在，就是加快发展培养高层次复合型应用人才的专业学位教育，特别是博士专业学位教育，继续优化研究生培养结构。本文通过回顾国内外博士专业学位教育发展概况，分析我国博士专业学位教育发展需求，并提出改革与发展我国博士专业学位教育的策略和建议。

一、国内外博士专业学位教育发展概况

专业学位是相对于科学学位而言的学位类型，旨在培养适应特定行业或职业实际工作需要的具有创新能力、创业能力和实践能力的高层次应用型人才。而专业学位博士研究生教育是为培养满足经济社会发展需求的高

层次应用型人才而开展的教育。专业博士学位实质上是一种高层次的职业性学位，突出实践性，追求社会价值和应用价值，这是与追求学术价值的学术型博士学位的本质性差异。在社会诸多职业走向专业化的背景下，许多国家已将获取专业博士学位作为从事某种职业的先决条件。

1. 国外博士专业学位研究生教育发展概况

自 20 世纪初期，美国开启了博士专业学位教育的探索。1920 年，哈佛大学最早开设教育博士学位（Ed. D），到 1930 年又开设了商业博士学位。随后，其他大学相继在药学、社会科学、公共卫生学等领域也开始授予博士专业学位，如医学博士、牙科博士、药学博士、法学博士和教育学博士等。1967 年，美国底特律大学率先设置工程博士学位（Eng. D）。随后，哥伦比亚大学、伯克利加州大学等高校也纷纷设立工程博士计划。20 世纪下半叶，随着工业和科技的飞跃发展，德国、法国和英国也相继实行了专业博士培养计划。日本的专业学位教育主要借鉴美国，虽起步晚，但发展迅速。国外专业博士学位经历百年的发展历史，已形成了与传统学术型博士学位（Ph. D）并行发展、平分秋色的格局，其实践性强、学制灵活等优势满足了社会发展的需要，受到了行业的高度认可。

2. 国内博士专业学位研究生教育发展概况

20 世纪 90 年代，我国（注：如无特殊说明，本文中我国主要指大陆地区）分别设置了第一个硕士专业学位（1990 年，工商管理硕士）和第一个博士专业学位（1998 年，临床医学博士），经历了“稳步发展、积极探索阶段”（1990—2008 年）和“快速发展、制度完善阶段”（2009 年至今），取得了长足的发展。目前，我国已基本形成了以硕士学位为主，博士、硕士、学士 3 个学位层次并存的专业学位教育体系。近 30 年来，国务院学位委员会已先后批准设立了工商管理硕士、法律硕士、教育硕士、工程硕士、临床医学硕士和公共卫生硕士等40 种硕士专业学位，临床医学博士、口腔医学博士、兽医博士、教育博士、工程博士和中医博士等 6 种博士专业学位，以及建筑学学士专业学位。此外，在我国大陆地区的一些中外合作办学机构或中外合作项目中，已开展的博士层次教育中也会涉及国（境）外高校的博士专业学位教育。

目前，临床医学类博士专业学位（即临床医学博士、口腔医学博士、中医博士）已开始在北京、上海等具备条件的地区，或者北京大学、复旦大学等高校开展“5 + 3 + X”（X为专科医师规范化培训或临床医学博士专业学位研究生教育所需年限）临床医学人才培养模式改革试点。全国首批开展的工程博士专业学位主要涉及电子与信息、生物与医药、先进制造和能源与环保4个领域。2018年工程博士调整为电子信息、机械、材料与化工、资源与环境、能源动力、土木水利、生物与医药，以及交通运输等8个专业学位类别。

综上，国内外博士专业学位创建和发展的原因主要有劳动力市场的大量需求、能够行之有效培养应用型高层次人才、高校服务社会功能的逐步强化，以及职业专业化运动的蓬勃兴起等。尽管不同国家博士专业学位研究生教育发展的起步不同、所处发展阶段不同，但均有一个共同特征，即其发展速度和趋势与国家经济社会发展和社会现实需求紧密相关，是高等研究生教育支撑新科技革命和新兴产业变革的重大举措。因此，发展博士专业学位研究生教育必须紧跟时代、与时俱进，加快研究、稳妥推进。

二、 我国博士专业学位教育进一步发展的需求分析

1. 是支撑经济社会发展的战略新需求

中华人民共和国成立70周年来，特别是改革开放以来，我国综合国力显著提升，经济社会各项事业蓬勃发展，人民生活水平极大改善。尤其是，新一轮科技革命和产业变革与我国加快转变经济发展方式形成历史性交汇，国际产业分工格局正在重塑，部分产业形态和组织方式正在改变，我们要紧抓这一重大历史机遇，实施制造强国战略。2015年5月，《国务院关于印发〈中国制造2025〉的通知》（国发〔2015〕28号）指出，

制造业是国民经济的主体，是立国之本、兴国之器、强国之基，要坚持把人才作为建设制造强国的根本，建立健全科学合理的选人、用人、育人机制，加快培养制造业发展急需的专业技术人才、经营管理人才、技能人才。我国仍处于工业化进程中，与先进国家相比还有较大差距，解决关键核心技术“卡脖子”问题，大力推动重点领域突破发展（表 23 - 1），迫切需要科技创新引领和高层次创新人才支撑，必须通过走人才引领的发展道路，进而最终完成中国制造由大变强的战略任务。2015 年 10 月，国务院印发了《统筹推进世界一流大学和一流学科建设总体方案》（国发〔2015〕64 号），将加快推进“双一流”建设作为当前和今后一段时期我国高等教育的主要任务，要着力培养具有历史使命感和社会责任心，富有创新精神和实践能力的各类创新型、应用型、复合型优秀人才。因此，发展博士专业学位，特别是工程博士，是立足一流建设、加大学科交叉融合和校企合作、支撑经济社会发展，尤其是科技和产业革命带来的博士专业学位发展的新需求。

表 23 - 1 《中国制造 2025》中需大力推动的十大重点领域

序号	领域	序号	领域
1	新一代信息技术产业	6	节能与新能源汽车
2	高档数控机床和机器人	7	电力装备
3	航空航天装备	8	农机装备
4	海洋工程装备及高技术船舶	9	新材料
5	先进轨道交通装备	10	生物医药及高性能医疗器械

2. 是保障人民美好生活的外部新要求

党和国家历来高度重视教育和卫生健康两大民生工程，这一点也可以从我国博士专业学位设置历程中看出。我国最早设置的博士专业学位就是临床医学博士，现有临床医学类博士专业学位 3 个，教育博士 1 个，占我国现有博士专业学位设置类别的2/3。此外，工程博士中还有“生物与医药”类别。党的十九大提出“优先发展教育事业”和“实施健康中国战略”。习近平总书记等党和国家领导人出席全国教育大会、全国卫生与健康大会，以及全国高校思想政治工作会议，并发表重要讲话，提出一系列新理念、新思想、新观点，为我国教育和卫生健康事业指明了前进的方向，也为教育和卫生健康领域博士专业学位发展提供了根本的遵循。特别是近年来，中共中央、国务院先后印发了《“健康中国2030”规划纲要》《中国教育现代化2035》，将“加强医学人才培养、推进健康中国建设，加快推进教育现代化、建设教育强国”提升到国家战略层面。而从数量上看（表23－2），10年间，包含教育卫生健康领域博士专业学位在内的所有专业学位博士毕业生，仅增加了1 200人左右，专业学位博士毕业生占博士总量比较低，仅维持在4%左右。这一培养规模与当前社会需求之间

表23－2　2009—2018年博士毕业生的数量和占比

时间（年）	博士毕业生总数（人）	科学学位博士毕业生数（人）	专业学位博士毕业生数（人）	专业学位博士毕业生占比（%）
2009	48 658	47 551	1 107	2.28
2010	48 987	47 863	1 124	2.29
2011	44 464	43 320	1 144	2.57
2012	51 713	50 401	1 312	2.54
2013	53 139	51 248	1 891	3.56
2014	53 653	51 675	1 978	3.69
2015	53 778	51 649	2 129	3.96
2016	55 011	52 700	2 311	4.20
2017	58 032	55 823	2 209	3.81
2018	60 724	58 450	2 274	3.75

数据来源：中华人民共和国教育部官网

对接并不理想，且主动适应新时代我国社会主要矛盾变化（即人民日益增长的美好生活需要和不平衡不充分的发展之间的矛盾）的调整力度尚显不足。因此，发展博士专业学位，特别是临床医学类博士和教育博士专业学位，是立足保障人民美好生活，贯彻党和国家对高等教育和卫生健康事业发展最新要求，更好更紧密地服务于教育强国、健康中国对高层次应用型人才提出的新要求。

3. 是满足专业自身发展的内在新诉求

根据对我国硕士和博士专业学位类别及设置时间的梳理（表 23-3），在“以硕士学位为主，博士、硕士、学士 3 个学位层次并存”的我国专业学位教育体系中，40 个硕士专业学位中仅有 6 个设置了对应的博士专业学位。包括已设置 30 年的工商管理硕士在内的其余 24 个硕士专业学位，至今其专业学位教育体系仍仅停留在硕士层面，这也对相关学科及专业自身发展造成了一定的影响。21 世纪以来，学科及专业的研究成果在起到知识积累与传播的作用之外，更强调其作用于现实社会，这也是造成博士研究生教育产生分化的重要原因。传统的科学学位博士研究生教育的培养目标难以满足这一学科及专业发展要求，但其与专业学位博士研究生教育建立在共同的学科基础上。近 30 年，科学学位博士研究生教育对学科及专业建设的成果，也同样为专业学位博士研究生教育提供了坚实而广泛的基础。而国内外专业学位研究生教育的实践案例，则为专业学位博士研究生教育提供了丰富的创新理念和经验借鉴。因此，发展博士专业学位，特别是新增设的博士专业学位，是立足学科及专业自身可持续发展，健全符合专业特色和发展规律的专业学位教育体系，更好地满足高校与社会“供需联动、共建共享”、科学学位与专业学位“分类并进，协同创新”的学科专业新诉求。

表 23-3 我国硕士和博士专业学位类别及设置时间

硕士专业学位类别	设置时间（年）	博士专业学位类别	设置时间（年）	硕士专业学位类别	设置时间（年）	博士专业学位类别	设置时间（年）
工商管理硕士	1990			应用统计硕士	2010		
建筑学硕士	1992			税务硕士	2010		
法律硕士	1995			国际商务硕士	2010		
教育硕士	1996	教育博士	2008	保险硕士	2010		
工程硕士	1997	工程博士	2011	资产评估硕士	2010		
临床医学硕士	1998	临床医学博士	1998	警务硕士	2010		
兽医硕士	1999	兽医博士	1999	应用心理学硕士	2010		
农业硕士	1999			新闻与传播硕士	2010		
公共管理硕士	1999			出版硕士	2010		
口腔医学硕士	1999	口腔医学博士	1999	文物与博物馆硕士	2010		
公共卫生硕士	2001			城市规划硕士	2010		
军事硕士	2002			林业硕士	2010		
会计硕士	2003			护理硕士	2010		
体育硕士	2005			药学硕士	2010		
艺术硕士	2005			中药学硕士	2010		
风景园林硕士	2005			旅游管理硕士	2010		
汉语国际教育硕士	2007			图书情报硕士	2010		
翻译硕士	2007			工程管理硕士	2010		
社会工作硕士	2008			审计硕士	2011		
金融硕士	2010			中医硕士	2014	中医博士	2014

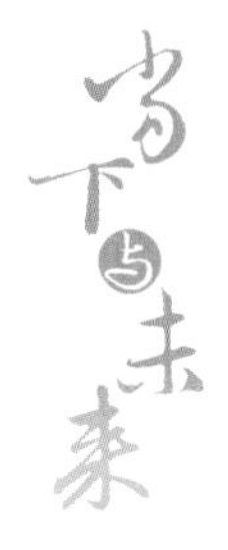

三、我国博士专业学位教育改革与发展的策略建议

近年来，教育部等国家有关部委已出台一系列政策文件和改革举措，推进开展博士专业学位教育改革进行试点探索。在招生规模方面，近5年呈现快速增长趋势，2015—2018年，专业学位博士招生数分别为1 925、2 509、2 700和6 784人，2019年更新增了8 000余个专业学位博士招生名额。在学位类型方面，教育部办公厅《关于统筹全日制和非全日制研究生管理工作的通知》（教研厅〔2016〕2号）明确指出，全日制和非全日制研究生实行相同的考试招生政策和培养标准，其学历学位证书具有同等法律地位和相同效力。这有利于保障全日制和非全日制博士专业学位研究生招生培养标准的“同质性”和学历学位证书的“同效性”。在配套政策方面，2018年2月和7月，中共中央办公厅、国务院办公厅先后印发了《关于分类推进人才评价机制改革的指导意见》《关于深化项目评审、人才评价、机构评估改革的意见》，明确提出坚持分类评价，从而发挥人才评价对人才培养的“指挥棒”作用。此外，开展“大国工匠”等评选，充分发挥应用型高层次人才先进模范人物的示范引领作用。

在“立德树人、服务需求、提高质量、追求卓越”的工作主线指导下，针对现有博士专业学位教育和增设博士专业学位教育分别提出改革与发展策略建议，具体如下。

1. 临床医学类博士专业学位要深化医教协同，主动对接健康中国2030

我国自1987年即开始试点临床医学应用型博士研究生培养，并于1998年正式开始实施临床医学博士专业学位研究生培养制度，是我国最早设置的博士专业学位。随着我国学科门类的调整和毕业后教育制度的完善，国务院学位委员会又先后设置了口腔医学博士和中医博士。为避免与科学学位培养模式的趋同，结合临床医学（含口腔医学、中医学，下同）人才培养规律，我国已逐步建立了“5 + 3 + X”临床医学博士专业学位培养模式，其核心是“三个结合”，即博士研究生招生和专科医师招录相结合、博士研究生培养过程和专科医师规范化培训相结合、博士专业学位授予标准与专科医师培训标准相结合。其特点是以提升职业能力为导向，与职业资格有机衔接。我国已建立统一的住院医师规范化培训制度，正探索建立统一的专科医师规范化培训制度。因此，对于临床医学类博士专业学位，要深化医教协同，充分总结试点地区或高校的工作经验和存在的问题，在加快推进专科医师规范化培训工作的基础上，进一步完善与博士专业学位衔接的相关配套政策设计。特别是在临床研究课题方面，要加大与医学相关领域的学科交叉融合，提高对于专科医师准入与岗位聘任及职称晋升的关联程度的认识，完善临床医学博士专业学位学科专业设置与专科医师培训专业设置的对接，更好地服务健康中国战略。

当前，我国面临多重疾病威胁并存、多种健康影响因素交织的复杂局面，健康中国战略也对医学人才培养提出了新的更高要求，要加快医学教育由“以疾病治疗为中心”向“以促进健康为中心”的转变。医学不等同于临床医学，仅仅依靠临床医师队伍，无法完全解决健康领域的重大科学问题和应对重大疾病的防控挑战，需要基础医学、临床医学、公共卫生、药学和护理等医学学科协同发展。2017 年 7 月，国务院办公厅印发《关于深化医教协同进一步推进医学教育改革与发展的意见》（国办发〔2017〕63 号），在强调以“5 + 3”为主体的临床医学人才培养体系基本建立的同时，也明确将“公共卫生、药学、护理、康复和医学技术等人才培养协调发展”作为医学教育改革发展的主要目标之一。2018 年 9 月，教育部、国家卫生健康委员会、国家中医药管理局发布《关于加强医教协同实施卓越医生教育培养计划 2.0 的意见》（教高〔2018〕4 号），明确指出“全类型推进医学人才培养模式改革。围绕全周期全过程维护群众健康需要，深化临床医学类、口腔医学类、公共卫生与预防医学类、中医学类、中西医结合类、医学技术类和护理学类专业人才培养模式改革，加快培养不同类型医学人才。”因此，在发展临床医学类博士专业学位的同时，也应基于健康中国需求和人民群众需要，增设并大力发展公共卫生博士、临床药学博士教育。

2. 工程博士：主动对接中国制造 2025，助力区域协调发展战略

2011 年，国务院学位委员会第二十八次会议审议通过《工程博士专业学位设置方案》，首批批准 25 个工程博士学位授予单位，培养集中在电子信息、生物医药、先进制造和能源环保 4 个领域。2018 年，国务院学位委员会第三十四次会议决定将工程专业学位类别调整为电子信息等 8 个专业学位类别。根据《国务院学位委员会、教育部关于对工程专业学位类别进行调整的通知》（学位〔2018〕7 号）的要求，决定统筹工程硕士和工程博士专业人才培养，将工程专业学位类别调整为电子信息（代码 0854）、机械（代码 0855）、材料与化工（代码 0856）、资源与环境（代码 0857）、能源动力（代码 0858）、土木水利（代码 0859）、生物与医药（代码 0860）和交通运输（代码 0861） 8 个专业学位类别。截至目前，全国工程类博士专业学位研究生培养单位达 40 所。工程博士作为解决复杂工程技术问题、进行工程技术创新及规划和组织实施工程技术研究开发工作的高层次复合型人才，是实施中国制造 2025 的重要人才支撑。因此，工程博士专业学位的当前发展重点还应聚焦八大专业领域，在主动对接中国制造 2025 的基础上，进一步完善培养方案，以国家关键核心技术攻关及工程技术领域复杂问题为切入口，聚焦国家战略，瞄准国际创新前沿，突出学科交叉融合。同时要加强与京津冀协同发展、长江经济带建设、粤港澳大湾区和长三角一体化等引领区域发展的重大战略联动，体现高端性、系统性、实践性、个体性和创新性。同时，工程博士专业学位涉及领域较多，与相关领域战略的联动，要发挥我国政治优势和制度优势。以“生物与医药”领域为例，可面向健康中国 2030 相关领域的国家重点单位、地区和创新企业招收攻读工程博士专业学位研究生，设立示范型人才培养项目和特区，培养未来健康领域复合型高端工程人才和产业领

军人才，与临床医学类博士专业学位共同服务于健康中国战略。如复旦大学作为长三角地区首批6所试点高校中唯一招收生物与医药领域工程博士的高校和上海市“5+3+X”临床博士培养改革工作小组组长单位，率先探索和大力支持“大健康”领域博士专业学位研究生教育改革。2019年就招收了81名“生物与医药”领域工程博士和101名临床医学专业学位博士。

（来源：全国医药学学位与研究生教育学术研讨会，2020年，太原）

第四篇

医教协同

典型案例

第二十四章

1年健康扶贫的探索与启示：不让“病根”变“穷根”

因病致贫、因病返贫是脱贫攻坚中最难啃的“硬骨头”，要实现精准脱贫，难度最大、周期最长的就是健康扶贫。2018年3月，受中央统战部选派，我到贵州省毕节市挂职锻炼，挂任市政府副市长，具体分管医疗保障扶贫工作。在为期1年的挂职锻炼期间，我与当地干部群众一道，坚持从最困难的群体入手，从最突出的问题着眼，从最具体的工作抓起，通堵点、疏痛点、消盲点、破难点，筑牢阻断因病致贫、因病返贫的健康防线，积极探索健康扶贫新途径，有效防止“病根”变“穷根”，以健康扶贫助力精准脱贫。

毕节市10个县区有7个地处乌蒙山集中连片地区，有3个县属深度贫困县。2018年，全市贫困发生率达12.5%，有深度贫困村529个，农村贫困人口81.82万人，占贵州省总数的29.13%、全国的2.71%，是贵州省贫困人口最多、贫困程度最深、脱贫难度最大的地区。在全市81.82万农村贫困人口中，患病的贫困人口58 095人，因病致贫的贫困户29 726户，占全市总贫困户数的13.26%，因病致贫、返贫发生率达1.81%；2016年至2017年，全市因病返贫的贫困户1 017户、4 068人。“病根”已经成为毕节市部分农村贫困家庭的致贫因子，虽然近年来因病致贫人口的总体数量明显下降，但因病致贫较其他类型的贫困更具有顽固性和不可控性的特点，成为毕节市全面脱贫中最难啃的“硬骨头”。

一、 主要做法

1. “三个一批”通堵点

“看得好病”体现出人才在健康扶贫工作中的重要性。2018 年，毕节市每千户常住人口执业（助理）医师人数仅为 1. 21 人，比全国平均水平少 0. 99 人，比全省少 0. 59 人。医疗卫生人才缺乏、人才队伍结构不合理等问题较为突出。为发挥医疗卫生人才在健康扶贫中的关键作用，在对全市 10 个县（区） 6 家市级、16 家县级医疗卫生机构、23 家乡镇卫生院、33 家村卫生室走访调研的基础上，坚持把培训“育”才作为重要抓手，协调中华医学会医学教育分会，通过理论培训与现场操作相结合、“请进来”与“送出去”相结合的方式，启动实施了“三个一批医疗卫生人才能力提升培训计划”，即短期规范培训一批（村医），中期提升一批（执业医/助理执业医），远期培养一批（医学院校定向培养）。通过实施该计划，毕节市国家执业医师考试通过率从原来的 24％上升到 46. 1％。通过“三个一批”人才培训计划的实施，毕节市全科医师增加到 798 名，每万常住人口拥有全科医生增加到 1. 45 人，至少拥有 1 名注册全科医师的乡镇卫生院共 164 个，占全市乡镇卫生院总数的 68％。

2. “项目帮扶”疏痛点

“方便看病”需要针对存在的困难和短板，积极谋划项目，筹措资金，联系落实帮扶项目。在毕节市挂职期间，协调落地实施帮扶项目 12 个、医疗服务项目 3 个。通过帮扶项目的落地实施，解决贫困群众“方便看病”的问题。比如，建立覆盖毕节市的新生儿和儿童先天性心脏病筛选网络，实施奥盛“心健康”儿童先天性心脏病筛查救治公益项目，构建省级区域先天性心脏病救治平台。自项目启动以来，筛查出疑似病例 5 000 余人，确诊病例 1 000 多例，目前收治先天性心脏病患儿 200 余例，24 名 B 超医师赴上海新华医院进修，连通了毕节市医保局与上海救治医院开通直接结算的绿色通道。同时，建立“上海复旦临床病理诊断中心贵州分中心”，利用“云病理远程诊断系统”互联网技术弥补病理医生奇缺制约医院学科发展的短板。实施尤迈健康扶贫毕节项目，对疑难的大病进行“再诊断”或优化治疗方案，提高医务人员的临床水平，让更多的贫困患者能享受到优质的医疗资源。该项目已覆盖全市29家公立医疗机构，并签订了帮扶协议，一期项目协议金额共计541.5万元。

3. “综合干预”消盲点

“减少生病”就是要从源头上阻断，让贫困群众少生病、不得病，防止家庭困难群众因病致贫、因病返贫。协调实施学生健康综合干预、产前基因筛查诊断等项目，着力消除综合干预盲点。比如，在赫章县选取古达、新发、菊园3所学校，突出干预为主、全程健康管理，实施毕节学生健康综合干预项目，开展为期一年的体育、营养、健康教育及设施改造干预，把改善学生营养作为阻断贫困代际传递、使贫困地区儿童共享全面小康的重要举措。先后完成对536名学生的体格检查（包含血红蛋白测试）、问卷调查、身体素质测试，完成对173名学生的血红蛋白复测、200名学生的瑞文智力测试。落实学校后厨干预、分餐定食制度干预，研制《中国西南地区学生营养餐推荐菜谱和操作指南》。通过项目的实施，干预学校——兴发小学学生贫血率从24.0%下降到17.8%，对照学校——茶园小学学生贫血率从36.7%下降到22.6%。另外，协调上海交通大学医学院附属新华医院提供技术、人员培训、体系架构等多方面帮扶支持，并与毕节市第一人民医院签订医院联盟合作协议，组建了产前基因筛查诊断中心，进一步强化了出生缺陷预防，有效降低出生缺陷发生率，提高了出生人口素质。

4. “多重保障”破难点

挂职期间，帮助指导整合大病保险、计生医疗扶助、民政医疗救助等资源，建立起毕节市农村特殊困难人群多重医疗救助保障机制。目前，全市10个县区均已建立健康扶贫医疗保障救助政策，参合资助力度持续加

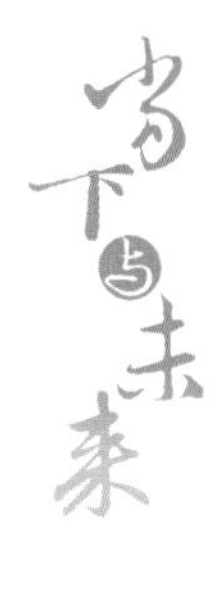

大。2018年度，全市城乡居民医保参保752.8万人，参保率99.8%，建档立卡贫困人口参保实现了全覆盖，重大疾病保障持续强化。一方面，对儿童“两病”、妇女“两癌”等25种重大疾病实际补偿比例达到病种限费的80%，麻风病人除麻风治疗以外的疾病政策范围内100%报销，将结核病纳入单病种定额补偿范围。另一方面，对25种重大疾病以外的恶性肿瘤（系统标注1 779种），在市内县级及以上公立医疗机构救治的，提高10个百分点报销，并免收起付线。对慢病门诊封顶线从1 500元提高到5 000元，对特殊病种大额门诊封顶线提高到每年人均5万元，减轻了农村贫困人口患大病医疗支出负担。2018年，全市城乡居民大病医疗保险筹资3.08亿元。目前，全市共救治建档立卡贫困大病患者753人、2 529人次，补偿医疗费用1 861.38万元，实际补偿比为94.09%。

二、经验启示

概括起来，健康扶贫就是为了解决贫困群众看得起病、方便看病、看得好病、尽量少生病，有效防止因病致贫、因病返贫。对口支援毕节市健康扶贫的实践探索，为如何做好农村健康扶贫提供了借鉴和启示。

1. 重视人才培养是解决“看得好病”的关键之举

通过实施“三个一批医疗卫生人才能力提升培训计划”，逐步解决了毕节市基层医疗卫生人才缺乏、结构不优等突出问题，倒逼基层医疗机构基本医疗和公共服务能力的提升。实践证明，在人才招不进来、留不下来的贫困地区，只有紧紧抓住“培训”这一关键性问题，有针对性地进行全方位帮扶，才能培养造就一批扎根基层的本土医疗卫生人才。

2. 强化项目实施是助推“方便看病”的现实要求

无论是对口支援，还是东西部扶贫协作，谋划、协调、争取和落实帮扶项目都是实施深度帮扶的重要抓手。通过“儿童先天性心脏病筛查救治”等15个帮扶项目的落地实施，有效遏制了因病致贫、因病返贫问题。实践证明，只有牢固树立项目意识，找准影响基层医疗卫生的突出问题并对症下药，才能确保贫困群众“方便看病”。

3. 注重综合干预是实现“减少生病”的有效途径

健康扶贫工作的最终目的就是要让贫困群众尽量少生病。在毕节市，我们以农村贫困学生为重点，通过实施学生健康综合干预、产前基因筛查诊断等项目，逐步阻断了贫困代际传递。实践证明，只有找准务实管用的帮扶载体，并以此拓展思路、创新方法，才能更好地引导贫困群众树立正确的健康理念，形成健康的生活方式，实现少生病、不得病。

4. 织密兜底网络是确保“看得起病”的重要保障

健康扶贫措施的落实需要强化统筹管理。目前，毕节市按照“织密网、兜底线、建机制”的要求，健全了综合兜底的保障体系，构筑了多道防线。实践证明，只有构筑综合性兜底保障体系，织密防止因病致贫、因病返贫的保障网，才能确保贫困群众“看得起病”。

（来源：2020 年 5 月，吴凡提交中央统战部对口支援健康扶贫案例）

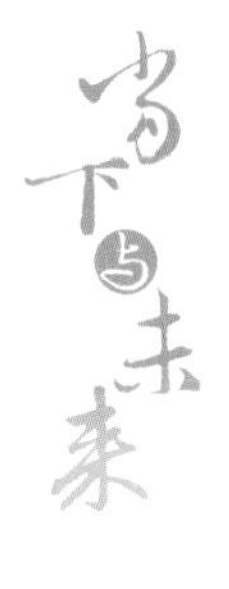

第二十五章

10 年磨一剑：服务国家战略实现“零的突破”

2014 年 9 月 9 日，庆祝第三十个教师节暨全国教育系统先进集体和先进个人表彰大会在京举行。作为第七届高等教育国家级教学成果特等奖的获奖代表，复旦大学汪玲教授受到习近平总书记的亲切会见。

上午 8：45，习近平等中央领导同志走进人民大会堂北大厅，全场响起热烈掌声。习近平等高兴地与受表彰代表热情握手，向受到表彰的先进集体和先进个人表示热烈祝贺，向全国广大教师和教育工作者致以节日的问候。随后，习近平、李克强、刘云山、张高丽等与大家合影留念。

下午，在庆祝第三十个教师节暨全国教育系统先进集体和先进个人表彰大会上，刘延东为汪玲教授等颁发国家级教学成果特等奖。作为全国高校教师和国家级教学成果奖获得者的代表，汪玲在表彰大会上做了题为“在教育教学改革的征程中不断创新”的发言。

10 年磨一剑。自 2003 年起，教育部和上海市委托以汪玲教授为首的卫生政策研究团队（含教授、副教授、研究生及一线工作人员），围绕临床医学教育改革开展了 18 项重大研究，该研究团队充分发扬了“积极服务国家战略”的优秀传统，运用卫生政策研究工具和方法，深入研究世界主要国家的医学教育和医师培养体系，并赴西藏、新疆、内蒙古和青海等地现场调查，完成了 41 所医学院校 1 343 位临床医学导师问卷调研。发表数10篇医学教育改革论文，参编出版多本医学教育专著，初步构建了具有中国特色的“5+3”临床医师培养体系。

在教育部和上海市的大力支持和推动下，复旦大学作为工作组长单位，上海交通大学、同济大学、上海中医药大学、第二军医大学等高校共同参与，成功实践了“5+3”模式，开创了“教改医改互动，满足人民需求”的成功典范，对于深化医药卫生体制改革、缓解“看病难、看病贵”具有重要意义。

自1994年3月14日国务院令第151号《教学成果奖励条例》发布以来，高等教育国家级教学成果奖成为与国家科技三大奖同级别的国家级奖励，每4年评选一届，每届设2个特等奖。今年，复旦大学牵头的项目《我国临床医学教育综合改革的探索和创新》获第七届高等教育国家级教学成果特等奖，实现了上海市高等教育在国家级教学成果特等奖方面的“零的突破”。

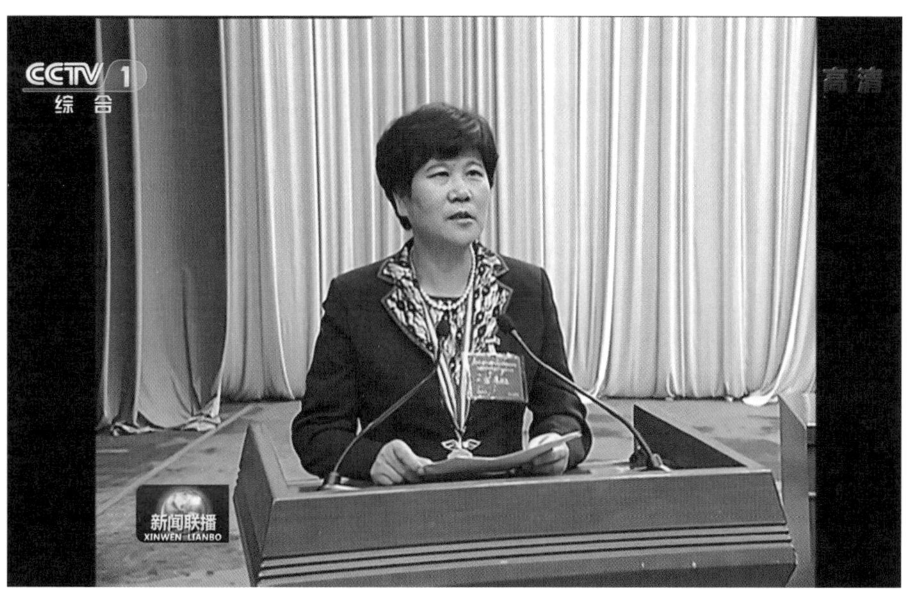

2014年9月9日，汪玲在全国教育系统先进集体和先进个人表彰大会上发言

近日，每 4 年评选一届的国家级教学成果奖颁布，复旦大学牵头，上海交通大学、同济大学、上海中医药大学、第二军医大学等高校共同参与的《我国临床医学教育综合改革的探索和创新》获第七届高等教育国家级教学成果特等奖，实现了上海市高等教育在国家级教学成果特等奖方面的“零的突破”。同时，在近日举行的中美医学教育高层论坛上，“5 + 3”人才培养模式也得到了与会领导和专家的高度评价。该成果因何获奖？有何魅力？记者近日赴上海进行了实地采访。

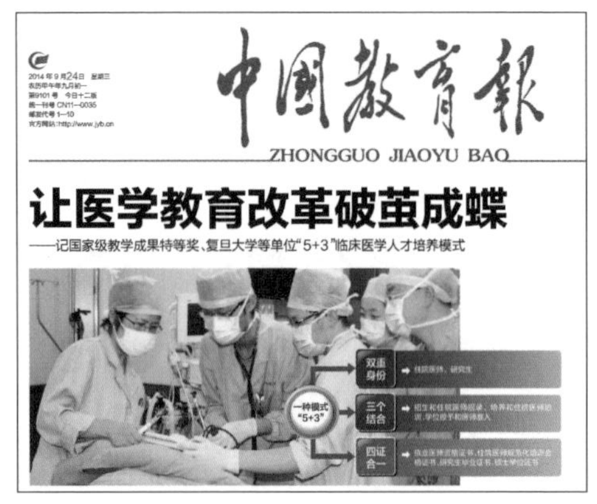

2014年9月24日 星期三
农历甲午年九月初一
第9101号 今日十二版
统一刊号 CN11—0035
邮发代号 1—10
官方网站:http://www.jyb.cn

中国教育报

ZHONGGUO JIAOYU BAO

让医学教育改革破茧成蝶

——记国家级教学成果特等奖、复旦大学等单位“5+3”临床医学人才培养模式

2014 年 9 月 24 日，《中国教育报》头版头条报道国家级教学成果特等奖

一、学生因何青睐？“双重身份”破解学医年限长、投入大难题

在复旦大学附属中山医院记者见到了正在门诊忙碌的李苗，她现在是复旦大学临床医学专业硕士三年级学生，同时她还有另外一重身份——中山医院的住院医师，“双重身份”让她感到事情格外得多，“恨不得把时间掰成两半来用”。然而，令她欣慰的是，她不需要像从前那样在获得硕士学位后再进行两到三年的住院医师规范化培训（简称规培），只要考核合格就可以在毕业前获得《住院医师规范化培训合格证书》，并获得临床医学硕士专业学位，这让她节省了不少时间。

小李所属的这种培养模式被称为“5 + 3”模式，“5 + 3”是指 5 年临床医学本科教育再加 3 年的住院医师规范化培训，学生合格毕业后可以拿到执业医师资格证书、住院医师规范化培训合格证书、研究生毕业证书和硕士学位证书四个证书，简称“四证合一”。

“这种培养方式让我们医学生看到了希望，虽然在这三年辛苦一些，但投入有了效果，不用再像我现在这样要经过‘九九八十一难’才能取得真经。”本科毕业于河南中医药大学，去年在上海中医药大学获得硕士学位，目前正在上海市第七人民医院进行规培的张海英告诉记者，不断延长的学习年限让即将三十而立的她感到难以承受。

“临床医学教育只是培养了合格的医学毕业生，却没有培养出经过规范化培训的合格医生。”复旦大学卫生政策副研究员包江波告诉记者，在我国学医年限长、投入大，产出慢，让很多学生出现了“畏医”“弃医”现象。“出现这种情况实际上是因为教育和卫生的不兼容，在传统的医学教育版图中，医学院校以学校围墙为界，形成了一个相对封闭的教育生态。在学校学习的知识并不能在医院里付诸实践，其中不乏临床医学博士不会做阑尾炎手术的极端例子，而为了弥补学校和医院之间的‘鸿沟’，只能不断增加培养年限。”包江波认为“5 + 3”实现了学用结合，让学生大部分时间都在临床“操刀”实践，避免了重复培养和资源浪费。

“政治理论课、英语课和基础理论课以上海市统一组织的网络课程学习为主，邀请名师讲解。专业理论课由各培训医院组织，采取专题讲座、病例分析、学科前沿进展等多种方式进行，并在临床轮转过程中完成。”上海市“5 + 3”项目工作小组成员何珂告诉记者。

从 2010 年上海市整体开始实践以来，“5 + 3”培养模式越来越受到学生的青睐，复旦大学招生办主任丁光宏告诉记者，“以前因为学医既辛苦耗时又长，所以每年招生的医科分数线在复旦几乎垫底。而在去年和今年医学生的录取分数都排在了前面。”

“除了避免重复培训，吸引我的另一点是待遇明显比以前要好多

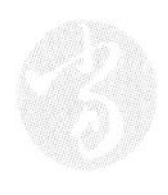

了。”今年报考“5 + 3”项目的学生给记者算了一笔“经济账”，他在校期间就可以拿到作为医师的基本工资和医院发的奖金，总共加起来每个月也有3 000多元，中山医院还为他提供了宿舍。“这让我们的生活没有压力，虽然平时学习辛苦一些但是觉得很值。”

“刚一毕业就获得了四证，在以后的职称晋升和工资待遇上具有明显优势，这大大加强了对本科毕业生参加规培的吸引力。”何珂告诉记者。

二、社会凭啥认可？教学与实践深度融合，一上手就能派上大用场

复旦大学党委书记朱之文在学校第十四次党代会上指出，我们建设世界一流大学，既要面向科学技术和知识创新的前沿，又要面向国家的重大目标和需求。医学教育改革必须服务国家医改需求。“5 + 3”专业学位研究生培养的核心在于坚持以职业需求为导向，以临床实践能力培养为重点，改变了以往临床硕士培养“重科研、轻临床”的倾向，因此毕业生在处理常见病和突发情况时表现得游刃有余。

“以前的临床医学专业学位硕士忙于完成导师手中的项目课题，大部分时间都待在实验室里，真正留给临床的时间并不多，很多医学院校的临床医学专业学位和科学学位课程设置和教学要求甚至完全相同，这让学生无所适从。”张海英告诉记者。而“5 + 3”培养方案明确要求“学位论文应紧密结合临床实际，以总结临床实践经验为主。”这样就从根本上杜绝了在培养中将临床医学专业学位硕士等同于科学学位硕士的情况。

“用人单位给我们的反馈是‘5 + 3’培养的医生就是不一样，尤其是好多基层医院都反映他们跟过去的医学毕业生相比，一上来就能用，感觉知识面很广，技能很高。”上海市卫计委人事处处长许铁峰说。

“我们严格按照《上海市住院医师规范化培训细则》对学生进行临床技能训练，在3年内完成十余个科室的轮转培训。比如内科的学生到消化科轮转3个月，带教老师必须要在3个月内教会学生规定病种的诊断、治

疗以及临床操作技术。3 年的时间都排满了临床实践的课程。”复旦大学附属中山医院教育处的老师告诉记者。“5 + 3”项目学生在每个科室轮转完之后，还面临着严格的出科考核，只有通过才能进入下一个科室轮转，最终还要通过上海市级层面统一组织的“六站式”结业考核。

李苗提到有一次在给病人做完胃镜后，病人身体状况出现异常，各项指标检查也不正常，这个时候她有点心慌，立即给带教老师汇报，老师指导她及时处理。“原来是病人出现了心梗，在处理过程中我吓出了一身冷汗，多亏带教老师的沉着应对，我也在这个过程积累了宝贵的经验，以后遇到这种情况心里就有底气了。”李苗的例子很好地说明了经过 3 年严格“锤炼”，学生学到了真本事，毕业后走上工作岗位很容易上手。

为了给更多的社区和乡镇医院培养合格医生，复旦大学、上海交通大学、同济大学等医学院不断扩大“5 + 3”全科临床硕士的招生规模，学生毕业以后全部面向基层医院就业。“通过全科医生的培养，推进分级诊疗制度的建立。期待以后不论在大城市还是小城镇、不论在三甲医院还是社区医院，老百姓都能找到会看病的合格临床医生。”复旦大学副校长、上海医学院院长桂永浩告诉记者。

三、 培养单位为何叫好？理顺教学体系，解开“镣铐”跳舞

长期以来，我国医学教育多种学制学位并存，有人将其比喻为临床医学人才培养多台唱戏，同台不同戏，不利于标准化、规范化、同质化的临床医生培养。

为了解决这种情况，2005 年至 2009 年间国务院学位办委托复旦大学在“中国医学学位体系及其标准研究”课题中负责对全国 40 余所医学院校的近 1 500 位临床医学导师进行问卷调查。通过调研，课题组发现 5 年制本科生和临床医学专业硕士有着巨大社会需求，应予以保留。无论是 5 年制还是长学制医学教育的毕业生，都应当接受住院医师规范化培训提高临床技能。

2009年，复旦大学初步形成“5+3”临床医学人才培养模式雏形。2010年以来，复旦大学作为组长单位，引领实践“5+3”模式，负责上海市临床医学专业学位综合改革整体推进和质量保障体系建设；上海交通大学则重点探索学位课程改革和基地建设；同济大学率先尝试学制改革，停招非“5+3”临床硕士；上海中医药大学、第二军医大学也开始了积极探索实践。全国医学专业学位教指委委员、本成果第一完成人汪玲教授告诉记者。

“同济大学把原来所有七年制教育模式完全转为‘5+3’模式，理顺了医学学制学位体系，把硕士研究生的培养和学生将来所从事的职业紧密结合起来了，得到了老师的一致好评。”同济大学常务副校长陈以一说。

“5+3”还解除了一直戴在医学教育上的一副“镣铐”。1999年5月我国正式施行《执业医师法》，规定“未经医师注册取得执业证书，不得从事医师执业活动”。医学生必须在临床工作一年才能够参加国家统一举行的执业医师资格考试，获执业医师资格后才有临床处方权。

在这样的情况下，所有未取得执业医师资格的临床医学专业学位研究生，由于没有处方权，不能独立处置病人和进行手术，导致临床医学专业学生的临床能力训练难以进行。“其实我们很多老师都有很强的让医学生动手实践的带教意识，但是这样的规定犹如一副‘镣铐’束缚住了他们的手脚。”中山医院教育处老师对记者说。

这些限制和缺陷不仅束缚住了老师的手脚，也让培养单位无可奈何。而“5+3”的模式，通过“四证合一”的制度创新，培训医院将组织本项目临床医学专业学位硕士在培养期间参加执业医师资格考试，有效地避免了学生所面临的违法行医风险，研究生毕业后也不再需要重复进行住院医师规范化培训。

复旦大学校长杨玉良说，我们就是用“5+3”这样一个制度来设计一整套改革体系，使得医学生的培养更加符合国家的需要，以及符合我们整个医疗体制改革的需求，实际上就是要培养医德高尚、医术精湛的好医生，能够符合我们国家老百姓的要求，能够真正解决“看病难、看病贵”的问题。

如今，在上海已招录五届“5 + 3”临床医学研究生共 2 000 余名，已培养出 600 余名“会看病”的合格医师；“5 + 3”模式在全国已成功推广到 102 家临床医学（全科）硕士培养单位和 64 所医学院校，医学教育经过多年探索，正在破茧成蝶。正如复旦大学常务副校长陈晓漫所说，这个成果是项目组成员经过十余年理论研究和实践探索，针对医学人才培养模式瓶颈问题所进行的创新。如果没有教育部、上海市和兄弟院校的大力支持，这么重大的医学教育模式创新也是不可能的。

（来源：2014 年 9 月 24 日《中国教育报》教改先锋重大典型报道）

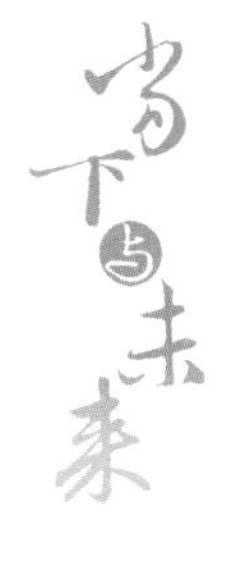

第二十六章

曲突徙薪 20 年

70 年巨变，有许多看得见，也有一些不太引人注意。尤其一些普惠型的公共事业，就在群众身边，惠及千家万户，却又有点像空气一样，往往在悄然之中、不经意间，让人惊觉其发展之快、跨越之大。如公共交通，上海地铁已日均运送客流 1 200 万人次，这哪怕相比 10 年前，也会觉恍若隔世。又如公共卫生，20 年来战非典、禽流感、假疫苗……给无数人留下集体记忆，也在理念上实现历史性跨越。还有公共绿化，70 年一路走来，亲历者深知艰难。这些“公共”里的悄然之变，指向“公共获得感”，是美好生活题中之义。

她，1989 年是上海医科大学的学生会主席，1991 年进市卫生局第一个工作岗位就在疾控处，1998 年参与筹建“全国第一个”疾病预防控制中心——上海市疾病预防控制中心，20 年里，亲历了我国第一个艾滋病防治中长期规划起草、非典、禽流感、疫苗风波、控烟……2013 年建言上海果断关闭活禽交易市场、为中国有效阻击“全球恐慌”的人感染 H7N9 禽流感，立下汗马功劳，得到国务院领导、世界卫生组织专家组高度评价。

在刚刚履新的复旦办公室，这位上海市疾病预防控制中心原主任、上海市卫生健康委员会原副主任，接受专访：“公共卫生的工作理念，很容易不为人知，很需要不被误解。”“我对你只有一个请求：真实。”

吴凡与记者分 3 个下午谈了近 10 小时。10 小时背后是公共卫生 20 年。20 年背后是新中国 70 年跨越。采访结束次日，“重磅”消息传开：国务院发布关于实施健康中国行动的意见，成立推进委员会，印发《健康中国行动（2019—2030 年）》……“重磅”在于，从长期“以治病为中心”，历史地转向“治未病”、重预防、“以人民健康为中心”。历史性跨越的端倪，藏在吴凡亲历这 20 年。

例如，1998 年 11 月上海率先建立的疾控中心，其实全称和重点是：疾病“预防控制”中心。

一、“带了个坏头”开始的历史性变革

全国首创的疾病预防控制中心，也是吴凡第一次深度参与的重大改革。各传染病防治所要“拆围墙”裁撤合并，干了一辈子的人们，难舍。多年后一位国家相关机构的老主任还一见吴凡就说：就是你们带了个坏头。

吴凡耐心向质疑者解释：原先是一个所在干，现在并非工作没人管了，而是由一个系统来做。

长达近半个世纪，新中国针对各种传染病，分别建起“一病一院所”，从机构上实现防治一体，贡献巨大。 20 世纪 90 年代中后期，传染病被极大控制，病人数大为减少，这种单病种防治模式的弊端也凸显出来。各个防治站所业务萎缩、人员老化，难以为继，遇上一人多病的患者更是处置不了。最要命是“下面没有脚”——慢性传染病需要对病人进行长期健康管理，如肺结核病在急性期治疗后，半年内每天看着或提醒病人吃药，一个防治所包揽不了全市病人，也不可能让病人去医院一住半年，落实到社区卫生服务中心更合理、更有效率。在社区“有脚了”，全市形成一个完整的防治体系，从机制上实现防治融合，才是对传染病最好的控制。

“围墙”不破，也无法升级全市防控的集成水平。

正是看到这些，时任市卫生局局长刘俊领导吴凡处室设计一套肺结核病防治新模式：新组建的市疾病预防控制中心负责协调、管理、督导，综

合性医院负责病人诊断治疗，社区卫生服务中心落实病人管理。近 20 年上海结核病逐步降低的事实，证明了“三位一体”的上海结核病防治模式的成功。

中国公共卫生改革的序幕就此拉开。同年，卫生部向全国推广上海模式。2002 年，中国疾病预防控制中心建成。

吴凡对刘俊感念深深：

他 1993 年到任，针对医药费用涨价过快，提出“总量控制、结构调整”，减轻千家万户负担。卫生部向全国推广。

他 1996 年率先创新上海卫生监督体系模式，全国推广。

非典时他夙兴夜寐，退休后仍关心医改。2011 年离世时，700 人前往送别，行业权威媒体称“医改事业先驱”。

疾病预防控制中心成立 10 年后，当年质问者所在单位负责的某呼吸道传染病，卷土重来。多地发病大幅上升。上海，不升反降。

1963 年在中国内地第一个做肿瘤登记的上海，2000 年仍只登记了城区，防治所人力有限。疾病预防控制中心成立后，两年，就覆盖上海全部郊区，数据质量得到世界卫生组织肿瘤登记中心采纳认可，成为当今世界上覆盖人口最多的一个登记点。

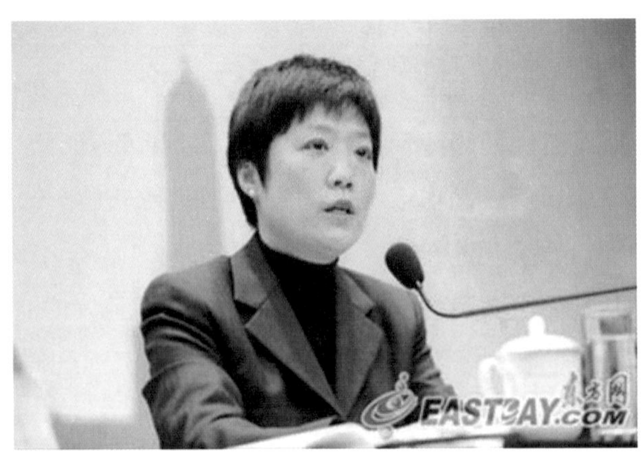

吴凡在新闻发布会上

另一件吴凡难忘的上海率先，是 20 世纪 90 年代在华夏宾馆那次大胆尝试。

特意选这家宾馆，因是司法系统所属。

把安全套放进客房，明示供免费使用。好多年后，主导这次尝试的老专家康来仪还被威胁“要抓起来”。

曾经的认知是：一个正经人，谁包里放这？搜出就是不法证据。何况主动提供。

时任市卫生局分管副局长袁惠章慢悠悠道：小吴啊，告诉他们，要抓康教授，就先把我抓起来；这个事情我知道的，我支持的。

吴凡告诉记者：“袁副局长一开始并不知情。”

心有明见，所以坚持。国际通行的艾滋病防治策略，在上海这家宾馆“试水”后，“并不像大家以为会难为情、没人拿”。吴凡 1991 年跟处室“老法师”起草文件后，1992 年上海第一个开展献血员 HIV 免费筛查，“当年就查出一例阳性，大家也很意外”。1994 年前后，外来务工者涌入，肠道传染病面临高发，吴凡在时任副市长谢丽娟领导下，参与出台政府规章，在浦东设防病办……一系列前所未有的举措，也是“跑工地了解实情后出台”。

上海公共卫生 20 年，许多率先探索，都是“因为‘看见’，看见社会的真实需要”，进而从实际出发，力求专业、规范的制度、体系。

所以——2003 年春，非典肆虐时，吴凡是中国疾病预防控制中心慢性病中心主任，刚与英国牛津大学临床研究中心著名的 Richard Peto 爵士，合作开展全球最大的 52 万人健康人群队列研究。这位教授认真严谨，与老师 Richard Doll 爵士一起用 50 年，证明烟草致肺癌。他那天问吴凡：世界卫生组织专家去了广东，来了北京，接下来要去上海，你觉得会怎样？上海宣布只有 6 例确诊，每天飞机这么多，其他大城市多“沦陷”了，你们怎么可能这么少？吴凡认真作答：“我相信。”

理由就一条：体系，在社区“有脚”、医院会报告、疾病预防控制中

心督导管理强的上海公共卫生体系。

二、 上海靠什么一再赢得世界卫生组织专家点赞

结束上海考察时，世界卫生组织专家组组长詹姆斯博士表示：“我们都不相信上海只有 6 例。但是经过我们的核查，它的防控体系是可靠的，可信的，所以这个 6 例是可信的。”“我们看到一个非常强而有力的体系在全市运转。”

吴凡感叹：“这就是刘俊局长的高明，把信心建立在体系自信、调查完整上。上海就提供两样东西，一张上海地图，一本全市医疗机构通讯录。要去哪你们自己晚上定，我们备好车，第二天早上说去哪就开到哪。专家看到每一个病例的调查清清楚楚，上海社区阿姨也很能干的。”

20 世纪 80 年代，有一波乡镇卫生机构改制潮，“热火朝天卖”。上海没有。“当然也和暴发过甲肝有关，很知道基层一线机构对公共卫生有多重要。”

非典 10 年后，一个全球未知的新病毒（后定为 H7N9 禽流感）又在上海发现，一上来病死率很高。

世界卫生组织专家组再到上海，抵达日期和 10 年前同一天，组长还是詹姆斯。不过他已是助理总干事，组员均全球顶尖专家。

听完吴凡报告，詹姆斯连说三词：灵敏、专业、高效。

午饭时，吴凡问：“纯属巧合？还是你们特意选这个日子来？”对方很不好意思：“不是故意的。”吴凡一乐：“上海还是上海。不过您变了，升官了。”

灵敏，指第一时间发现。闵行那家三人过世两位，市里立即派组现场处置。两位年轻骨干没能带回样品，确实有困难，吴凡严肃批评：“我们是专业机构，只负责上报什么是真实。”很快微博爆出六院有病人女儿在求救，吴凡一下警觉：闵行的不是孤立事件。立即调查 1 月以来全市所有不明原因的呼吸道死亡病例。一汇总，放地图上一看，一是集中在闵行，

二是边上大多有活禽市场，没有的那例也接触过鸡。“我马上觉得事情很大。英文的‘传言’其实是中性的。当时社会上传的是一家四口走了三位，实际情况是一家三口走了两位，已经很精确了，人家还没做过流行病学调查呢。”吴凡记得很清楚，那天周六，“立刻上报”。

专业，指处置到位。报告有句话，吴凡坚持写上：聚集性病例。虽然通常指第一代传给第二代更多人发病，但她反问：空间的聚集就不是聚集？有共同原因、同时发生、同一范围，怎么就不对呢？有问题我负责。恰巧，卫生部函询上海聚集性病例情况，用的也是这词。后来去活禽市场采样又遇问题：全国动物的采样都归农口。吴凡坚持查到底。“现在就像公安在破案，还没找到凶手，你告诉我有怀疑线索不能去查？”一测，果然阳性。火速再报：高度怀疑活禽交易市场，建议关闭。

高效，指各项措施落实迅速。活禽交易市场说关就关，当机立断，而且关了有效果。4 月 2 日市里专题会决定宣布省一级的三级应急响应，决策者指着吴凡带去的“预案”原文说：既然条件够了，就应照预案做。当场拍板立即开新闻发布会。来不及修饰的吴凡出席时，“蓬头垢面，很急的。但第一时间发布，很主动”。4 月 5 日，两位分管市领导又带队看活禽交易市场，开专题会。吴凡用事实说话：我们的农业部门对养殖场有监测，我们的卫生部门对养殖场工作人员有监测，都没发现问题；上海郊区养鸡的地方没有病人，不养鸡的市中心反而有病人，这呈现一个逻辑指向——不是本地出问题了，而是外来的家禽通过活禽市场在上海传播。

然而，关市场，确实复杂。或者，6 日应急处理，7 日一早关掉？

市领导“很利索”：6 日早市就关，一天都不耽误。

吴凡反倒有点惴惴不安了：万一，我们错了；万一，这不是唯一传播途径？

“幸运。”市场一关，病人没了。估计新病毒潜伏期最长 7 天，后来只在第八、九天出现了 1 例。两个潜伏期后没发现，就可说明彻底有效。

上海率先关闭数天后，国务院副总理刘延东来沪考察，其间在疾病预

防控制中心听吴凡汇报后，很高兴地说：很好！行之有效的措施一定要坚持。几天后杭州会议，她强调：目前行之有效的措施，一定要坚持下去。会后一系列措施上去，确实没再发现新病例，“证实当初判断是对的”。

新闻综合
BDP8520
WS
线约见：禽流感防治权威问答
22:03
点医院：市公共卫生临床中心、复旦大学附属儿科医院
微博反馈 线约见》今晚互动话题：禽流感防治权威问答。

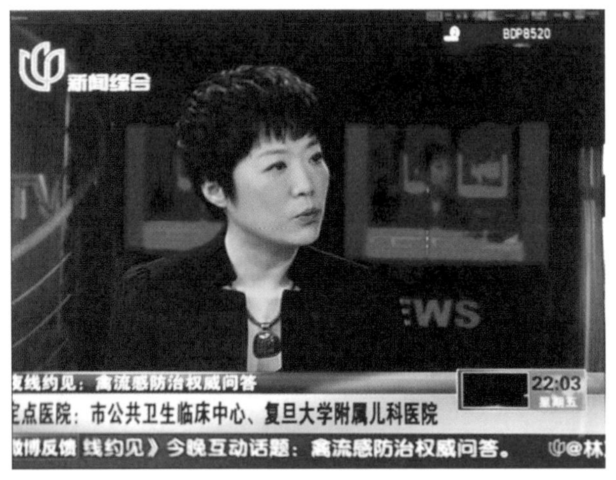

吴凡 2009 年在新闻节目权威解答 H7N9 禽流感情况

远见、制度、担当——或者进一步说：远见里的专业、制度里的规范、担当里的初心——是吴凡体会上海公共卫生 20 年的三个关键词。尤其当三者高度统一。

2009 年、2015 年、2018 年……疫苗风波不断，上海力保城池不失。“网友们说，这是喜爱上海的理由之一。但我们不是靠运气。我们是靠一套制度、一个体系在保障。”吴凡介绍，上海很早就这么做了，“第一个进中国的二类疫苗就是上世纪 90 年代初在上海。我们逐步形成了‘三统一’：不管一类二类，统一采购、统一管理、统一配送。”

三、高效的社会治理需要更多有专业背景的人去预见，用最小成本最大程度控制风险

一句“无利不起早”，曾刺激吴凡当场说出一番豪言壮语：“我们是

有‘利’的。保障全市儿童接种的健康安全，就是我们的‘利’。”

20 年，难忘不被理解时。

“曲突徙薪”，语出《汉书》。一位客人建议把直的烟囱改弯（曲突），搬离易燃柴草（徙薪）。主人不睬，果然风倒灌失火。事后却摆酒席请焦头烂额救火者为座上宾，忘了邀请曲突徙薪者。这个词，也是 2012 年市疾病预防控制中心提炼“上海疾控精神”的第一个词（其后为博学明道、方寸纳海、健康为上）。

城市管理要“像绣花一样精细”，就需要更强的预见性，尤其风险防控。

世博园区建到一半，“我们就进去了。许多楼梯很宽，夏天雨多，大家一奔，滑倒就容易踩踏。必须当中装扶手，隔开人群形成对流”。

搭好的台有喷泉，电线却挂在钉子上，“掉水里就怕漏电，游客用手弄水”……

开园前试运行，吴凡请 3 位专家坐镇疾病预防控制中心，开创大型活动保障“动态风险评估”。“风险是不断变化的。风险评估本身是有风险的。静态预案需结合现场动态评估。”

世博会后，吴凡牵头制定国家层面的风险评估方案。

除了大型活动，还有突发事件。那年日本“核泄漏”，市里要求评估对上海影响。吴凡迅速给团队框架：“一，普及核泄漏常识。二，按最极端情况评估。三，上海会同步启动应急检测。很多人不知道，我们一直在金山、崇明有两个监测点。四，海产品的影响。”一二三四，清清楚楚，很快上报。

除了突发事件，还有日常守护。“公共卫生工作的实验室不是各级医院的化验室。”吴凡强调，疾病预防控制中心实验室并非“你交钱我做”，“要对公共事件有意义才做，如高危人群或巨大潜在风险。我们 10 年建了两大检测平台：一个针对传染病为主的病原学，一个针对化学品毒性。平时收集各种病原，储备检测技术能级：战略级、战术级、常规级。

前两级不轻易拿出去，但绝非在闲置。就像原子弹，公共卫生体系是在替城市守底线。”

后来也用上了。那年欧洲“毒黄瓜致死”，进口蔬果检测紧急求助。“这个细菌只在国外发生过，幸好我们预先储备了，能做检测。”

那年沸沸扬扬的浦江水源抗生素污染，也因预先储备了检测方法，两天就出结果（通常要一周），舆论很快平息。

上管天，下管地，中间管空气。只要涉及百姓健康安全，除了个体性的生病吃药，其他都关乎公共卫生。外地贻贝食物中毒，怀疑和藻类毒素有关，吴凡马上要求同事了解上海周边，江河湖海一一摸清，“我们有中毒控制中心，24 小时给医院提供信息。你告诉我中毒情况，我第一时间告诉你可能是什么，解药在哪”。

预防控制工作某种程度上有点悖论：做，是为了不发生。

发生了的，如 H7N9，吴凡也感慨：“大家就觉得，不就是关活禽交易市场，有啥技术含金量？也申请不了科技成果，拿不了大奖。但我觉得，用科学的方法找到源头，找到问题所在，以最简单最低成本方式解决，这是最高境界。”

她对疾病预防控制中心检测平台的要求，是“一锤定音”。许多事，看似最后没造成危害，但如不能及时“定音”，长时间造成恐慌，社会经济损失也非常大。

2011 年“抢盐”风波，吴凡去了《夜线约见》。2009 年 H1N1、2013 年 H7N9，吴凡多次出席上海市政府新闻发布会。“上海很主动，这是很关键的。发布会很多挑战，我就坚持两条：一，我说的肯定是实话；二，有谱的才讲，不知道不清楚的，就告诉我们在做什么，绝对不乱说、打包票。恰恰这样，公众接受，一讲就很‘定’。”

H7N9 时，吴凡坚持在“人传人”前加上“有限”二字，“因为有对夫妻感染了。虽然拗口，但我们是专业人员。这一点，也很希望社会理解”。

鲜有人知，她客串过东方广播电台《健康乐园》节目10年主持人，深谙如何不拗口。

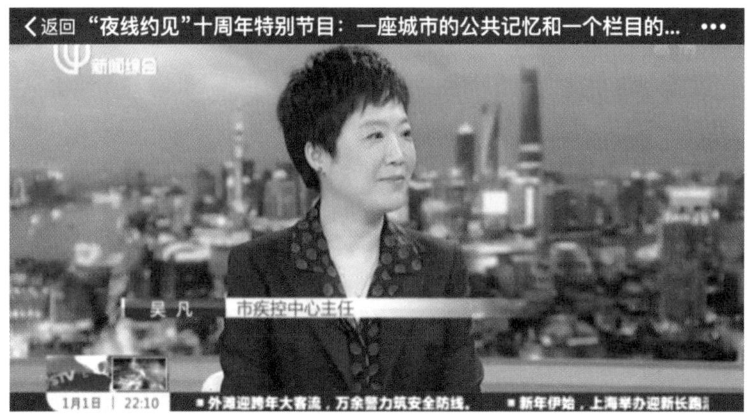

返回 "夜线约见"十周年特别节目：一座城市的公共记忆和一个栏目的... •••
新闻综合
吴 凡
市疾控中心主任
1月1日 | 22:10
外滩迎跨年大客流，万余警力筑安全防线。
新年伊始，上海举办迎新长跑
2017年在《夜线约见》10周年节目上

四、"做这个历史阶段属于你的事情，在抓住潮流的过程中，做自己力所能及"

3岁，必须算好换气，趁水涨落间隙游到小河中的沙滩，否则要被激流卷走。8岁，烧饭洗菜生煤球炉。10岁，小学暑假，妈妈想锻炼女儿，让吴凡独自坐长途车从富阳到杭州转火车回上海。门开那刻，舅舅听说她自己来的，以为她吹牛皮。第二天妈妈到家，被外婆狠训一通。"这和当时社会环境有关，现在不能简单照搬。妈妈也在我口袋放了杭州朋友地址。"她最记得六和塔下车，坐公交到火车站买票，自己决定多花5角，坐快车早2小时到上海。

吴凡感恩自己有一个独立、完满的童年。回头看，她工作中的种种特质，有迹可循。

虽然当初学医是"走错大门，走对小门"。她从小数理化强，喜欢立体几何，大学毕业多年还能画榫头透视图，物理也始终第一，本可保送同济“土木”。妈妈怕小姑娘跑工地，就此，考进上医大。吴凡当时真不知“卫生系”做什么，“表姐刚学过《卫生学概论》，说和‘工程’有关。我一听，就它了。还好越学越发现，意义非常大，真是无怨无悔”。

1991年刚工作时成天打字，吴凡有心，视若“抄方”：“边打边琢磨人家怎么写稿子，用心总能学到东西。”

一周三晚，自费三年读外贸学院大专夜校，深夜到家晚饭。所学《会计原理》，后来当市疾病预防控制中心一把手用上了。所学《宏观经济学》《微观经济学》，后来读硕士专业是卫生经济学，驾轻就熟。

对她来说，经历确实成财富。

高三暑假起，她就一直“穷游”。一人坐长途车从昆明去喀什、吐鲁番。在九寨沟遇塌方。在若尔盖看老鹰在山脚下飞，连夜拦下很高的卡车，5元路费去甘南。在天水钻铁轨爬火车，上餐车跟列车员们谈天说地。去过川北热当坝、甘南合作镇、夏河，去过南疆，在库车待了三天两夜，见过当地人实际生活，去过藏区，看藏民雨里骑在牦牛上走……所以后来遇到事，她作为校学生会主席，头脑比较冷静：“这些地方的人们，他们明白不明白？我们中国有没有这样的基础？”

如果在九寨沟不是当机立断换了车，原车要走的路，后来也塌方了。

那趟火车要是没爬，没去南疆，后来想法就不一样。

回沪看地图，吴凡也感慨：“如果事先看到这一大圈，也许就迈不开步。但当时在过程中，一个小目标接着一个小目标。再遥远的目标你只要开始去做，一站站并不遥远，总有一天会到达。”

同时也感悟到：人不能选择出身，教育能让他们选择自己的人生。

也只有教育的公平，才能真正阻断贫困代际传递。这是她去年在贵州毕节挂职的体会。

而教育的前提是健康。

“所以总书记多次强调，要树立‘健康第一’的理念，健康入万策。这也是现在‘健康中国行动’要义。”挂职一年间，吴凡助推大大小小15

个项目落地，助人自助。

儿童先心病90%是简单型，其中70%在一两岁“手术窗口期”完全可治愈。吴凡帮当地免费开发登记软件，为严重的建绿色通道到上海治疗，为简单的在当地建救治平台，请新华医院优秀团队飞去带教。“孙锟院长很有情怀。上海医生航班下午5时多落地，总先奔医院看病人，每一批都是。当地人很感动。”

一边是大量乡镇卫生院开不出门诊，一边是当地8 000人考不出执业医师、助理执业医师证书，吴凡请中华医学会医学教育分会助力，请来锦州医科大学老师，每年强化培训1 000人。去年，培训了的通过率46%，没培训的24%，被认为是“实实在在的项目，真正解决贵州问题”。

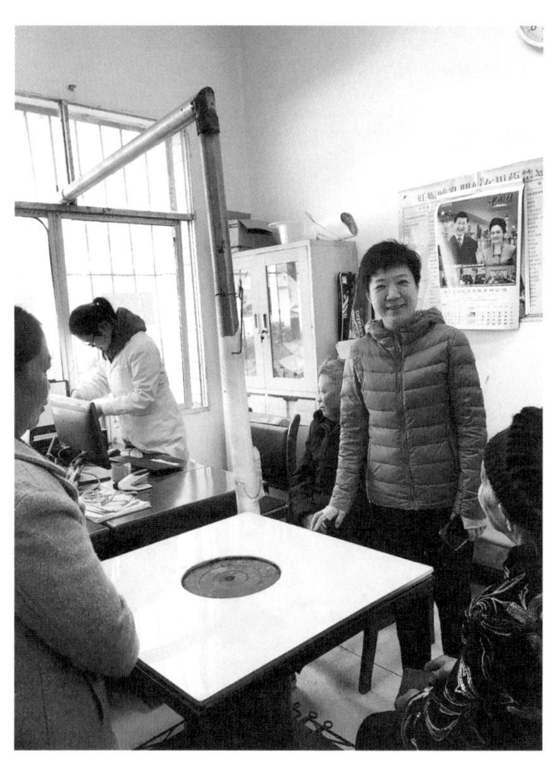

2018年，吴凡在毕节市乡镇卫生院考察改炉改灶项目

“我理解‘健康第一’是建立有益于健康发展的环境，核心是决策者有健康理念，才能实现‘健康入万策’。”在她看来，新中国70年，公共卫生从最大程度控制传染病，开展爱国卫生运动，提高人民卫生水平，到改革开放后一手抓慢性非传染病防治，一手通过社会经济发展，改善环境，保护健康，“今后更需要的是营造有利于健康的政策导向，使人们更好养成有利于健康的生活方式和行为方式”。

“我们都是历史中的人。”这位新任复旦医学院副院长说。

那年“穷游”，在鸣沙山，她独自爬上沙丘顶。风很大，流沙从脚踝掠过，痒痒的。

一个突兀的想法冒出：这是几千万年的沙子啊。“每个人的一生，就像一颗沙子，其实主宰不了多少的。大自然如此伟大。你怎么看待自己？做这个历史阶段属于你的事情，在抓住潮流的过程中，做自己力所能及。”

（来源：2019年9月21日《解放日报》第4版“首席专版”）

第二十七章

上海公共卫生 30 年的实践与启示

公共卫生事业关乎千家万户人民的生命健康与幸福安康，也关乎全社会的安全稳定。自 20 世纪 50 年代我国卫生事业起步开始至 2016 年《“健康中国 2030”规划纲要》发布，“预防为主”始终是我国卫生工作的方针。习近平总书记近年来提出“树立大卫生、大健康观念，把以治病为中心转变为以人民健康为中心”“努力全方位、全周期保障人民健康”的要求。

在党和国家的关怀与指导下，上海多年来持续加大对公共卫生事业的投入，全市公共卫生战线取得了一系列重大成就。上海市政府和相关专业机构不断以实际健康问题和市民现实需求为导向，健全公共卫生服务模式和保障制度，提升各项服务能力。在原卫生部的支持下，上海作为我国公共卫生领域改革的“先行者”，于 1998 年成立了全国首家疾病预防控制机构——上海市疾病预防控制中心，对全国公共卫生工作起到了重要的示范作用。2003 年起，上海市市政府先后组织实施了四轮加强公共卫生体系建设三年行动计划，实现了“从无到有”“从弱到强”“从优到精”的飞越，取得了“专业发展、百姓获益、社会满意”的社会效果。30 年来，全市公共卫生体系建设日益完善，公共卫生服务能力不断提升，为国家“四个全面”战略布局和“五个中心”建设提供了良好的健康基础和安全环境。

一、 实践与成就

1. 适应时代发展和人民需求，公共卫生体系日益完善

公共卫生事业是一项公益事业，需在政府的主导与支持下，通过完善、高效的组织体系和运作机制来实现其目标和愿景。上海公共卫生工作始终坚持法制引领的理念，2001 年在全国最早制定实施慢性病防治中长期规划，2002 年颁布全国第一部地方性精神卫生法规《上海市精神卫生条例》，2017 年全国率先出台《上海市传染病防治管理办法》。上海市委、市政府多年来持续加大对全市公共卫生工作的组织和领导，在 20 世纪 50 年代就已建立了精神卫生全市多部门协调机制。进入 21 世纪后，围绕公共卫生服务、健康促进等领域，建立完善了市级联席工作制度，“部门协同，联防联控，群防群控”的防控机制和以社区为网底，市区公共卫生专业机构为主干，二、三级医院为临床技术支撑的工作架构不断巩固完善。精神卫生服务和结核病防治网络均被世界卫生组织誉为“上海模式”，在全国得到推广。公共卫生工作突破了专业、部门、地域界限，与农业、海关、工商、商务、教育、食药监、气象、科研和新闻媒体等部门开展多方协作，实现了在更大范围、更多领域内的提质增效。2010 年以来，上海贯彻“以人为本，健康第一”的理念，逐步探索推进公共卫生工作从“以疾病为中心”向“以健康为中心”转变，以切实满足公众实际需求为导向，以慢性病综合防治为切入点，构建“医防融合”机制下的“社区-专业机构-医院-个人”四位一体的服务构架，城市公共安全堤坝不断牢固，公众健康素养和健康水平不断提升。

2. 应对健康工作新要求和新挑战，核心能力日渐完备

- 重大疾病防控能力

1998 年，抗击甲肝疫情的战役全面强化了上海传染病防控的政策机制和建设水平，为后续历次重大疫情处置奠定了坚实基础。2003 年非典

疫情的阻击战中，全市无暴发、无蔓延、无医护人员发病，体现了强大的传染病防控处置能力。针对近年来层出不穷的新发和输入性传染病的威胁，上海通过整合资源和集成创新，率先开展了基于医院的腹泻病、急性呼吸道感染和发热相关症候群等传染病综合监测、药店腹泻药物销售监测和学校因腹泻病缺勤缺课监测，不断提升新发传染病的早期预警能力。上海建有全国最早的肿瘤和心脑血管事件登记体系，慢性病及相关危险因素综合监测已覆盖全市 600 万高血压患者、350 万糖尿病患者和 40 万恶性肿瘤患者，建立了包括 1.5 万名代表性居民的膳食与健康状况综合监测队列。构建了基于医教结合，体医结合的糖尿病等主要慢性病和道路交通伤害的防治新模式，不断提供融健康教育、危险因素干预、疾病筛查、并发症控制和健康管理等为一体的全程服务与管理。

- 实验室检验鉴定能力

上海多年来形成了高通量、高灵敏度的多病原体组合筛查技术，有效应用于开展“症状-疾病-病原体”的主动监测，建立起覆盖大多数呼吸道感染和感染性腹泻病原体的“症状-疾病诊断-病原体监测和检测”的网络。在此基础上，不断强化环境污染物的理化和毒理检验能力，完成了从疾病和单一污染物监测到多种危害因素综合监测干预的跨越，实现了从疾病和事件到危害因素的全程可控可查。目前已建有国内最全的区域企业职业危害因素数据库、毒物数据库和全国首个省级中毒病例监测网，设立覆盖 360 余家医院的食源性疾病主动监测网，省级专业机构具备的国家认证实验室参数长期保持国内领先地位，具备可有效保障城市公共安全、“一槌定音”的实验室检验鉴定能力。

- 突发事件应急处置能力

通过多次重大活动的保障和重大事件处置，不断健全突发公共卫生事件应急处置机制。以 2010 年上海世博会保障为契机，率先引入风险管理理论，建立了集动态风险评估、疫情监测、舆情监测、事件监测、实验室快速综合检测为一体的保障模式。基于国际化大都市精细化管理要求，率先

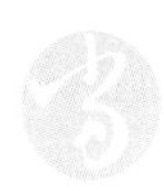

实施了公共卫生苗子事件监测、严重精神障碍患者肇事肇祸综合风险评估、孕产妇妊娠风险预警评估等制度。在国内首批建成国家突发急性传染病防控队，建立全球首支由世界卫生组织认证的国家紧急医疗救援应急队，应急响应核心能力达到《国际卫生条例》标准，处于国内领先、国际先进水平。

• 公共卫生科学研究能力

不断发挥科技创新对公共卫生的引领作用，依托市科学技术委员会的大力支持和四轮公共卫生三年行动计划的实施，形成了以流行病学、传染病学等为主，具备国际先进水平的重点学科群。承担完成了“上海市大城市结核病综合防治模式研究”等多项国家级重大科研项目。广泛开展国际国内合作，瞄准全球发展前沿，建立高端人才团队定期海外研修制度，培育了一大批学科带头人和青年骨干。构建了一批开放式科研和转化平台，在全面提升公共卫生现场实践能力、科学研究能力、决策咨询能力和成果转化能力的同时也大幅提高了在国际业界的参与权、话语权和制规权。开发和实施了一系列公共卫生服务和预防保健适宜技术，将科研成果落实到惠及提升人群健康水平的政策、策略、措施层面。

• 公共卫生信息化技术能力

初步形成公共卫生信息标准体系，数十项国家卫生行业标准已获批发布和推广应用。依托居民电子健康档案等信息平台，完成传染病监测预警、预防接种、慢性病登记管理、健康危害因素监测、卫生应急处置等业务系统，已覆盖超过 1 600 万服务对象，率先试点实施了基于医院电子病历直推的传染病疫情报告等工作新模式。不断拓展信息化对公共卫生服务的支撑作用，创新开展了基于健康大数据的糖尿病社区筛查；建成“五码联动”的免疫规划疫苗信息平台，实现了招标采购、验收检查、集中储运、冷链管理和现场接种全流程的标准化、规范化和可追溯；通过“健康云”等服务支撑社区远程健康管理、双向转诊和精细化诊疗，真正实现了“让数据多跑路，让居民少跑腿”。

3. 履行各领域公共卫生职责，防控成效硕果累累

通过30年来的不懈努力，全市居民健康水平不断提升，主要健康指标已连续十余年保持发达国家和地区先进水平。人均期望寿命从1988年的74.36岁提高到2017年的83.37岁，婴儿死亡率和孕产妇死亡率分别下降了3.6倍和7.6倍，达到发达国家水平，全市甲乙类传染病报告发病率降低至134.57/10万。

上海公共卫生队伍作为疾病防控战线前沿的侦察兵，成功应对了非典、甲型H1N1流感、寨卡病毒病、中东呼吸综合征等新发和输入传染病的威胁。2013年，在全球首次发现并有效应对了人感染H7N9禽流感疫情，获得世界卫生组织“及时、高效、专业”的高度评价。2016年，成为首个通过国家消除疟疾考评的省级行政区。此外，还成功应对了多起食品安全、环境污染等社会关注的公共事件，维护了经济繁荣稳定和社会和谐发展。

上海公共卫生队伍作为全方位维护健康的战斗队，在高血压、脑卒中、结核病等重大疾病防控领域完善了“医防融合、全专结合、分级诊疗”的综合防治模式；全市危重孕产妇抢救成功率近年来均保持在98%以上；严重精神障碍患者服务管理率和肇事肇祸发生率始终保持全国最低水平；在全国率先消灭了致盲性沙眼，白内障手术覆盖率全国领先；龋齿筛查、口腔健康筛查和义齿免费修复服务覆盖全市儿童和老人。全市重大慢性病过早死亡率已降至10.07%，处于全国最低水平，在全国率先实现国家慢性病综合防控示范区全覆盖。

上海公共卫生队伍作为全面保障城市安全的“消防队”，圆满完成了国家赋予的世博会、全球卫生与健康大会和进口博览会等重大活动公共卫生保障任务，成功应对了日本福岛核事故等重大事件带来的影响，在汶川抗震救灾、印度洋海啸救援等国内外重大应急救援活动中发挥了重要作用。在近年疫苗风波频发时能快速、准确、妥善地回应公众关切的问题，坚守一方净土，打造预防接种服务的上海品牌。

上海公共卫生队伍成为全社会健康治理的参谋部，助推健康政策转化和惠民利民。2014年起，将儿童窝沟封闭、老年人免费接种肺炎疫苗和社区居民大肠癌筛查纳入上海市重大和基本公共卫生服务项目，累计惠及数百万市民，其中大肠癌筛查项目已将患者肿瘤早期诊断比例提高了3.4倍，五年生存率提升近60%。2018年起，将水痘疫苗纳入免疫规划疫苗接种范围，进一步构筑免疫屏障，保障公众健康。全国最早制定《上海市公共场所控制吸烟条例》，并将公共卫生实践和科研成果用于支撑条例的后续修订，为实现无烟上海，营造健康环境提供助力。

二、 启示与展望

作为我国改革开放的“排头兵”，上海快速发展的城市建设和不断深化的对外开放交流也带来了种种新的健康威胁。上海公共卫生体系需要进一步拓展服务内涵，满足人民群众日益多样化、深层次的健康需求。为应对新的健康挑战，对标健康中国建设目标，上海已于2017年9月发布了《“健康上海2030”规划纲要》（简称“《纲要》”）。围绕《纲要》提出的健康主题，公共卫生必将发挥前所未见的重要作用。上海公共卫生30年的实践经验可为未来工作提供以下几方面的启示。

1. 要更加重视公共卫生体系建设

公共卫生是政府的重要职责，健全良好的公共卫生体系是保障社会安全，实现健康中国的重要基础。各级政府、相关机构和全社会应认真贯彻习近平总书记“没有全民健康，就没有全面小康”的讲话精神，从实施健康中国战略高度出发，持续强化公共卫生体系建设。要立足把上海建设成为“卓越的全球城市”的发展目标，对标国际最高标准和最好水平来寻找差距，进一步优化体系空间布局规划，巩固完善服务网络，提升区域重大疾病的防治能力，助力长三角区域一体化的高质量发展。要以问题和需求为导向，以能力建设为主线，以人才队伍为根本，以科研创新为支撑，同步强化基础设施、硬件设备和学科人才建设，完善“政府投入、分级负责”的保障机制，强化社会多元投入，全面提升公共卫生服务能级，全力推进《纲要》建设目标的实现。

2. 要更好落实医防融合理念

要切实落实从“以治病为中心”到“以健康为中心”的转变、从“治已病”到“治未病”的转变，关键在于形成有效机制，实现公共卫生与临床医学、全科医学的整合，不断拓展医防融合内涵。公共卫生未来的发展必须坚持以健康为中心，以疾病发生发展和防治全过程为主线，注重以个体为中心的临床诊疗与以人群为基础的预防服务的体系整合、流程优化和技术融合，促进实现健康管理全程、全周期、全方位的无缝衔接。未来公共卫生服务还需要进一步扎实社区医防融合的网底，以结核病“三位一体”网络等成功模式为示范，强化社区“六位一体”功能，整合衔接健康管理与疾病管理，有效支撑公众自主健康管理的开展，支撑全社会更好地落实“个人是健康第一责任人”的理念和要求。

3. 要更充分发挥信息化技术支撑作用

信息化技术是现代公共卫生工作的重要保障。发挥信息化对公共卫生支撑作用的基础是强化信息标准建设，不断健全涵盖数据、应用、管理、安全等方面的信息标准体系，从而引领各项业务系统部署，提升数据管理和利用效率。要通过信息标准的制定发布，不断拓展各项业务平台建设，推进公共卫生数据与医疗数据、人口信息数据的互联互通，进一步强化区域内、多部门间的业务协同和信息共享。进一步拓展信息平台管理功能，通过对健康大数据的汇集、管理和挖掘，大幅提升数据资源应用力度，发挥信息化技术有效服务城市精准治理和政府决策咨询的作用。要全面提升数据应用服务功能，大力推进“互联网+”健康服务，有效促进线上线下服务融合，支撑基层社区诊疗和预防保健、公众自主健康管理的全面深化。

4. 要在更大范围内实现“将健康融入所有政策”

为应对城市化对健康带来的众多挑战，通过创建健康城市来营造健康环境是实现健康中国、健康上海建设的重要抓手。世界卫生组织已提出，健康城市建设的目标是形成“一个不断发展的自然和社会环境，且能不断扩大社会资源，使人们在享受生命和充分发挥潜能方面能够互相支持的城市”，并对我国建设健康城市提出了“从城市规划入手，将健康融入所有政策，提高公众参与度，促进跨部门合作，设定因地制宜的建设目标并定期评估进度，以及加强相关研究和教育”等建议。在未来上海的城市规划和公共服务中，仍应始终秉承“将健康融入所有政策”的理念，对所有健康危害因素，如垃圾、污水、雾霾、食品安全、职业安全、道路交通安全等，实施源头控制和综合治理，最大程度上创建健康友好、老龄友好的城市生活环境，营造全社会共同维护城市健康的良好氛围。

综上，上海公共卫生 30 年来的发展历程展现了海纳百川的胸襟和地承万物的担当，因兼容并蓄而丰富多彩，因推陈出新而永葆活力。展望未来，上海将继续当好我国公共卫生事业的“排头兵”，不断为增进人民健康福祉，早日实现健康中国梦而努力奋斗。

（来源：《上海预防医学》2019 年第 31 卷第 1 期）

第二十八章

“恢复高考 40 周年”访谈

时光倒流40年，我们的复旦生活是这样的

原创 复旦大学 复旦大学 2017-09-30

你关心的复旦人 刚发生的复旦事

1

“我们当时都非常激动。进入大学，学校给我们每个人发了白大褂和校徽，上面有“上海第一医学院”这几个字。我们每个人穿着白大褂到周围的照相馆去拍了单人照，同时我们站在校门口以宿舍为单位拍了集体照。我们也非常珍惜校徽，因为校徽是上医身份的象征，走在外面，佩戴这个校徽，表明我们就是上医的大学生，我们可以从周围人的眼光中看出一种仰慕、一份尊重。我们以宿舍为单位，佩戴校徽在校门口也留下了合影。”

节选自 77级公共卫生系 汪玲**《“恢复高考四十周年”口述访谈》**

访谈人：覃雪莹

被访谈人：汪玲

访谈时间：2017 年 8 月 18 日

访谈地点：复旦大学上海医学院（治道楼）

一、 未曾下乡，初为人师

覃雪莹：今年，2017 年，正值恢复高考 40 周年，我们很荣幸请到汪玲老师来分享一下当年的经历。一方面是对当年历史的一些回顾，可以带来珍贵的史料，另一方面也可以让优秀的前辈为我们当代的大学生做出一个榜样，给予我们一个学习的机会。现在，就开始我们今天的访谈。之前您在一些场合提起高中毕业没有加入到上山下乡知青的行列，而是在家乡的初中做了一名数学老师，能和我们分享一下做数学老师时的经历吗？

汪玲：当时国家关于知青的政策是这样的，一个家庭里面可以有一名孩子留在父母身边。我父母有三个孩子，我大哥去了外地，二哥到农村做了插队知青，所以我就留在了父母身边。那时候，父母都是学校的老师，因此我就在父母所在学校的初中部做了一名初一数学老师。当时觉得这工作还不错，每个月有 31 元的收入，而且在教学生的过程中，迫使自己去不断学习。因为我是 1966 年读小学、1976 年高中毕业的，在那个年代我觉得自己的知识还很欠缺，要做老师就要迫使自己去学习。这样也为之后长期从事教育工作奠定了很好的基础，也为自己能在当年不到两个月的时间里复习准备高考并考出比较好的成绩，为自己能考到上医来奠定了良好的基础。

覃雪莹：当时的学习资料很少，那您在教数学期间学习的过程中有没有遇到什么困难？

汪玲：我教初一数学，教两个班，那时候的学生不是很听老师的话，因为那时候要批判“师道尊严”，学生也不爱学习，那时流行的是读书无用。但是在这个过程中，我觉得要去教学生，那我自己就先要学习。在我学习的过程中，我体会到了学习的乐趣，所以我就教育我的学生，要加强学习。后来我追踪观察了一下我两年带过的四个班的同学，有许多后来也考出了很好的成绩，上了很好的大学。在这个过程中，我也设法在学校图书室找了一些参考资料自学。我体会最大的是，这两年我通过教四个班的数学，培养了两个对我后来人生经历非常重要的能力：第一个是自学能力，第二个是作为一个教师的岗位胜任力。

二、高考恢复，全力备考

覃雪莹：国家是在1977年十月份才公布了恢复高考，但您提前一个多月就从父亲的朋友那里得知了这个消息，当时您是怎样的心情呢？

汪玲：我父母是在学校里面工作，学校和医院是属于医疗卫生教育单位，所以平时相互走动比较多，当时有一个安徽医科大学毕业的在我们县医院工作水平很高的医生，他在暑期到我们家来就说，很快就要恢复高考了，我就比别人提前一个多月知道要高考的消息，就开始备考了。实际上从《人民日报》公布这个消息到参加高考两个月的时间都不到，这样我能在两个月不到的时间里，额外争取到一个多月的时间，已经是非常可观了。

覃雪莹：那您复习时使用过什么复习资料吗？听说当时有一本叫《数理化复习丛书》的资料销售很火爆。

汪玲：现在回想起当时，包括现在的很多关于当时高考的影视资料都是说复习资料非常难得，尤其是对于下放到黑龙江、云南这些知青来说。而我是在一个县城，不是在农村，是在一个学校里面做老师，所以相对来说复习资料还是比较容易得到的。得益于两个因素：第一个因素，我们那个地方离上海比较近，虽然是安徽，但是位于江苏、浙江、安徽三个省交界处的一个县城。我中学的老师，我记得语文、数学、物理、化学老师都是华东师范大学的毕业生，他们也带去了很多的资料，这些资料他们都贡献出来，供我们大家一起学习。我印象比较深的是，恢复高考以后，这些老师也非常激动，因为他们觉得自己作为一个老师，终于有机会来教书育人，终于有机会让学生们认识到知识是值得尊重的，老师是值得尊重的。我记得我们很多学生都要请老师辅导，老师也要进行一个测试，他要看学生的发展潜力怎么样，测试完以后才会辅导他。为什么呢，可能有几百个

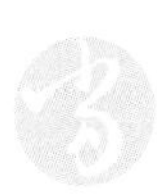

人要他教，他需要进行一个重点的选择，然后再培养他们。另外一个因素，当时国家大学生有许多也是分配到基层去、到农村去的，所以我们那里也有很多“文革”以前毕业的名牌大学生。恢复高考也使得这些大学生感觉到他们的知识得到了尊重，社会需要他们，所以他们也会通过各种途径来给我们这些渴望知识的人进行辅导。这也是当时我比较幸运，在那么短的时间复习就能够考入上医的很重要的因素。

覃雪莹：作为恢复高考后的第一届考生，您有没有什么特别的心情？

汪玲：说到心情，两句话吧。第一句话：从来没想到还能参加高考，更没有想到过能进入上医来学习。第二句话：高考来了，也从来没想过自己是否能考得上的问题，因为都说知己知彼百战不殆，你连自己学习情况你都不知道，别人的你也不知道，对国家全局的考生情况更不知道，所以可以说，那时候我们虽然是有着很强的参加高考的目的去复习去读书，但是对是否能考上又是怀着稀里糊涂的心情。

覃雪莹：那您是否还记得当年考场上一些比较有意思的题目，可以和我们分享一下吗？

汪玲：当年考试的时候，我们英语是不考的，因为我们很多人连 ABC 都不知道，考英语无法区别这个人的智力因素和他的发展潜力，所以只考四门课。当时是各个省自己出卷子，安徽省语文当时是两个作文题，二选一。我选的是谈对叶帅的一首励志诗“攻城不怕坚，攻书莫畏难。科学有险阻，苦战能过关”的体会。事后才知道，我这篇作文还是写得非常好，可能是我们那个地区得分最高的，90 分，当时语文能考 90 分已经非常不容易了。至于数学，我刚刚说过，我做过两年的数学老师，所以我数学也考了挺好的分数，考了 86.5。对于政治，我们一直都说，学医要记忆力比较好，我从小记忆力就比较好。那时候没有电视，我们就看《人民日报》，把中学的政治教科书拿出来，历史唯物主义、辩证唯物主义、中国革命史，就把它背出来，所以政治我也考得比较好，考了 70 分。时间那么短，复习的策略就只能是这样。物理和化学是合并为一张卷，那时候不叫物理化学，叫工业基础知识和农业基础知识，这两门课我是顺其自然，加在一起才考了 51.1 分。但尽管这样，我的总分将近 300 分，有 297.6，安徽省的理科一本线是 210，所以我就以高分进入了上海第一医学院。

三、 入上医门，做上医人

覃雪莹：那您当为什么会选择上医呢？

汪玲：我现在负责医学本科生教育、研究生教育，有的时候研究生要进行调剂，比如说报考中山医院的可能被调剂到儿科医院去，在这种情况下，我给他们作动员的时候，我经常会很幽默地跟他们说，调剂并不一定是坏事，我就是 1977 年参加高考被调剂到上海第一医学院的，当然这些是调侃。在 1977 年高考填报志愿，谁都不知道，真的不是知己知彼，更不是百战不殆，我们根本不知道，所以报的时候只是报了家门口的学校。我就报了安徽的三个学校：第一志愿安徽师范大学的数学系，因为我是教数学的；第二志愿报的是皖南医学院的医疗系，都是芜湖的学校，第三志愿安徽农学院的果园系，这些都是和民生相关的，我就选择了这样的专业。但正因为那年，大家填报志愿都很盲目，国家又迫切需要选拔优秀人才，因此也就只是在那年采取了分数优先，而不像现在的高考是志愿优先，所以我这三个志愿都没被录取，而是被调剂到了上海第一医学院。

覃雪莹：那这是一个意料之外的录取，您当时拿到录取通知书是怎样的心情呢？

汪玲：之前也说过我父母有一位在医院的朋友提前一个多月让我知道了可以参加高考的信息。他是医生，认识的人也比较多，他在第一时间就知道了我被录取的消息，然后他到县招生办把录取通知书拿来送到我家。他比我还要激动，因为我并不知道上海第一医学院是一个怎样的学校。我到现在都还记得很清楚，他一口气报出了颜福庆、沈克非、苏德隆、黄家驷等，那时候我并不知道这些人是多么的有名，也不知道这些都是我们上医历史上的一级教授和名师。我到现在还记得，当时他比我还要激动，然

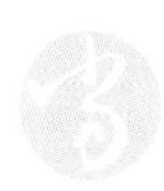

后他就跟我的父母说“这个孩子终于有机会了，国家的发展终于有这样一批年青人能够参与了”。

覃雪莹：您可以简单地分享一下在上医大求学时的一些经历吗？

汪玲：我们当时来的时候，从全国各地过来，年龄相差有十几岁，但大家都非常的刻苦。类似的方面我就不多说了，我说两点比较特殊的。

第一点是，我们进入的是上海第一医学院卫生系，我的志愿是被调剂过来的，很多人的志愿也是被调剂过来的，因为在我们那一届，很少有人知道上海第一医学院（外地的同学），更不要说上海第一医学院的卫生系了。所以我们进来以后，我们的老师给我们首先讲要做一个公共卫生人才要具备什么样的能力；对于公共卫生人才，国家是怎样的需求，这坚定了我们这些学生学习公共卫生专业的志向，也加深了对公共卫生这个专业的理解。

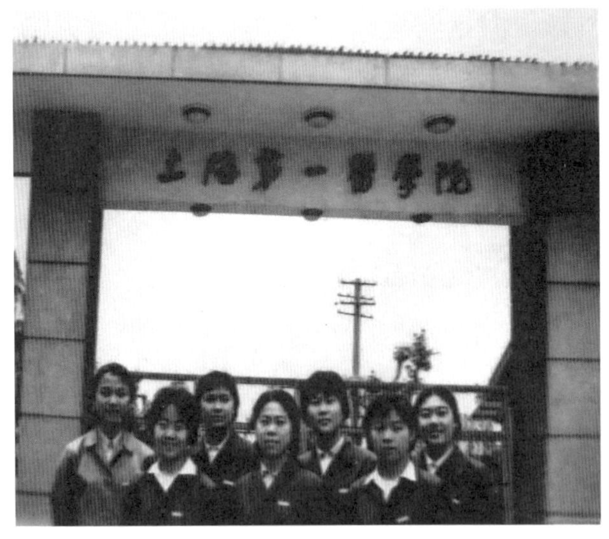

1978 年 2 月，汪玲（第二排右二）同宿舍同学合影

第二点是，我们当时都非常激动，我们进入大学，学校给我们每个人发了白大褂和校徽，上面有“上海第一医学院”这几个字，我们每个人穿着白大褂到周围的照相馆去拍了单人的照片，同时我们站在校门口以宿舍

为单位拍了集体照。我们也非常珍惜校徽，因为校徽是上医身份的象征，走在外面，带着这个校徽，你就是上海第一医学院的大学生，你可以从周围人的眼光中看出一种仰慕，看出一种对你的尊敬和尊重，所以我们以宿舍为单位带着校徽在校门口也留下了合影。从这里可以看出我们非常珍惜这样的学习机会。公共卫生从学习培养方案看，有一些基础的课，包括数学、物理、化学。我们的基础都不一样，我们互帮互学，有老三届的同学，这些同学数理化的基础比较好，就帮我们这些年龄相对较小的同学进行辅导。之前不是说我的物理化学才考了五十分多一点嘛，就跟不上，还有我们的外语没有学过 ABC，也跟不上，这些老三届的同学也会帮我们。我们也很争气，在很快的时间里也就赶上去了。我记得第一年下来我的数学就考了 100 分，物理化学的分数也是 90 分以上，在校期间几十门课，好像我很少有 90 分以下的课。

我们临床的见习是在华山医院。儿科、妇产科都是在我们专科医院进行见习的，我的中医是在华东医院见习的。我们虽然是公共卫生专业，但是也是和人群打交道，目标是健康，授的是医学学士学位，所以我们临床

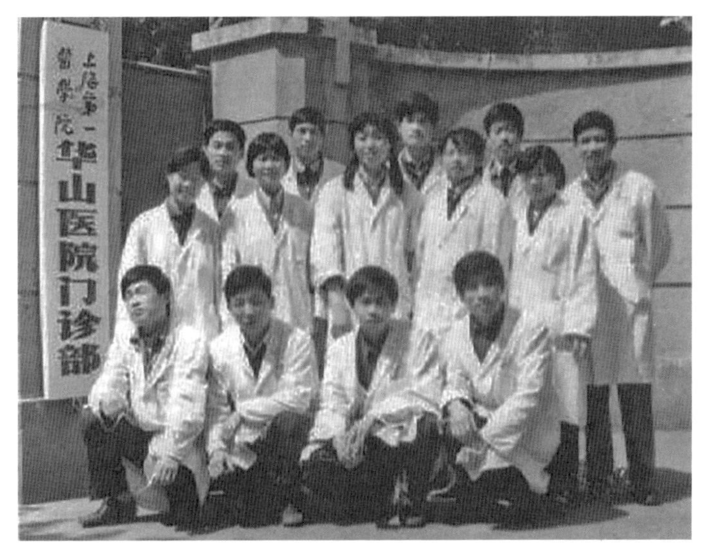

1981 年在华山医院见习合影（第二排左二为汪玲）

的见习和实习都是非常的认真，包括我们在外科，进手术室，从洗手洗多少遍，怎么样进行无菌操作，怎么样换药，从最基本的三大常规开始，我们都是自己做。到了公共卫生实习的时候，我们更加地深入基层。我记得很清楚，1983 年我就发表了我的第一篇论文，是公共卫生实习关于上海市小学生近视眼配对的调研。这个其实就是我们上医的传统，公共卫生，是结合国家需求，接地气。我们那时的带教老师就是双导师制，既有我们公共卫生学院的导师，也有当地的 CDC 的导师，当时叫卫生防疫站。这样使得我们理论知识、应用能力、实践能力和科研能力都有全方位的发展。

虽然我们是公共卫生的，但我印象比较深的是我们上医的基础非常扎实。上我们生理学老师的大课简直是一种享受；病理解剖的老师给我们上实验课、看病理标本，就是给我们临床思维训练的一个过程；包括组织胚胎学看显微镜下的结构，让我们学会了宏观和微观思维如何结合。当时的

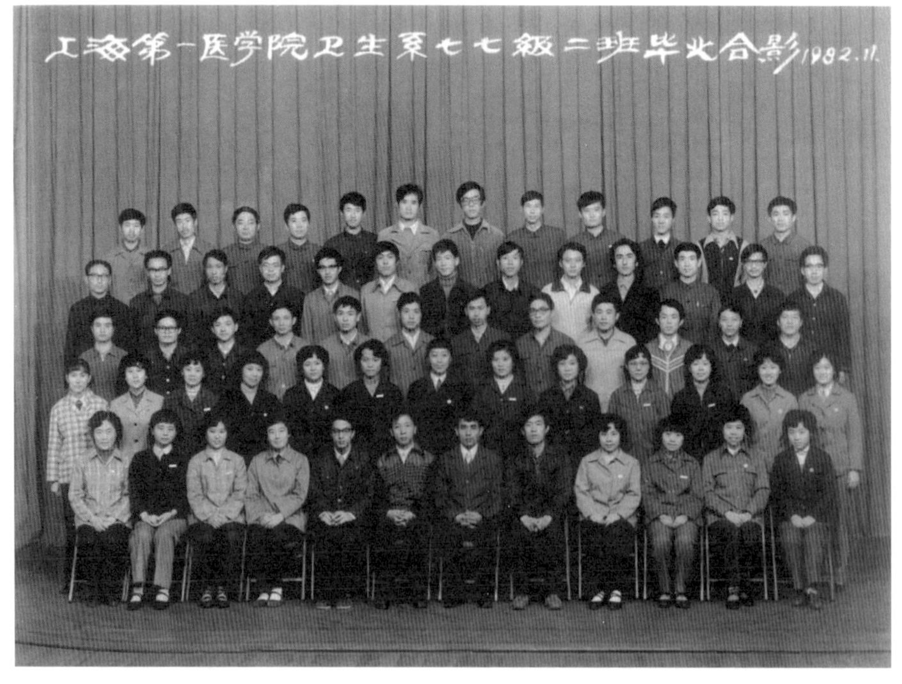

1982 年上海第一医学院卫 77（2）班毕业照（第二排左二为汪玲）

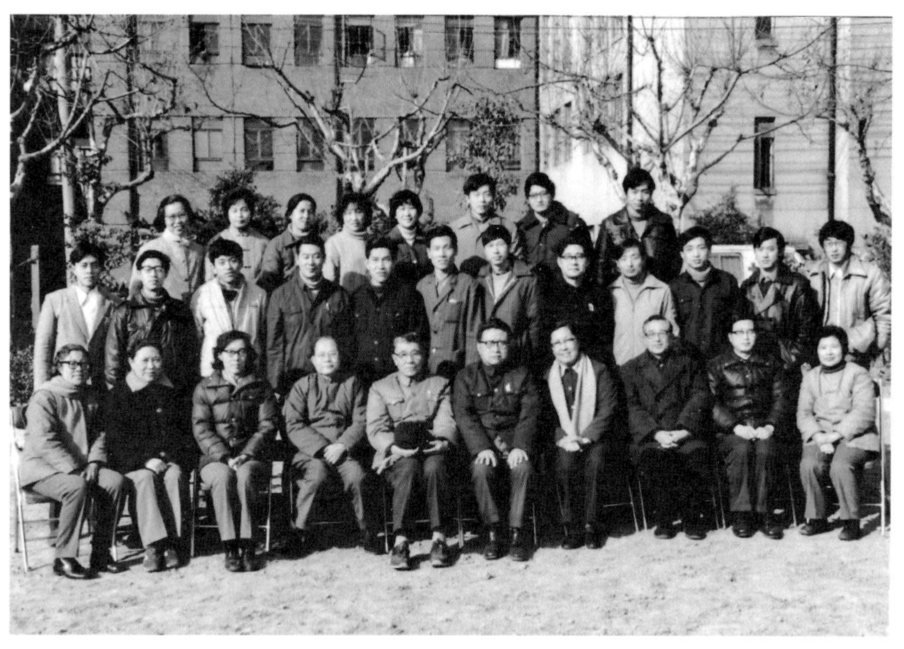

1987 年上海医科大学博士毕业班合影（后排右四为汪玲）

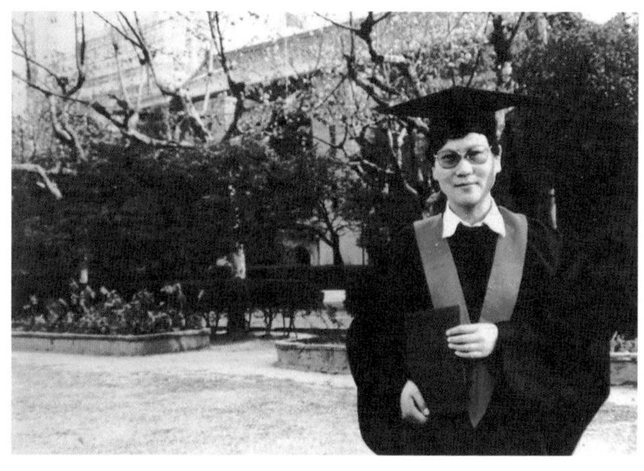

1988 年汪玲获医学博士学位

老师真正把他们科研的、前沿的知识应用到教学当中，把他们做人的理念也融化到教学当中，这是当时我以及我的同学们大家都深有体会的。

覃雪莹：您 1977 年高考，1978 年进入上医，可以说是在上医待了将近 10 年，直到 1988 年博士毕业。

汪玲：是这样的，我是 1977 级，在 1978 年 2 月份入学，我是第一批硕博连读的，1987 年 12 月份拿到了博士毕业证书。因为那时候要开学位委员会，所以我的学位证书是 1988 年拿到的。因此，我见证了我们公共卫生学院教育的发展——从本科、硕士、博士这样一路过来，体会还是很深的。

四、求学生涯，名师云集

覃雪莹：有什么让您印象比较深刻的事例，可以和我们说一下。

汪玲：本科生阶段我刚刚说过了，那再讲讲研究生阶段。

大家都知道，苏德隆教授是我们公共卫生学科的泰斗大师。那时候硕博连读的选拔答辩是非常严格的，有一个专家委员会，由苏德隆教授任组长。记得当时答辩时苏德隆教授问了我一个问题，他说："我问你一个问题，相关系数要多大，才能算是因果关系？"我非常迅速地回答："即使相关系数等于 1，也不能说明是因果关系。"苏德隆教授非常开心，因为他本来以为我的回答是，0.3 可以是中等相关，0.7 可以是高度相关，越高度相关就越可能是因果关系。他对我与众不同的回答很满意，当即说道："我给你 100 分。"我的硕士导师徐苏恩教授很自豪，在旁边对他说："我看你就给她 99 分吧。"这个例子给我的启发就是，我们面对每一件事情，即使是小事，只要你肯去深刻挖掘，就会学到很多做人的道理和科研思维的方法。

还有一个是当时我们公共卫生学院党委书记王簃兰教授，她也是劳动卫生领域很有名的专家。在我印象中，她对我们每一位同学都非常地关心和爱护，无论是学习、科研还是生活。我印象最深的是，在我快毕业的时候，她和我的导师商量报一个上海市卫生科技进步奖，她将自己 30 年关于铅中毒方面的研究和我的关于铅的研究课题合并。然后我们就开始准备材料，之后她跟我的导师提出来，一定要把我作为第一完成人。在我的成长过程中得到了很多大师的帮助和提携，这些优良传统薪火相传，也成为我后来培养学生的原则，我的学生当中有的已成为公共卫生学院的院长，还有很多已经成为行业内的专家教授。

再有一个是当时我们公共卫生学院院长俞顺章教授。他从加拿大回来后不久，给我们授课时便引入了最新的国际理念，现在我们也讲拓展国际化视野，这是非常重要的。他不仅为我们引入了原版教材，而且还把流行病学方面的最新理念在课堂里教授给我们。很多时候我们说，学生最怕老师照本宣科，拿着一本教科书，这样等于在给学生催眠。可那时我们公共卫生学院的老师不是这样的，他们都是将他们在科研实践、在服务社会当中积累的案例拿来进行教学。

我的硕士导师是徐苏恩教授，博士是徐苏恩教授和杨铭鼎教授共同指导培养的。拿徐苏恩教授来说，我觉得他在我的成长过程当中，真的令我终身难忘。有很多的事例，讲也讲不完，我只能举几个简短的例子。第一个是我们那个年代外语能力普遍比较差，考上他的硕士以后，他就要求我们到图书馆里去，那时候没有计算机检索这么方便，查的是几大厚本的 Index，要求我们阅读 200 篇以上文献（他还会抽查我们有没有认真地看），然后写成一篇综述。在这个过程中，我们的文献阅读能力、外语能力、分析能力、写作能力等都得到了很大提高。第二个是徐苏恩教授给我们上研究生专业课时，用的是哈佛大学的原版教材，上课之前先让我们自学，课堂上进行讨论式学习，类同于我们现在倡导的 seminar 研讨班教学方式。第三个是公共卫生学院的导师育人的理念都非常先进，在论文选题时，徐苏恩教授给我们选择的都是前沿课题，我的论文课题是铅中毒对儿童青少年身心发育的影响，直到现在这仍是国际上热点的研究课题。第四个是我的导师在那个时候就有学科交叉的理念，就有要培养我们国际视野的理念。我在读研究生期间，导师把我送出去学习 3 次，一次是到华东师范大学心理学系，系统学习儿童心理学知识；一次是把我送到北京大学医学部参加一个关于国际青少年发育研究的暑期学校；另一次把我送到华中科技大学同济医学院学习国际儿童心理测量课程，包括智力测试等。这些培训班都是由来自美国、英国等发达国家的专家学者授课，对于培养我们的国际视野、了解科学研究前沿都是非常重要的。

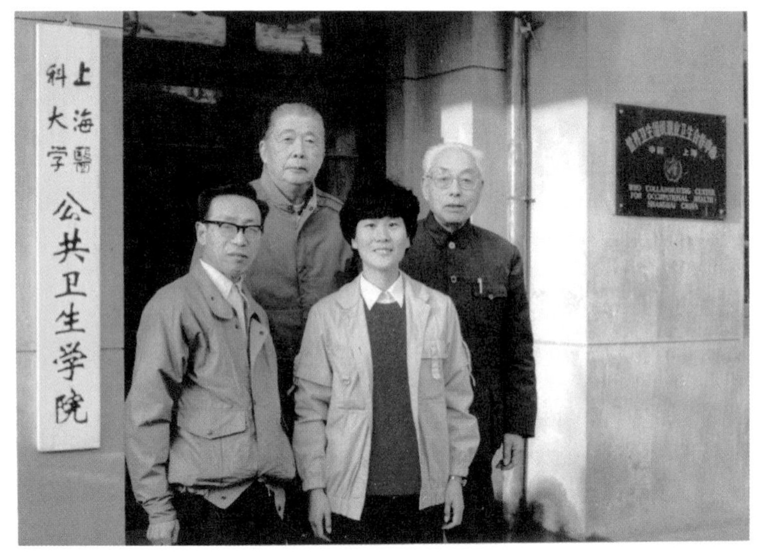

汪玲博士生指导小组：杨铭鼎教授、徐苏恩教授、张国栋教授

覃雪莹：您也说到了我们当时的教授都非常有国际视野，包括您博士答辩的时候，答辩评审委员会也都是由各个领域的专家组成。那您在博士答辩的时候有没有一些有趣的小故事或者令您印象深刻的小故事可以给我们分享的？

汪玲：当时博士答辩委员会由五位专家组成，主席是郭迪教授（新华医院），沈晓明博士（现海南省省长）也是他的学生。当时我们这个答辩委员会体现了学校和行业的结合、校内和校外的结合、不同学科交叉的结合。为什么这么说呢？因为我们另外 4 位答辩委员会成员，一位是来自当

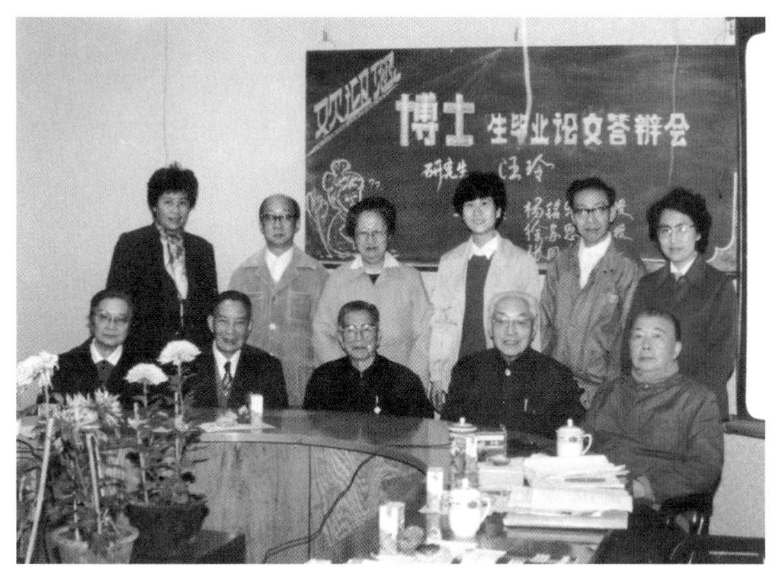

1987 年汪玲博士学位论文答辩会

时上海市卫生防疫站的赵俊主任医师，一位是当时儿科医院院长刘湘云教授，一位是来自我们公共卫生学院妇幼卫生系主任兼妇产科医院副院长蔡文玮教授，还有一位是刚刚说到的王簃兰教授。之所以会是这样的一个组合，其实是在我研究生课程学习中、学位论文的研究过程中，我的导师给我选择的都是这些相关学科的人作为导师小组成员来进行指导，这也使得我能够在攻读博士期间就发表了十几篇论文。

五、 不忘初心，师者明道

覃雪莹：您 87 年博士毕业后直接留校，那您当时为什么会做出这样一个决定？

汪玲：我们毕业时学校非常需要师资，我们那一届前面已经青黄不接很多年了。我们是恢复高考后第一届，还是硕博连读跳了一年读出来的博士。所以当学校选择我们作为师资留下来的时候，我们义不容辞，觉得应该这么做。同时，因为高中毕业以后，我就当了老师，所以对老师这个职业也是非常喜欢的，因此也就从事了这个职业。

覃雪莹：您在 93 年的时候被破格提升为教授，可以分享一下当时的经历吗？

汪玲：博士期间，像我刚刚说的，有那么多的名师指导我，我的导师给我选了这么好的一个国际前沿的课题，国内外期刊上也发表了十几篇文章。另外，王簃兰教授又把我放在科技进步奖的第一位。所以，当时有很多的论文，还有比较拿得出手的成果。实际上如果讲到升教授的话，我可以说连“破格”的机会都是没有的。因为我是 87 年博士毕业，然后 88 年拿到学位，89 年去日本做博士后，90 年回来，回来以后 91 年就升了副教授。破格升教授要副教授任职 3 年以上，所以我那个时候，是叫“越级”升教授，就是比破格还要破格。

之所以能“越级”成功，我想大概有这么几个因素：第一是因为有很多高水平的论文和拿得出手的成果，包括我刚刚说的铅中毒的博士论文和获得的上海市青年科技博览会的金奖。我记得那时候我们在展览会上，展台旁边有现任基础医学院院长汤其群教授，他好像是银奖，还有现任妇产科医院副院长李大金教授，他或者是银奖或者是铜奖，我记不清了。因为拿到了这个金奖，所以当时全上海市选拔 6 位青年科技精英，我是其中医科方面的唯一精英，奖金 1 万元，当时那是很多很多了，是处于 80 年代末 90 年代初，类比于 2014 年拿到国家特等奖时的心情，国家奖 50 万，学校还配套 50 万。因为有了这些成果，我也获得了一些个人荣誉称号，“有突出贡献的中国博士”、上海市首届青年科技精英、上海市“三八红旗手”、上海市“巾帼建功”先进个人、卫生部全国首届百名中青年医学科技之星等。我的成长经历说明，国家非常重视人才，你只要肯努力去做，国家是会用你的。我们当时就是这样想和做的，有平台给你展示，你展示也是服务国家。这就是当时为什么能“越级”成功。其实，破格升教授也是需要层层打擂台的，记得当时是汤钊猷校长主持“打擂台”，那年和我一起晋升教授的还有曾任常务副校长的王卫平教授，打擂台时他介绍说是从黑土地上走出来的（因为他插队落户吉林），我就说我是千军万马过独木桥闯过来的。

六、感悟高考，期待寄语

覃雪莹：可以说您是从 77 年作为一个对高考完全陌生的新人，到现在成为一个卫生领域的大牛，这 40 年您有了非常大的成就。对于这 40 年，您有没有什么人生的领悟或者感想，能跟我们分享一下。

汪玲：进入上医就是我人生梦想的启航，正如我刚刚所说，这么多上医名师给了我们这么多年的教导，这 10 年求学期间，他们教我们怎么读书，教我们怎么学习，教我们怎么做科研，教我们怎么做人，使我们的综合素质得到了全面提升。

我的体会就是：

一是要时刻努力，不忘初心。机遇总是青睐有准备的头脑，所以一定要不断努力，勤奋刻苦。当然，也要注重身心健康，要注意锻炼身体，也要保持心理健康。

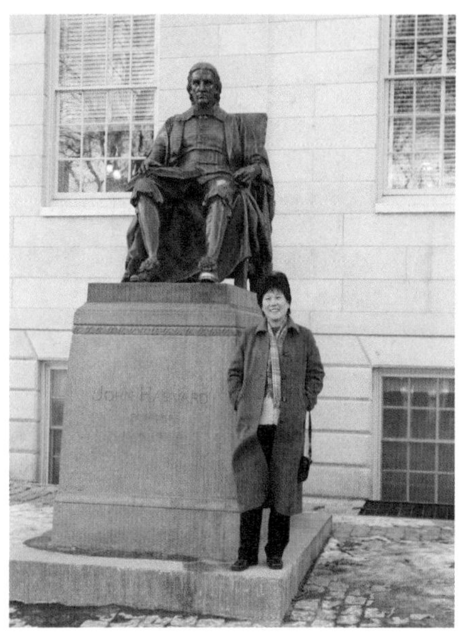
2003 年参加国务院学位办代表团访问哈佛大学

二是做任何事情要做就要把它做好。所以我做大学生的时候，我要做个好学生；我做研究生的时候，我要做好科研；我做研究生导师的时候，要把我的学生培养好；我做教学管理工作的时候，就要把管理做好。这也是我们 2014 年能够拿到国家教学成果特等奖的原因吧。

这么多年来我们就是这样过来的——要做就要做最好的，要做就要对得起上医这个品牌，是上医培养了我们，我们要为上医争光，要为国家贡献力量。

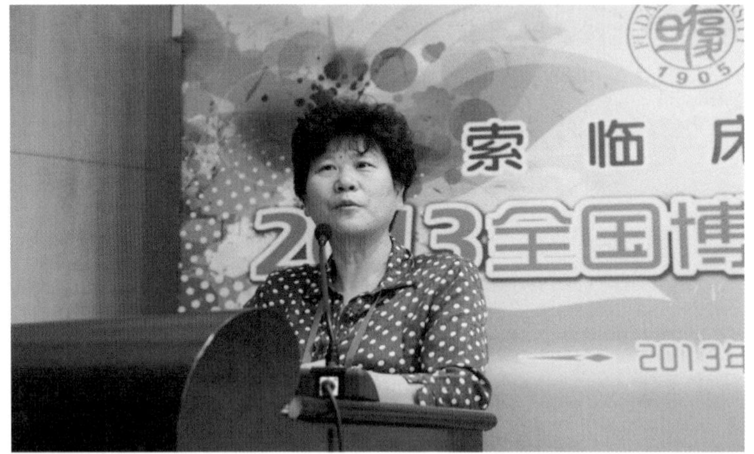

2013 年出席全国博士生学术论坛并致辞

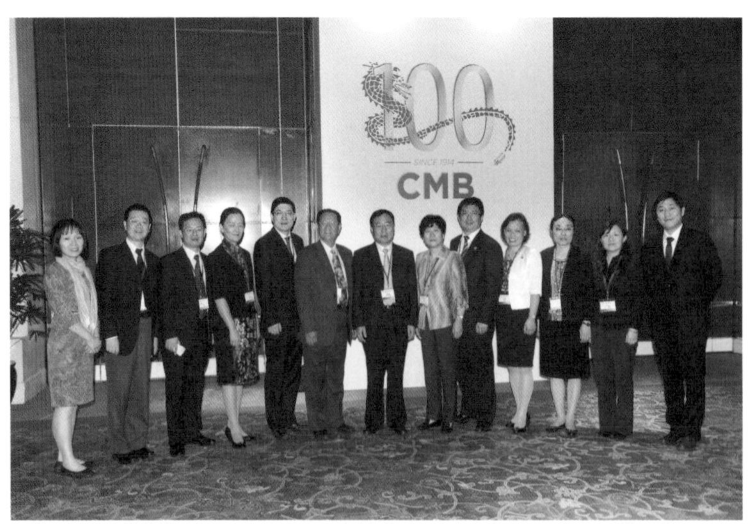

2014 年参加中美医学教育高层论坛（人民大会堂）

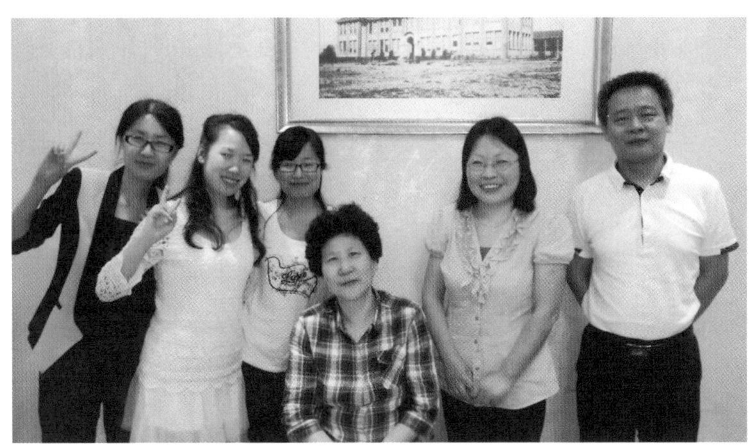

2015 年和研究生在一起

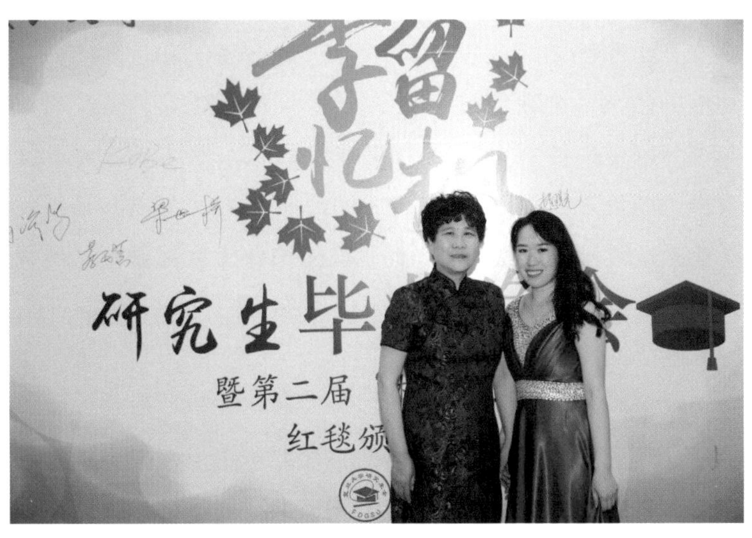

2016 年参加复旦大学上海医学院毕业生晚会

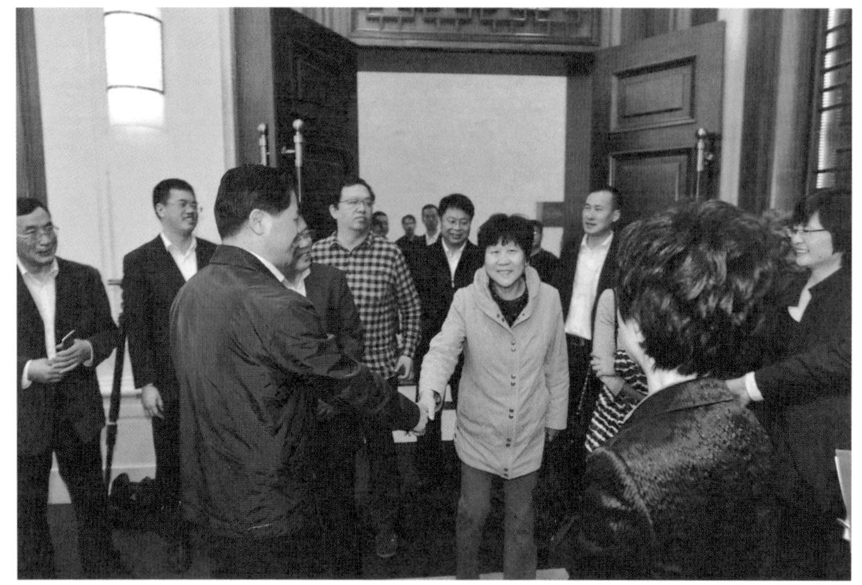

2017年参加复旦大学对口支援云南工作

覃雪莹：那您觉得恢复高考有哪些意义？

汪玲：恢复高考改变了我个人的命运，也改变了几代人的命运，为我们国家后面的腾飞，为我们接下来的全面小康都奠定了很好的基础，所以，今年高考制度恢复40周年，意义非常重大。我觉得这个不仅仅是对我们教育界，而且对我们整个国家的深化改革的意义都是非常重大的。

覃雪莹：最后一个问题，您之前也说无论做什么都要做到最好，那我可以把这句话当作是对我们的一种激励，那除了这一句，还有什么想对我们这些挣扎在学海当中的学子说的话呢？

汪玲：作为一个复旦上医人，你们应该怀有梦想，追求卓越，不仅要在上医这片土地上孕育和放飞你的梦想，更要传承上医正谊明道的精神，成为一名以服务人民、服务社会、服务国家为己任的公卫人，在公共卫生和人群健康领域当中，作出你们应有的贡献。

覃雪莹：再次感谢汪老师今天能接受我们的采访。谢谢。

（来源：2017年9月30日复旦大学“恢复高考40周年”汪玲专访稿）

第二十九章

我国医学教育 70 年成就与新时代改革路径思考

2015 年党的十八届五中全会首次提出要推进健康中国建设。在 2016 年 8 月召开的全国卫生与健康大会上，习近平总书记强调没有全民健康，就没有全面小康，要把人民健康放在优先发展的战略地位。2016 年 10 月 25 日，中共中央、国务院发布《“健康中国 2030”规划纲要》。

健康是促进人的全面发展的必然要求，是经济社会发展的基础条件，是民族昌盛和国家富强的重要标志，也是广大人民群众的共同追求。医学人才是推进健康中国建设的关键生产力，也是办好人民满意医药卫生事业的基础。

面对新时代健康中国建设对医学人才培养的新要求，本文聚焦培养模式、学制和学位等医学教育关键问题，在回顾 70 年取得成就的基础上，分析“5 + 3”培养体系下医学教育面临的新问题，提出相应的改革路径。

一、 70 年成就

1949 年中华人民共和国成立以来，经过 70 年光辉历程的新中国在社会主义建设的各个方面取得了伟大成就，作为教育事业和卫生健康事业的重要组成部分，我国的医学教育事业也同样蓬勃发展、成就显著，建立了具有中国特色的医学院校教育学制和学位制度，构建了符合国际惯例、具

有中国特色的标准化、规范化“5 + 3”临床医学人才培养体系。

新中国成立初至改革开放的 30 年（1949—1978 年），是我国医学教育体制的确立和起步时期。为了建立和发展医学教育事业，党和人民政府迅速接管各类医学院校，进行了领导体制和教育学制改革，明确医学教育方针，改革医学教育制度、教育内容和教学方法，建立新的教育体制，确立专业设置，制定教学计划和教学大纲，编写适合我国国情的教材，初步形成了我国自己的医学教育体系。

改革开放 40 年来（1978—2018 年），我国教育与卫生部门解放思想、坚持改革，医学教育事业在调整整顿的基础上稳步发展，高等医学院校办学条件有所改善，教育质量有所提高，学生和学校数量有一定增长，教学管理、教学模式、教学方法的改革逐步推进，近 200 所医学院校实施卓越医生教育培养计划，连续 9 年开展大学生临床技能竞赛，积极探索创新型、复合型、实用型人才培养模式。

目前，我国已经基本确立医学院校教育、毕业后医学教育、继续医学教育三阶段连续统一的临床医学人才培养制度，建立了适应行业特点的“5 + 3”临床医学人才培养体系（5 年临床医学本科教育 + 3 年临床医学硕士专业学位研究生教育或 3 年住院医生规范化培训），有力地提升了临床医师队伍的整体水平。

1. 我国院校医学教育的学制和学位制度逐步健全

1981 年 1 月 1 日，新中国成立后颁布的首部《中华人民共和国学位条例》正式实施，标志着我国具有法治保障意义的学位制度正式建立。我国临床医学教育目前存在有 3 年制（无学位）、5 年制（医学学士学位）、“5 + 3”一体化（临床医学硕士）和八年制（临床医学博士）等多种医学学制。我国学位制度是按学士、硕士、博士三级学位授予，1997 年 4 月，国务院学位委员会第 15 次会议审议通过了《关于调整医学学位类型和设置医学专业学位的几点意见》和《临床医学专业学位试行办法》，医学学士学位不设专业学位，医学硕士、博士学位则分设为科学学位和专业学位。因此，我国临床医学学位制度存在学士（五年制本科）、硕士（研究生、“5+3”一体化）和博士（研究生、八年制）3个层次，以及科学学位（硕士/博士）和专业学位（硕士/博士）两种类型。

2. 我国毕业后医学教育制度日臻完善

2014年2月，国家卫生和计划生育委员会、教育部等7部委在上海召开“建立国家住院医师规范化培训制度”工作会议，明确2015年起，各省（区、市）全面启动住院医师规范化培训工作，到2020年，基本建立住院医师规范化培训制度，所有新进医疗岗位的本科及以上学历临床医师全部经过住院医师规范化培训。2014年6月，教育部等6部委颁发《关于医教协同深化临床医学人才培养改革的意见》，要求积极探索临床医学博士专业学位人才培养模式改革；推进临床医学博士专业学位研究生教育与专科医师规范化培训有机衔接；在具备条件的地区或高等医学院校，组织开展“5+3+X”（X为专科医师规范化培训或临床医学博士专业学位研究生教育所需年限）临床医学人才培养模式改革试点。2015年12月，国家卫生和计划生育委员会、国务院深化医药卫生体制改革领导小组办公室、国家发展和改革委员会等8部委联合印发《关于开展专科医师规范化培训制度试点的指导意见》，明确提出：2016年遴选有条件的专科启动专科医师培训试点工作，推进与医学博士专业学位研究生教育有机衔接，即推进“5+3+X”改革试点工作。

3. 医学教育整合改革的实践与创新凸显成效

在基础和临床整合方面，全国各医学院校进行了大量探索和实践。以复旦大学为例，2005年开始引入学科整合式PBL教学模式，构建基于疾病的多学科整合式“基于问题的学习”（PBL）课程新体系，由不同学科的教师合作编写以器官系统为基础的病例，整合基础知识和临床知识，集体备课，结合临床案例和国际前沿组织教学。采取小班讨论方式，医学生围绕案例进行分析，有效地提高了学生自主学习、发现解决问题能力和临床思维能力。

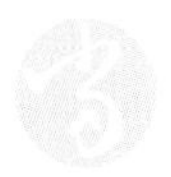

在临床和预防整合方面，复旦大学强调临床医学专业学生要学习预防医学理论知识和参与公共卫生现场实践，在建设医患沟通情景模拟教学实验室的基础上，不同的社区卫生服务中心突出各自特色，分别围绕糖尿病、高血压、心理、全科和三级保健网络特点展开，通过信息化平台建设和整合信息，形成个体-家庭-社区评价系统，以培养掌握疾病预防、治疗、康复、保健、健康教育与健康促进等综合卫生服务能力的新医师。

在医学和人文整合方面，2014 年，复旦大学上海医学院闻玉梅院士、彭裕文教授和哲学系俞吾金教授共同开设了“人文与医学”课程。从哲学、艺术、文学、法学、伦理学、心理学等不同学科角度解读医学在发展中出现的社会问题，正确理解医患关系和医疗改革等问题。目前，“人文与医学”课程已面向全国开放，覆盖新疆、云南、内蒙古和黑龙江等边远地区高校，实现了同步收视互动，已有 400 多所学校数 10 万名学生选修这门课学习。

在培养多学科背景复合型高层次医学人才方面，复旦大学开通了多学科多途径进入临床医学专业学习的通道。大学文理专业 1～2 年级学生可以通过转专业进入 5 年制临床医学卓越医师计划（表 29－1），大学文理专业 4 年制本科毕业生可以通过推免（包括直博）进入临床医学专业攻读科学学位硕士或博士。

表 29－1　2013—2019 年复旦大学转专业进入临床医学卓越医师计划概况

年份	年级	录取/报名（人）	合计（人）	原专业
2013	大一	2/3	18	技术科学试验班 1＋德语 1＋基础医学5＋预防医学 6＋药学 5
	大二	16/18		
2014	大一	28/56	35	软件工程 1＋技术科学试验班 2＋英语 1＋公共事业管理 1＋基础医学 10＋法医学 1＋预防 16＋药学 3
	大二	7/24		
2015	大一	16/35	22	自然科学试验班 1＋公共事业管理 3＋基础医学4＋预防医学 9＋药学 5
	大二	6/11		

（续表）

年份	年级	录取/报名（人）	合计（人）	原专业
2016	大一	19/51	22	生物科学 1＋旅游管理 1＋公共事业管理 1＋基础医学 2＋法医学 1＋预防医学 10＋药学 6
	大二	3/5		
2017	大一	27/55	31	技术科学试验班 3＋自然科学试验班 2＋公共事业管理 1＋基础医学 3＋预防医学 14＋药学 8
	大二	4/12		
2018	大一	29/60	34	技术科学试验班 1＋自然科学试验班 2＋材料物理 1＋德语 1＋公共事业管理 1＋基础医学 4＋预防医学 13＋药学 11
	大二	5/15		
2019	大一	30/73	32	技术科学试验班 1＋自然科学试验班 2＋历史学类 1＋公共事业管理 3＋基础医学 1＋预防医学 18＋药学 6
	大二	2/15		

二、 新时代思考

当前，中国特色社会主义进入新时代，医学教育也站在了新的历史起点上。2018 年，教育部、国家卫生健康委员会、国家中医药管理局发布《关于加强医教协同实施卓越医生教育培养计划 2.0 的意见》，明确了我国医学教育的改革任务和重点措施，要求将思想政治教育和职业素养教育贯穿教育教学全过程，并加强学生职业能力培养。推进“5＋3”一体化人才培养改革，推动本科教育、专业学位研究生教育、住院医师规范化培训的有效衔接，以及临床医学、口腔医学、中医硕士专业学位研究生教育与住院医师规范化培训有机衔接。推进八年制医学教育改革，培养少而精、高层次、高水平、国际化的医学未来领军人才；开展“医学＋X”复合型高层次医学人才培养改革试点，培养多学科背景的复合型高层次医学人才。

1. 临床医学“5 + 3”模式

• 面临挑战

在5年本科教育阶段，医学生人文素养教育欠缺，基础临床整合案例教学不足，第5年临床实习效果受到考研影响；在3年研究生教育阶段，研究生教育和规范化培训体系的双向路径有待打通，33个月规培下研究生课程教学和学位论文质量难以保障。在本科生临床实践教学、专业学位研究生教育、住院医师规范化培训以及临床带教教师培训等方面，亟需依托高校附属医院建设临床教育培训示范中心，开展共享课程案例库建设和临床能力训练。

• 对策建议

对于本科生教育：一是构建全员、全程、全方位的“三全育人”综合体系，加强医学生人文医学教育；二是加强全国医学院校共享的基础临床案例库建设，开展PBL和“以案例为基础的学习”（CBL）等多种教学方式的整合式教学；三是创新招生考试制度，推进临床医学专业学位研究生入学考试制度改革。

对于研究生教育：一是要加强研究生学位课和规培公共科目/专业课的共享课程案例库建设和学分互认；二是要全面推进医教协同开辟“5 + 3”同等学力申请学位绿色通道。

在创新招生考试制度方面，建议在我国正式立法分阶段医师资格考试以后，临床医学专业硕士入学初试（临床医学综合）与其并轨。2015年，国家卫生和计划生育委员会启动“分阶段医师资格考试改革实证研究”。同年，教育部提出全面实施临床医学类专业学位硕士研究生考试招生改革，以“临床医学综合”考试科目替代“西医综合”。由于执业医师资格分阶段考试和临床医学综合考试的试卷结构和考试方式高度相似（表29－2），建议两者并轨，将英语和政治考试放在复试时进行。具体来说，凡是执业医师资格第一阶段考试通过者，在第10学期（每年5月份）到所报考医院申请参加与住院医师规范化培训招录相结合的研究生复试。

表 29－2　执业医师资格分阶段考试和临床医学专业学位研究生入学考试

执业医师资格分阶段考试（第一阶段）	专业学位研究生入学考试（临床医学综合）
1. 医学基本知识考试 基础医学 40%～45% 临床医学 40%～45% 预防医学 5%～10% 医学人文 5%～10% 2. 临床基本技能考试：病史采集口试（SP）、体格检查和基本操作技能，对沟通交流能力与人文关怀进行评价	1. 医学基础理论（38%）：基本医学理论知识以及运用医学概念和原理解决临床实际问题、理论联系实际能力 2. 临床综合能力（56%）：临床思维、诊断与鉴别诊断、制定和执行诊疗计划、临床操作、急诊处理等临床综合能力 3. 临床人文精神（6%）：医学职业责任意识、医患沟通能力、医学伦理及法律法规等基本职业素养

在“5＋3”同等学力申请学位方面，国家政策已经明确 5 年临床医学本科生被招录为国家级规范化培训基地的住院医师，同时也被教育行业（高校）认定为是具有研究生同等学力的在职人员，这也是推进临床医学硕士专业学位研究生教育与住院医师规范化培训有机衔接的重要组成部分，需要在操作层面落实到位。2015 年，教育部印发《关于授予具有研究生毕业同等学力人员临床医学、口腔医学和中医硕士专业学位的试行办法》，明确将“申请人为本科毕业后从事临床医疗工作至少 3 年”，修改为“正在接受住院医师规范化培训的住院医师或已获得《住院医师规范化培训合格证书》的临床医师”；考试内容以临床专业知识及其实际运用为重点。申请人完成住院医师规范化培训取得医师资格证书和培训合格证书，学位授予单位则认定其通过临床能力考核。

2. 临床医学八年制教育

我国的八年制医学教育最早源于 1917 年的协和医学院。2001 年起，教育部批准北京大学等 10 余所高校试办八年制医学教育，授予医学博士学位。“5＋3”临床医学人才培养主体的确定，促进了七年制的“5＋3”一体化转型，也引发了八年制在校培养模式和毕业后医学教育（住院医师

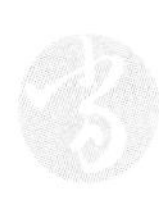

规培）的衔接问题。

• 面临挑战

学位名称：八年制临床医学专业创办之初建议授予“医学博士”学位，是有别于科学学位和专业学位的“第三种学位”，但在后来注册时，因未能在国家政策和制度层面达成共识，只能授予“临床医学专业学位博士”，导致学位授予标准不一致问题。

论文质量：八年制医学生由于科研能力训练时间相对不足，在近年来教育部博士论文抽检中，北京大学、复旦大学和上海交通大学等八年制论文均有“问题论文”出现。

行业衔接：既往多数院校八年制二级学科轮转可被认定为所在省份住院医师规范化培训的一部分，个别院校八年制学生省外就业被要求重新参加当地住院医师规范化培训。伴随着 2015 年国家住院医师规范化培训制度的建立，八年制医学生在经过 2～3 年的临床轮转（类似规培）后，毕业后仍然需要参加 1～2 年的住院医师规范化培训。如上海市规定，2020 年起专业学位毕业研究生可由本人提出申请，参加临床能力测评，通过者培训年限可以为 2 年，未通过者培训年限为 3 年。

• 对策建议

在临床医学专业设立“医学博士”（Medical Doctor）学位；或者临床医学博士专业学位（Doctor of Medicine）为八年制设立特殊类型“医学博士”（Medical Doctor）。

对于现有 8 年制医学生（北大“5 + 3”，协和“4 + 4”，复旦“2 + 6”），学位论文单列抽检标准，不纳入教育部博士论文抽检系列。

改革八年制培养模式，培养少而精、高层次、高水平、国际化的医学未来领军人才，将二级学科轮转重点放在临床问题科研能力训练上，避免和毕业以后的规范化培训内容重复；或者按照协和“4 + 4”八年制医学生培养要求，毕业后全部进入 3 年住院医师规范化培训（临床博士后）。

在八年制培养模式改革方面：一是要修订培养方案，2 年通识教育

（+医学科技史、医学科学方法论，早期接触临床，全程导师制）+4年基础临床整合课程（包括临床轮转）+2年博士论文科研训练（国外一流大学联合培养）；二是要加强全程科研训练，培养医学生科学探究能力，包括发现问题、收集相关数据、提出假说、设计实验验证假说、开展与组织临床研究、科研论文写作、学术报告与交流的能力；三是要毕业后进入2年临床博士后（住院医师规范化培训），在参加2年住院医师规范化培训期间，住宿、工龄、收入方面享受"博士后"待遇，科研教学能力培养方面也按照"博士后"的高标准严要求。

综上所述，回顾70年历程，面对新时代要求，为了中华民族的全民健康和伟大复兴，医学教育改革一直在路上。

（来源：《中国卫生资源》2019年第22卷第4期）

附 录

附录 1　落实预防为主　切实加强公共卫生体系建设

庚子年，新冠肺炎疫情不期而遇。

从武汉冰封到朝阳花开，经过百余天艰苦卓绝的努力，全国疫情防控阻击战取得重大战略胜利。

然而全球疫情仍如鼎沸，各地外防输入，内防反弹的压力仍然巨大，疫情对我国乃至全球的影响将是深刻而持久的。

新冠肺炎疫情改变了时代，也改变了人们对健康和公共卫生安全的认知。在数月艰辛抗疫中，我们都深刻感受到了公共卫生对于国家安泰、民生保障、经济发展和所有人生命健康的重要性。

广义上的公共卫生，是“社会为维护公众健康而采取的一切群体性行动”，涵盖社会、经济、文化、自然等所有领域。新冠肺炎疫情提醒我们，防控中关注的不仅应是个体的“病”和“治病技术”，更应是群体的“疫”和“成疫根源”。公共卫生正是以人群为重点，从源头上控制疾病发生发展，实现维护全体人民健康和保障社会安全稳定的目的。在上游控制住疾病的增量，下游的医疗卫生、医疗保障体系，乃至整个经济社会运行就能更平稳、更顺畅。

抗击新冠肺炎疫情，是对国家治理体系和治理能力的一次大考，在党中央的坚强领导下，我国公共卫生体系的应急应对能力经受住了考验，我们的理论和实践也为世界提供了“中国经验、中国智慧、中国处方”。我们应对复杂困难挑战的高效社会治理能力、医疗体系的高超水平和医护人员的高度敬业，以及全体人民的积极配合参与，都得到了充分的彰显。

但与重大疫情的严峻挑战相比，我们的公共卫生体系还存在一些不相适应之处。作为我国公共卫生体系的核心，各级疾病预防控制（以下简称“疾控”）机构承担着传染病等各类疾病防控、突发事件应急处置、健康危害因素监测、实验室检测分析等职能，是政府在公共卫生领域的具体抓手，也是全社会安全治理的重要组成。新冠肺炎疫情给了我们深入剖析，全方位审视疾控体系的机会。正如习近平总书记在调研朝阳区疾病预防控制中心时所强调的，这次抗击疫情斗争既展示了我国疾控机构良好精神状态和显著制度优势，也暴露出许多不足。要把全国疾控体系建设作为一项根本性建设来抓，加强各级防控人才、科研力量、立法等建设，推进疾控体系现代化。

2019 年，全国政协福利保障界以“落实预防为主，切实加强公共卫生体系建设”为主题，聚焦全国疾控体系进行了专题调研。此次调研委托上海市预防医学会，会同上海市疾病预防控制中心具体实施。福利保障界调研课题组共对 609 家省、地市、县区疾病预防控制中心进行了书面问卷调查，委员有 30 余人次参加调研，实地走访了青海、宁夏、辽宁、山西、云南、湖南、上海等地各级疾控机构、医疗卫生机构（包括乡镇卫生院、村卫生所）和中国疾病预防控制中心，开展了数 10 轮专家访谈，对我国疾控体系当前存在的问题和短板进行了深度分析研究，并形成此专题报告。

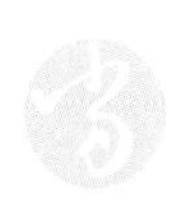

一、 全国疾病预防控制体系调研

（一） 我国疾病预防控制体系 70 年来的成就与贡献

新中国成立 70 年来，我国公共卫生领域逐步形成、不断强化了“党政主导、部门协作、动员社会、全民参与”的疾病防治机制，持续完善以国家、省、地市、县区四级疾病预防控制中心为主体，二、三级医疗机构为依托，基层卫生机构为网底的体系。经过多年不懈努力，我国疾控体系以较低的投入取得了很好的健康效果，过去严重危害人民生命和健康安全的多种疾病得到有效控制。全国居民人均期望寿命从 1949 年的 35 岁提高到 2018 年的 77 岁，主要健康指标均已达到中高收入国家水平。

我国法定传染病报告发病率已由 1970 年的 7 000/10^5 下降到 2018 年的 559/10^5，死亡率从 20/10^5 下降到 1.68/10^5。其中血吸虫病等传染病的发病率已降至历史最低水平；2017 年全国的本地疟疾病例首次实现零报告；艾滋病病毒感染者和病人发现率大幅提升，病死率显著降低，逐步走出了一条具有中国特色的艾滋病防治道路；结核病疫情持续下降，治疗成功率达到 90%，提前实现了联合国提出的千年发展目标；多种疫苗的接种率保持在高水平，天花、脊髓灰质炎、乙肝等大多数疫苗可预防传染病的发病率与死亡率均已降至历史最低水平；全国 94%以上县的碘缺乏病、大骨节病、克山病等地方病得到了有效控制或消除。

我国慢性病防治策略和体系不断健全发展，逐步从注重慢性病的治疗发展为关注早筛查、早诊断、早干预、早治疗，控制慢性病危险因素。全国因癌症、心脑血管、慢性呼吸系统疾病、糖尿病四类主要慢性病导致的过早死亡逐年下降，居民营养状况和身体素质显著提高。

我国已建立完善覆盖全国的环境健康监测网络，建立了空气、水质、土壤、工作场所等一系列健康因素监测网络，开展了从环境监测、人群健康评估到疾病干预的一系列工作，推动国家环境健康战略有效落实。

可以说，70 年来我国疾控体系在坚持贯彻“预防为主、防治结合”

的基础上，完成了国家和历史赋予的使命，实现了维护最广大人民群众生命健康安全的价值，也体现了保障国家安全、经济发展和维护社会和谐稳定的重要作用。

（二）我国疾病预防控制体系存在的问题和困境

2016 年 8 月，习近平总书记就提出了将我国医疗卫生服务模式从“以疾病为中心”向“以健康为中心”转变的要求。但一段时间以来，疾控体系在健康中国战略中的主导作用始终未能完全体现，各地机构的运作机制和能力水平等还难以满足新时代国家和人民的要求。根据本次调研结果，课题组将我国疾控体系当前的主要问题和困境归纳为以下 10 个方面。

1. 政府部门和社会各界的认识不足，支持不力

“预防为主”是我国一贯的卫生健康工作方针，但长期以来，各界对“预防为主”尚未形成社会共识。疾控工作重在预防。但平时“防”的越好，就越不显山露水。主观上，一些地方政府和主管部门长期形成的“重医轻防”思维惯性难以改变；客观上，限于财力和考核评价指标等因素，对疾控机构建设发展的支持也很有限。与看得见、摸得着的医疗机构相比，一些地方不愿将资源投入难以在短时期内见效的疾控机构，造成疾病预防控制中心被持续边缘化、孱弱化。但是，若地方上有传染病疫情、疫苗问题等突发事件发生，却往往会将疾病预防控制中心作为问责的对象，形成“职责无边界，任务无底线”的尴尬。

2. 经费保障力度有限，中西部地区保障尤为薄弱

公共卫生是政府主导的公益性事业。《关于疾病预防控制体系建设的若干规定》（2005 年卫生部令第 40 号）中明确了全国和各地政府的财政、计划等部门的对疾控的管理和保障职责。但本次调研发现，各地在对疾控机构的经费投入保障水平普遍不强。根据 2018 年我国卫生总费用研究报告，2014 年至 2018 年间全国卫生总费用年均增长 11.8%，但其中用于公共卫生的费用仅增长 5.6%。卫生总费用中用于医院的占比从

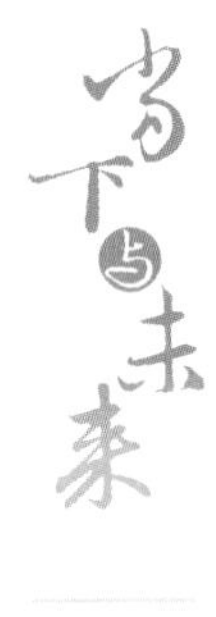

61.5%增至62.9%，而用于公共卫生的占比则从7.0%下降至5.6%，形成对照鲜明的“剪刀差”，没有体现出政府投入应有的公益性。对于国家重大公共卫生服务经费等经费，往往存在下达较晚、额度不足、使用困难的问题，部分地区还存在随意搭车，甚至用于卫生健康系统以外的情况。

在地方层面，各地财政部门也未将疾控机构作为重点，一些财力不足的地区甚至无法保障基本日常运作经费。调研发现，2018年全国省级疾控得到的地方财政补助的业务支出平均为6 304.5万元，其中东部为11 759.4万元，而中、西部分别仅为3 943.8和2 878.5万元。西部的地、县级机构人均年财政补助的业务支出仅5.14万元，中部仅为2.78万元①。由于地方财力不足，部分地区即便获得了一定的中央资金支持，也可能因缺乏必要的后续配套而无法推进相关工作。此外，我国于2017年取消了医疗卫生机构的预防性体检费，停征卫生检测费、委托性卫生防疫服务费等“三项收费”。国家虽然要求对疾控机构在取消收费后进行补偿，但部分地区并未及时补偿到位，导致多地疾控正常运转发生困难。

3. 基础设施和硬件条件落后，难以满足业务发展需要

首先，总体基础设施和硬件建设水平较低。调查结果显示，全国31个省级疾控机构中有17个的实验室能力未达《疾病预防控制中心建设标准》（建标127—2009）要求。中部的地市、县区级疾控未达标准的比例分别为18.4%和39.8%，西部则分别为29.5%和47.1%。

其次，县区级机构的硬件条件过于薄弱。《省、地、县级疾病预防控制中心实验室建设指导意见》（卫办疾控发〔2014〕108号）要求县区级疾控应具备一定的病原体检测等实验室能力，但调研中各地县区级可开展的检测项目数平均仅119项，其中中部111.3项，西部仅90.8项，严重

① 依据国家统计局划分标准，东部地区包括北京、天津、河北、辽宁、上海、江苏、浙江、福建、山东、广东、海南；中部地区包括山西、吉林、黑龙江、安徽、江西、河南、湖北、湖南；西部地区包括内蒙古、广西、重庆、四川、贵州、云南、西藏、陕西、甘肃、青海、宁夏、新疆。

落后于标准要求。2016—2018 年，中部的县区级疾控每年更新添置的设备价值平均仅 31.1 万元，西部仅 39.4 万元，无法满足业务工作量增长和技术发展的需要。受制于基层的技术能力和地理条件等因素，许多县区级应开展的检测任务实际由上级机构完成。

再次，车辆等通用保障设备严重不足。由于事业单位公务用车改革、财政保障能力不足等原因，各地疾控的专业用车数有所下降，其中地市、县区级尤其明显。疾控工作性质与一般事业单位有很大区别，疫情现场应急处置、采样检测设备和人员、样本的转运都需要专业车辆的支持，紧急情况下还需动用特种野外生存和移动实验室等设施设备。车辆等通用保障设备的不足，可能在重大疫情等突发事件中严重影响疾控的响应和处置效率。

4. 队伍建设难以为继，人员保障亟需加强

一是人员编制数量不足，主要表现在地市级、县区级。根据《关于印发疾病预防控制中心机构编制标准指导意见的通知》（中央编办发〔2014〕2 号）规定，我国疾控机构人员编制数应按各地常住人口的万分之 1.75 的比例核定。但调研发现，各地编制数远未达到国家标准要求，平均仅为国家标准的 77%。2009 年至 2018 年间，全国卫生人员总数从 778 万增加至 1 230 万，增长 58.1%，但同期疾控人员总数却从 19.7 万下降至 18.8 万，下降 10.2%。造成编制和人员数量不足原因主要有二：首先，部分地区的编办从控制事业单位编制数的角度出发，倾向于不增加疾控机构编制数。其次，一些地区虽有编制，但因财力所限而严控招聘环节，造成疾控机构长年空编。

二是高水平人才流失严重，主要表现在国家、省级。中国疾病预防控制中心在 2015—2019 年已累计流失 257 人，约占编制总数的 12%，且多为 30～40 岁的高学历、高职称骨干。2016 年至 2018 年间，全国省级疾控平均离职 13.6 人，其中研究生以上学历占 58%。高水平骨干人才的流失又加大了其他人员的工作压力，进一步加剧了人才流失，形成“持续失

血”的恶性循环。

三是现有队伍结构有待优化。《关于印发疾病预防控制中心机构编制标准指导意见的通知》规定了疾控专技人员和卫生专业人员占比标准，但调研发现，2018 年有 7 个省级（23%）、70 个地市级（38%）和 169 个县区级疾控（43%）的专技人员占比未达标；7 个省（23%）、32 个地市级（17%）和 86 个县区级疾控（22%）的卫生专业人员占比未达标。此外，现有疾控队伍主要由公共卫生医师组成，而近年来信息科学、检测技术等领域的发展产生了大量对相应专业人才的“刚需”。但目前的疾控岗位设置和职称晋升机制尚未考虑这些多样化的技术领域，导致相关专业人才难上岗、难晋升、难保留。

造成上述疾控队伍建设问题的主要原因在于，当前疾控队伍的待遇水平低下，职业前景不明。调研显示，2018 年，全国省、地市、县区三级疾控机构的人均税前全口径年收入仅分别为 12.9 万元、10.3 万元和 7.7 万元，远低于同级别医疗机构，在一些地方甚至低于当地在岗职工的平均水平。各地普遍存在高级岗位比例过低，人才晋升困难的情况。收入保障不足、职业前景不明、社会地位低下的现状也大大影响了疾控队伍新鲜血液的补充。近年来北医、复旦公共卫生学院等“传统疾控对口院校”毕业生中，仅有约 5%进入了疾控系统，这一趋势完全违背了国家设立公共卫生学院的初衷。

5. 机构能级定位模糊，上下层级职责不清

2004 年“非典”疫情后，原卫生部下发了《关于疾病预防控制体系建设的若干规定》，规定了各级疾控机构的职责，包括疾病预防控制、突发公共卫生事件应急处置、健康危害因素监测与干预、实验室检测与评价、健康教育与健康促进、技术管理与应用研究指导和疾病预防控制信息管理 7 类。从文件规定和防控实际需要看，不同层级机构需要承担的职责和具体任务内容应是差异化、各有侧重的。但实际上关于各级疾控职责分工的要求并没有得到很好的落实。同时现有规定也较为原则，并没有细分

到不同的专业领域和具体工作任务。

传统上，国家层面一般以工作方案的形式给出任务的范围和要求，但对省、地市和县区级机构的任务重点和具体要求缺乏规范和指导，造成各级机构职责分工“上下一般粗”的现象，从省级到县级开展的应急处置、传染病和地方病防控、免疫规划等业务并没有明显差异。地方除了逐级向上填报数据表格外，并无任何法律责任和行政管理职责归属；省级对下级只有技术指导责任，在管理上则缺位。在“上下一般粗”的同质化机构定位和“全国一刀切”的考核评价机制下，不同病种、不同专业的需求难以得到满足，各地差异化的健康问题也难以得到有效应对。

6. 医防之间割裂严重，“防”、“治”战线难以协同

《关于疾病预防控制体系建设的若干规定》中明确，各级各类医疗机构应按照有关法律、法规和规定要求，承担相应的公共卫生职责。《关于疾病预防控制机构指导基层开展基本公共卫生服务的意见》（卫疾控发〔2012〕42号）也规定疾控机构应指导基层卫生机构，落实其公共卫生职责。

然而实际中由于各方认识不足、相关制度建设不够、事业单位权威性不强等因素，疾控与临构、基层间长期缺乏良好的协作机制。现行医疗卫生体系的投入和管理机制也决定了医院对“不赚钱”的公共卫生任务普遍缺乏积极性，在落实传染病监测报告、慢性病登记服务管理等职责上没有足够的动力和意愿，而疾控机构对此也缺乏抓手，未能发挥应有的指导、评价和考核作用。

在卫生健康行政部门层面，当前各地按任务分工分设机构，将公共卫生（疾控等处/科）和治疗（医政医管等处/科）完全分开，职责各不统属；疾控分管部门与基层卫生、卫生监督、食品卫生、职业卫生、妇幼卫生、应急管理等部门间也存在职责交叉。这样的设置造成疾控体系在外部与临床、基层和其他专业机构各自为战，难以协同多方力量形成“医防融合”的态势；在内部还可能受到各个主管处/科的多头管理，因推诿扯皮

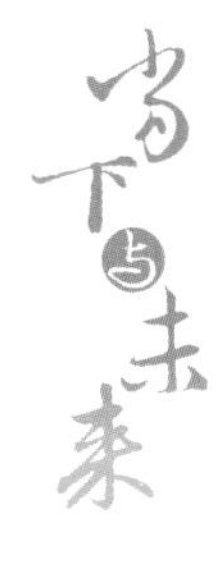

和相互矛盾的意见而降低工作效率。

在更高一层的政府层面，各地的卫生健康行政部门也往往处于相对弱势的地位，难以协调人社、财政、公安等“较强势”的部门开展工作。一些地方虽然建立了联席工作机制，但在没有重大疫情的情况下往往流于形式，很难发挥实质性作用。

7. 科学研究能力薄弱，激励创新机制欠缺

疾控各领域的专业具有很强的技术属性，需要高水平科研的长期支撑。但目前各地各级机构的科研能力和相关机制仍存在许多薄弱之处。

一是科研产出质量不高，效果不显。2012 年国家《疾病预防控制工作绩效评估标准》提出，省、地市、县区三级疾控的年人均发表科研论文数分别应为 0.5、0.3、0.15 篇。而调研发现，至 2018 年各级机构平均仅有 0.3、0.15、0.03 篇。省级疾控的科研论文的数量仅相当于一般三级乙等医院水平，且在高等级课题和成果方面完全无法与三级甲等医院相比，在传染病学、病原微生物学等和核化生防控等关键领域的基础和应用型研究尤其缺乏支撑。地市级疾控的科研能力仅为省级的 1/10～1/5，县级疾控几可忽略不计。从地域差异看，中西部省级疾控的科研论文数仅为东部的 1/5～1/3。

二是科研创新缺乏激励，支撑乏力。全国有 96.7%的省级机构制定了学科建设和人才培养引进等制度，但仅有 38.8%的地市级和 8.8%的县区级机构制定了这些制度。各地普遍未将《中华人民共和国促进科技成果转化法》《关于实行以增加知识价值为导向分配政策的若干意见》等科创激励政策落实到疾控领域，仅有 12.9%的省级、2.7%的地市级和 1.3%的县区级机构明确可将科研经费用于人员奖励，且在执行中往往会把科研的奖励纳入单位绩效工资总额，造成国家科创激励政策在疾控体系内实际上无法落地。

8. 信息化建设水平参差不齐，“数据孤岛”大量存在

随着信息技术的飞速发展，疾控工作越来越需要现代化的数据平台和

技术的支撑。然而调研结果显示，许多地区的疾控信息化建设依然滞后。地市级、县区级能全部实现与国家卫生信息平台数据交换的比例分别仅为45.3%和65.3%，建有区域信息平台的比例分别仅为34.7%和28.9%。仅有不到1/3的基层疾控能实现信息系统与区域居民电子健康档案的互通，能与医院电子病例档案互通的不到10%。

即便在信息化建设相对较成熟的地区，对公共卫生数据的分析和应用依然存在很大缺陷。一是疫情虽能通过信息系统报送，但缺乏强制性的法律规定和制度要求，地方疾控在一些情况下并不能及时报送、及早预警；二是缺少统一的顶层规划和设计，不同层级和地区的信息标准不尽一致，影响健康数据的互联和应用，花费大量财力和精力建设的信息平台往往成为"只进不出的数据孤岛"；三是由于缺乏配套技术和基础设施，一些疾控人员不会使用、不能使用信息系统，在日常信息管理和突发疫情处置中仍然依靠纸质报表、手抄报告，信息化建设成为摆设。

9. 数据资源利用不足，循证决策难以实现

传染病监测报告、病原体检测鉴定、慢性病服务管理、人群健康状况监测等形成数据资源是疾控工作的重要成果，也是公共卫生政策，乃至其他公共政策决策的重要基础。但目前各级机构很难将工作实践转化为公共决策的支撑性材料。在决策咨询的数据生产层面，限于信息化水平和人员队伍能力等因素，疾控乃至卫生健康体系内外的跨部门、跨区域的数据传输和整合很难实现，新技术和新方法的应用不足，对公共健康数据的挖掘利用和再生产水平不高。在工作成果应用层面，疾控机构因其事业单位、卫生健康部门附属机构的属性，很难影响其他机构和部门的认知和决定，无法将健康数据资源凝练为对政府决策真正有用的参考。

10. 体系基层网底不牢，人民群众获得感稀薄

包括社区卫生服务中心（站）、乡镇卫生院和村卫生室等在内的基层卫生机构是我国公共卫生体系的重要网底，也是各项疾病防治任务的最终抓手。调研发现，多地的乡镇、村一级的基层卫生机构普遍条件差、底子

薄，服务项目有限，效果欠佳。一是基础条件艰苦，工作不堪重负。许多村卫生室需服务数千居民，开展慢性病管理、预防接种等等面广量大、费时费力的上门服务，在地广人稀、交通条件恶劣的地区服务尤其困难。业务用房普遍简陋，多有用村医私宅改建，设备条件相当落后。二是人员弱化老化，待遇保障较差。全国乡村医生总人数从 2010 年的 103.2 万已降至 2018 年的 84.5 万，其中具有执业（助理）医师资格者仅 26.4%，在西部仅 19.5%。多省村医平均年龄在 40 岁以上，超龄在岗比例为 20%～30%。村医培训效果不理想，很少有地区达到国家规定每年 200 学时培训的要求，“以会代训”普遍存在。各地村医年平均收入多仅为 2 万～3 万元，需依靠兼职或务农补充，且部分地区少拨、不拨公共卫生服务补助资金的情况加剧了收入不足的困境。此外，多地对村医缺乏养老保险的情况反应强烈。三是服务效果不理想，运行管理欠合理。从供给侧看，许多村卫生室能开展的服务仅限于量血压和提供常规药物。部分地区推进的县域医联体、医共体等对本已薄弱的村级资源起到了“虹吸”作用，进一步削弱基层。乡镇卫生院和村卫生室在医疗和公共卫生服务双重考核指标压力下疲于奔命，大量精力用于填表格、整台账。从需求侧看，群众大多认为建档、随访、报病和调查等公共卫生服务与挂号开药无关，获得感、认可度和配合度不高。部分地区经济的发展也使得群众对健康服务的要求有所提升，打针吃药不再找村医，进一步降低了村医的收入，加剧了队伍维持的困难，也进一步动摇公共卫生体系的网底。

二、新冠肺炎疫情防控中凸显的问题与短板

岁末年初，来势汹涌的新冠肺炎疫情席卷全国。根据习近平总书记关于抗击疫情的指示精神，全国疾控体系在第一时间全面动员，全力投入了抗击疫情。3 400 余家疾控机构、18 万余名疾控人员经过百余天的连续奋战，对内快速平息疫情，对外严密防控输入，彰显了保家卫国的坚强作用。但面对前所未见的挑战，疾控体系长久以来存在痼疾被暴露和放大，

对疾控地位和作用的讨论也一时成为社会热点。疫情让我们认识到疾控体系建设的紧迫性，也为解决好当前的问题和短板，不断完善疾控体系建设提供了契机。

（一）疾控体系缺少行政权威

疾控机构作为管理公众健康、保障国家公共安全的核心机构，却没有发布疫情、采取措施的决定权，也缺乏对医院的指导和约束权，难以充分发挥及时预警响应、有效协调处置的作用。政府和相关部门习惯于简单的把各级疾病预防控制中心看成是卫生健康行政部门下属的一个事业单位，而没有将其放到社会公共卫生安全的整体中去定位。虽然很早就在医院中发现了多起不明原因肺炎，但并没有引起足够的重视，传染病直报网络和传染病监测系统并没有起到应有的作用。疫情初期，疾控很难调动相关部门采取市场封闭、快速追踪疑似病例和密切接触者、控制医院感染等措施。启动联防联控机制后，疾控也无法直接与公安、民政、口岸、交通等部门沟通，信息和物资的交流效率低下，跨区域的病例追踪协查尤其困难。

（二）疾控体系与医疗机构缺少协同联动

疾控与医院是疫情防控最为关键的两支力量，前者负责控住病例增量，后者负责去除病例存量，双方密切合作是控制疫情的关键。但“医”和“防”之间的割裂在一些地方已严重影响了对疫情的控制。调研报告已提及，许多医院长期不重视发热门诊、肠道门诊等单位建设，向疾控机构及时报病的机制不完善，导致早期病例难以发现；一些医院忽视疾控对于感染控制的要求，不仅在早期造成了武汉疫情的快速发展，还在北京、哈尔滨等地导致了大规模聚集性疫情；医院电子病历系统不向疾控开放，在生物样本运储和使用上也存在不规范、不安全的漏洞。这些问题平时可能并不显眼，但在疫情中却导致了极其严重的后果。

（三）疾控机构缺少分级能力储备

在疫情早期，疾控机构对病原体的识别鉴定和病原学特征等研究进展未能满足政府和公众的预期，对疫情走势的预判也被高校和科研院所抢了风头；疫情高峰期间，各地疾控的实验室检测能力一度成为防控的主要瓶颈，大量的疑似病例因无法确诊而不能入院；大规模的流行病学调查仍靠传统的纸笔录入完成，病例追踪和隔离管理靠的是打电话、发传真，消毒和感染设备靠的是肩扛手推；一些关键的调查最后依靠公安、电信等部门的大数据手段才得以完成；病例相关数据只能靠手工填报，邮件转发，效率极低，导致其他部门数据与疾控数据库对不拢，国家、省级和地方的数据也对不拢，多源信息的统计分析极为困难。

（四）疾控机构缺少应急物资装备

各地对疾控的硬件建设基本按常规工作的要求来保障。许多地方由于经费缺乏，连一些基本物资的储备和常规设备的维护保养都难以为继。部分财力较好的地区虽有一定的应急储备，但种类数量也很有限，物资标准往往并不符合真实疫情防控的要求。在最紧张的 1 月底，湖北已到了各种物资耗竭的底部；其他许多地区，包括较为发达的上海等都因缺乏防护装备无法开展流行病学调查，因缺乏仪器试剂而无法进行核酸检测，通讯设备、交通工具、生活保障物资都出现了意料之外的短缺。

（五）疾控机构缺少多学科专业人才

疾控体系人员长期持续流失的恶果在疫情中体现的淋漓尽致。湖北疾控系统的人力资源潜力很早就已耗尽，只能由国家牵头，从全国各地进行增援，并发动社区、医院等非专业人员。全国防控工作全面铺开后，各地疾控系统也很快出现人手不足。省一级上要支援国家，下要支援辖区内各地；省内各地本就严重缺乏传染病防治、消毒和感染控制等专门人员，只能靠其他专业人员，甚至行政和后勤人员临时顶替。随着疫情的发展，防疫战线扩展到社区、口岸、集中隔离点等场所，进一步削弱了人力储备。临床医护人员在疫情期间尚能轮换，广大疾控人员却没有休息的机会，连续 3 个月没有好好睡一觉的机会，后期已是力不从心，很大程度上影响了工作质量。

（六）疾控机构缺少风险沟通意识和技能

此次疫情作为典型的重大突发公共卫生事件，却少有公共卫生专业专家学者站出来为群众答疑解惑，疾控专家甚至一度成为舆论攻击的对象。疾控缺乏专门的危机管理和媒体沟通人才，表述的内容对群众来说过于晦涩难懂，表达方式缺乏针对性、技巧性和科学性。讲不好疾控故事，做不好健康科普，就发挥不好促进群众健康素养和引导社会舆论的作用，影响群防群控、社会治理的效果。疫情中公共卫生的知识和理念反而是由钟南山、张文宏这样的临床专家来宣讲，而疾控则陷入“被舆情牵着鼻子走”的被动。

三、加强疾病预防控制体系建设的建议

习近平总书记指出，预防是最经济、最有效的健康策略。要坚决贯彻预防为主的卫生与健康工作方针，坚持常备不懈，将预防关口前移，避免小病酿成大疫。加强疾控体系建设，维护国家公共卫生安全应是当前最重要、最紧迫的战略任务。我国疾控体系需要着眼长远，整体谋划，布局未来，以健全体制机制为核心，走出一条具有中国特色的公共卫生治理之路。在社会经济和科技进步日新月异的背景下，我国疾控体系也需要“适时进化”，不断完善组织架构和工作网络，不断融入创新理念，全方位升级改造，推动监测预警更灵敏、应急防控更高效、支撑保障更到位、科技赋能更有力。根据本次调研结果和新冠肺炎疫情防控经验，本报告在明确政府公益责任和投入保障职责、优化疾控体系的架构和能级分工、创新完善疾控体系运行的体制机制，以及加强各级机构的能力建设四个方面提出若干建议，具体如下：

（一）强化政府责任，落实投入保障

1. 明确将对疾控机构的投入保障情况纳入政府考核

加快卫生健康工作领域的供给侧改革，将卫生健康工作重心转向公共卫生领域，体现政府的公益性和社会责任。建议将对疾控机构的建设和保

障情况，以及疾病防控的成效等一并纳入地方政府督导考核和干部绩效考核，加强对公共卫生领域政策落实、重大项目建设、资金物资使用等的审计监督，切实推动疾控体系发展。

2. 明确政府对公共卫生领域的投入保障责任

进一步发挥疾控“上游筑坝”、为整个医疗卫生体系减负、为整体经济社会发展保驾护航的作用。建议参考卫生总费用增长幅度提升对公共卫生领域的投入。对疾控机构的人员薪酬、基础设施和硬件建设、日常业务运作和突发事件应急准备和响应四大类经费，建议由政府实施全额投入保障。

3. 开展疾控机构基础设施和硬件建设达标工程

建议根据国家标准要求，结合新冠肺炎疫情防控经验和公共卫生前沿发展，加快疾控体系的补短板、堵漏洞、强弱项，注重关键领域防控物资的储备，提升现场流行病学调查、应急响应处置和实验室检测等关键领域的技术水平。加大特种车辆、野外生存保障、单兵现场处置和通讯等紧缺装备的配置力度。

4. 全面加强疾控专业人才队伍建设和薪酬保障

落实国家对各级疾控机构编制的要求，尽快补足、动态调整各地机构人员编制，优化队伍学历结构，增加高级岗位比例，健全准入、考核和激励机制，建立确保疾控人员薪酬动态增长的长效机制，保障有重要成绩、突出贡献的人员和一线人员获得合理报酬。

（二）优化体系架构，合理能级分工

1. 明晰国家、省、地、县四级机构的上下能级

针对各级机构“上下能级一般粗”的现状，加快优化体系架构，形成职责明确、层次清晰、运转顺畅的分层能级，应理顺国家与地方之间的职责衔接。中国疾病预防控制中心应负责全国宏观规划、决策咨询、技术指导以及国家层面的科学研究和应急响应任务；省级疾控负责在省（区、市）范围内发挥与国家疾控类似的作用，根据区域主要健康问题制定地方

规划，开展指导、评估、培训和科学研究，在重大疫情等突发事件预警和处置上发挥“一锤定音”的作用。国家和省级应具备深厚的技术储备，特别是针对不明原因病原体和理化因素的检测能力。地市级疾控应更好地发挥应用型功能，强化现场流行病学调查处置、实验室检验等技术储备，增强常规监测、预警报告和应急处置功能；县区级疾控应更好地发挥面向辖区居民个体的服务型功能，做好做细预防接种、慢性病服务、慢性传染病随访管理等，提升群众对公共卫生服务的获得感和满意度，承担好辖区公共健康守门人的角色。

2. 界定医疗机构承担公共卫生任务的基本职责

充分发挥疾控机构的协调管理和核心纽带作用，厘清和落实医疗机构承担的各项公共卫生职责。建议以法律法规的形式明确医疗机构在疾病监测、报告、健康管理、临床预防和院内感染控制等方面的职责要求，以新发传染病、不明原因传染病为重点，健全疾病实时监控、主动发现和安全预警的多点触发体系。建议完善疾控机构对医疗机构履行公共卫生职责的技术指导与评价机制，并健全对医疗机构承担公共卫生任务的补偿和激励制度。

3. 筑牢夯实疾控体系的基层网底

各地需要加快补齐基层短板，特别是补牢欠发达地区基层的“底板”。建议着力加强乡镇卫生院和村卫生室的硬件水平和人员队伍，推动村医“镇村一体化”管理，提升基层公共卫生服务的积极性和水平。建议进一步贯彻落实《乡村医生从业管理条例》《关于进一步加强乡村医生队伍建设的实施意见》等文件关于村医培训、合法获得保障的要求，明确村医的待遇和养老保障等扶持政策。此外，建议完善应急状态下街镇（居、村委）与基层卫生机构的联动机制，提升基层公共卫生社会治理能力。

（三）创新体制机制，完善政策制度

1. 强化公共卫生领域法制保障

建议用足法律法规对疾控工作的促进和保障作用，加快推进国家《基

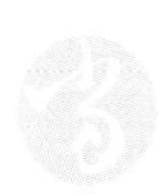

本医疗卫生与健康促进法》修法进程，尽快修订《传染病防治法》及其实施办法、《突发事件应对法》、《野生动物保护法》等，并及时启动相关地方性法规和规章的修订。同时，应充分利用其他法律资源对《传染病防治法》的支撑与辅助作用，做好公共卫生领域法律法规与《国家安全法》《刑法》《国境卫生检疫法》《治安管理处罚法》等的衔接，完善对各种疾病防控中违法情形的罚则条款，形成各类法律资源的全方位咬合和良性互动。

2. 优化平战结合、医防融合的防控机制

建议根据《突发公共卫生事件应急处置条例》的修订情况，结合对各类疾病和事件的风险研判，完善分级分类的应急预案体系，充分发挥医疗机构在风险监测预警中的前哨作用。同时，应明确不同风险级别下的防控状态切换条件与流程，完善优化医疗救治资源腾空、防控物资储备和应急征用等机制。其次，建议建设公共卫生“预备役”队伍，联动疾控、医疗、急救和供血等专业机构，完善应急状态下的动员响应、人员调集和跨部门、跨区域联动机制。再次，建议健全公共卫生实验室网络，完善由疾控、医院、高校、科研院所及第三方检测机构共同组成的网络体系，强化各项检测能力储备和质控。

3. 建立公共卫生调查员制度

建议在疾控机构岗位序列中设置疾病和公共卫生事件调查员职位，赋予其对不同级别疫情等公共卫生事件的调查处置、签署具有法律效力技术报告的职责权限，制定分级分类的配套任职条件、岗位任务和待遇保障，以制度为基石，提升调查处置过程的专业性、结果的权威性。在调查员制度的基础上，建议赋予疾控机构向卫生健康行政部门、相关政府部门独立提交评估报告和措施建议的权力，在特别紧急时允许越级上报至省级政府和国家卫生主管部门，提升对疫情等突发事件预警的灵敏性、及时性。

4. 建立公共卫生医师制度

完善好衔接医学院校教育、公共卫生医师规范化培训、继续医学教育

和专题业务培训的公共卫生医师全执业周期培养体系，规范培养要求，明确执业和晋升等标准。在国家公共卫生医师规范化培训试点的基础上，优化各地培养模式、课程体系和评价标准，持续输送懂公卫、知临床、能应急的疾控人才。此外，建议改革现有的疾控机构职称评聘制度，在晋升评价中提升实践实绩的权重，在晋升后注重长效跟踪评价，拓展专业人才职业发展空间。

5. 完善公共卫生领域各项激励制度

建议借鉴新冠肺炎疫情临时性补助和奖励的经验，完善重大公共卫生事件发现报告、应对处置等奖励制度。明确习近平总书记“两个允许”讲话精神应适用于公共卫生领域，允许疾控专业人员合理获得不纳入绩效工资总量的科研劳务报酬。参照教育部长江学者等人才计划，设立国家和省级公共卫生杰出人才岗位，完善高等级和有杰出贡献人才休假制度，提升疾控队伍的积极性。

6. 构建公共卫生应急科研协同攻关机制

明确公共卫生科技攻关布局规划，着力建好疾控关键领域的重大科研设施、科研平台、先进技术储备和领军人才储备。建立应急科研资源和成果共享机制、协同攻关机制和科技攻关应急行动指南，加强国际国内合作,充分发挥科研对疫病防控的赋能支撑作用。

（四）锤炼疾控队伍，提升专业能力

1. 合理设置岗位，加强人才队伍能力建设

现代“大公卫”的内涵已覆盖社会、经济、文化、自然等所有影响人群健康的领域，今后疾控体系对人才的需求将远远超过传统预防医学的范畴，复合型人才已成为时代之需。建议在医学院校教育中加快探索预防与临床医学的融合，培养多学科背景的人才。同时，建议拓宽疾控岗位的专业跨度，将更多信息科学、社会科学、新闻传播学、环境科学、危机管理等专业纳入岗位序列。对关键而缺乏的消毒与感染控制、病媒生物防治、核化生防控等岗位，建议及早谋篇布局，构建战略人才梯队，确保可持续

发展。

2. 加强公共卫生科学研究能力建设

建议改变“重临床、轻预防”的惯性思维，从国家安全高度出发，在国家和省级科技重大专项中设立向公共卫生倾斜的课题内容，单独立项、单独评审、优先支持。同时，应加强重大领域联合攻关，引导多学科综合研究和交叉研究，充分发挥大数据和人工智能、云计算、分子生物学等在疾控实践中的支撑作用。

3. 加强公共卫生信息化技术能力建设

建议经信主管部门大力推进公共卫生信息化建设，结合现有社会运行管理平台，对疫情监测、疾病管理和应急处置等信息化项目予以优先保障。加快构建基于症状、因素和事件等多源数据、多点触发的综合监测预警系统。加强卫生健康、民政、公安、交通、通讯等部门健康大数据的汇聚、调用和协同，优化信息报告、风险评估和追踪溯源。加强省际信息共享、业务协同、联防联控，推动实现“全国防控一盘棋”。

4. 加强应对未知威胁的储备能力建设

新冠肺炎疫情提示我们，未知传染病等突发事件的威胁从未远离，今后也随时可能再现。如履薄冰才能防患于未来，松弛懈怠只会让悲剧重演。建议跨前一步，深化应对未知风险的人才、设备和技术储备，备足试剂、标准品和耗材等应急物资库存，持续追踪前沿领域的技术发展，积极开展“真实现场的练兵”，为政府及时识别、及早响应、应对处置和事中事后监管提供“技术托底”。

编审人员

主　　审　于革胜

主要撰写人　吴　凡　陈　勇

编撰组成员　付　晨　吴春峰　陆　晔　陈卓蕾　祖　平

调研组全国政协委员

（按姓氏笔画排序）

于革胜　上官新晨　王　琼　文振富

龙　墨　朱吉满　刘卫昌　吴　凡

何　伟　张巧利　诺　敏　黄改荣

调研工作组人员

（按姓氏笔画排序）

付　晨　冯晓刚　刘方琨　吴春峰　宋耀君　张春哲

陆　晔　陈　昕　陈　勇　陈卓蕾　何飞龙　邵岑怡

邵海妍　金晔鑫　祖　平　郭雁飞　袁政安　潘　翔

（来源：2020 年 5 月《全国政协社会福利和社会保障界 2019 年专题调研报告》）

附录 2　推荐阅读

1. 中国-世界卫生组织新型冠状病毒肺炎（COVID-19）联合考察报告

来源：2020 年 2 月 29 日中国政府网，网址：http://www.nhc.gov.cn/jkj/s3578/202002/87fd92510d094e4b9bad597608f5cc2c.shtml

2. 中国发布新冠肺炎疫情信息　推进疫情防控国际合作纪事

来源：2020 年 4 月 6 日新华网，网址：http://www.xinhuanet.com/politics/2020-04/06/c_1125819214.htm

3. 在民族复兴的历史丰碑上——2020 中国抗疫记

来源：2020 年 5 月 10 日新华网，网址：http://www.xinhuanet.com/politics/2020-05/10/c_1125965562.htm?luicode=10000011&lfid=1076035293003278&u=http%3A%2F%2Fwww.xinhuanet.com%2Fpolitics%2F2020-05%2F10%2Fc_1125965562.htm

4. 关于完善重大疫情防控体制机制健全公共卫生应急管理体系的若干意见

来源：2020 年 4 月 8 日上海市人民政府网，网址：http://www.shanghai.gov.cn/nw2/nw2314/nw2319/nw44142/u26aw64656.html

后 记

后记 1　疫情之后，我们怎样培养新时代公共卫生人才

此轮新冠肺炎疫情是又一次涉及全球的重大公共卫生事件，对当前公共卫生人才培养提出了全新要求。“到 2025 年，上海将成为全球公共卫生最安全城市之一”，而其中就明确要建设公共卫生人才队伍。当下，在人才培养上，上海应有怎样的思考，又有哪些准备和抓手？记者就此专访复旦大学上海医学院副院长、上海预防医学会会长吴凡教授。

一、 人才培养不能仅着眼于满足医疗卫生体系需要

上海发布的《关于完善重大疫情防控体制机制健全公共卫生应急管理体系的若干意见》要求对标国际先进水平推进疾控机构硬件设施升级，但光有硬件还不行，还要有软件，软件中人就是关键。

“下一步要‘两条腿走路’”，吴凡指出，一方面要创新人才培养模式，充分利用上海优质卫生和教育资源，培养既有临床技能又有公共卫生视野的医防融合的复合型人才；另一方面要培养更多有学科融合的人才，医工、医理、医文等多学科交叉融合，培养适应全领域、具备多种岗位胜

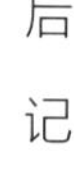

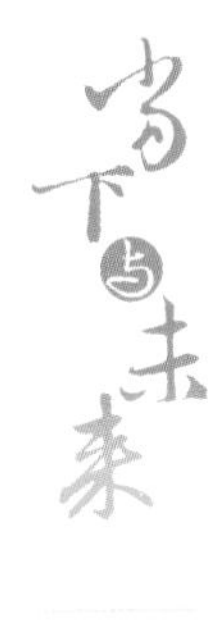

任力的公共卫生精英。

无论是基础医学、临床医学还是预防医学，复旦上医在全国来说都是数一数二的。历史久、底子厚，教学质量得到国际上普遍认同，这是吴凡的评价。因此，第一种类型的人才，在吴凡看来，复旦上医通过课程体系的完善，就能培养。

至于培养在公共卫生应急管理，或者说大医学、大健康、大公共卫生概念里的复合型精英人才，吴凡认为，无论是我们国家现代化的疾控体系，还是具体的应急管理、卫生法学、大数据应用、健康城市建设等等，都需要综合性的人才，包括法学家、社会学家、心理学家、危机管理专家、大数据和人工智能专家、规划师、气象学家、媒体从业者，等等。

“我们现在谈公共卫生人才的培养，不能仅仅着眼于满足医疗卫生体系内部需求，更应放置于整个大的社会管理架构和国家治理体系之中考虑。”吴凡这样强调。

从疫情暴发之初的风险评估、决策响应、风险沟通等一系列关键环节的表现来看，就曾暴露出诸多不足，引人诟病。“试想，如果相关专业人员、政府官员有公共卫生的基本理念，具备应急管理的基本技能，在应对中就能得心应手。”吴凡说道。因此，从这些角度来考虑，其实并不是个人意愿的问题，而是知识体系构建和岗位胜任能力的问题。

二、 筹备建立“复旦大学公共卫生应急管理中心”

吴凡介绍，目前正在酝酿筹建“复旦大学公共卫生应急管理中心”，定义为“应急管理”，实质就是为培养人才而设的。

该拟建的中心将发挥综合性大学学科门类齐全、研究涉足领域广泛的优势，以上海医学院为依托，包括公共卫生学院、管理学院、社会学院、法学院、新闻学院、哲学学院、大数据研究院等，多学科领域交叉融合开展理论研究和教育实践探索。

“为了将更多领域的专家纳入进来，有更多跨学科的交叉、融合和研究，让医文、医理、医工充分结合，我们已经和相关学院开了碰头会。”吴凡举例说，疫情防控中的流行病学调查是一个很经典的方法，如何利用现在的大数据挖掘、通讯技术等新型技术，更好服务传统的流行病学调查，提高流行病学调查的效率，这亦是一个很新的课题。诸如此类，理应是未来的方向。

同时，还将以上海市卫生和健康发展研究中心、上海市疾病预防控制中心和复旦大学浦东卫生发展研究院等为实践基地，进行理论验证和应用研究。中心还可与世界卫生组织健康城市合作中心、复旦大学全球健康研究所等开展国际间比较研究，同步对接国际平台，促进国际交流与合作，分享公共卫生应急管理的中国故事，发挥国际智库作用，提供中国解决方案。

据透露，“复旦大学公共卫生应急管理中心”将纳入“十四五”发展规划建设，目标是逐步建成上海（2021 年）、长三角（2022 年）和世界卫生组织公共卫生应急管理中心（2024 年）。

三、 公共卫生专业今年硕博招生计划翻番

今年 2 月 25 日召开的国务院常务会议提出，要扩大今年硕士研究生招生和专升本规模。3 天之后，在国务院联防联控机制新闻发布会上，教育部副部长翁铁慧透露，今年研究生招生规模同比去年增加 18. 9 万。

目前，上海也明确，鼓励上海医学院校加强公共卫生与预防医学、传染病相关专业学科建设，扩大招生和培养规模。重点开展病原微生物与生物安全、大数据与人工智能应用、卫生应急管理、消毒与病媒控制、寄生虫病、食品与环境卫生、心理与精神卫生等学科建设，支持医院感（传）染、呼吸、急危重症学科发展。

落实到复旦上医今年的招生，也确有扩招计划。“在公共卫生与预防医学硕博研究生的培养上，以流行病学专业为例，招生计划是翻番，近 80 人，在 MPH（公共卫生专业硕士）就更多，有近 200 人。”吴凡指

出，除了研究生的培养上，还有一类就是要强化各类人才的培训。例如，在医学毕业生的规培方面，就要考虑在临床医学基础上加强公共卫生管理的知识。在同等学力申请硕博学位上，随着各地需求量的增加，这方面的培训也将增强。

经此一疫，公共卫生安全已经放置于国家安全的框架之内。因此，吴凡相信，人才的重视是必须的，人才的需求也是极大的。“我们既要有专业的人员，更要有与其他学科交叉融合，更多跨学科研究、新型防疫的专家。”吴凡说，公共卫生面向的不是个体，从英语“Public Health”就可以看到，一种译成“公共卫生”，一种是“公众健康”，但核心是一个意思——这是围绕公众健康展开的，管理的是人群的健康。

“通过多学科交叉融合的人才培养模式，能够造就适应全领域、具备多种岗位胜任力的精英，希望这些有着不同学科背景的人，经过我们的培养，能够具有公共卫生视野，树立起健康为上、健康第一的理念，有了这样的理念后，再结合原来的学科背景和专业领域，这样的人就会干成一件更重要的事——真正将‘健康融入万策’。”吴凡说道。

四、 疫情给了公众对公共卫生最直观的感知

“疫情一来，我们这些从事传染病研究的人似乎了不起，但疫情一走，可能又是属于被冷落的。现在上海要建世界一流的公共卫生体系，我们觉得可以扬眉吐气了，为了这座城市的安全，我们准备坚决地干下去。”“华山张爸”张文宏曾这样说道。在上周的市政府专题新闻发布会上，张文宏在复盘上海疫情防控时也专门提及上海有几千名疾控人员和医师对病人进行追踪，追踪之后对所有密切接触者进行隔离，这使得我们避免了社区的传播。

吴凡笑言，她和张文宏开玩笑说，这句话真正说到心坎儿里去了。的确，从过往的经验来看，医学院招生，临床医学专业吸引力更大一些，因为大家能看到治病救人的成就感，是更“红”一些；但学预防医学的，从

这次疫情中，得以直观地让公众感知其背后的“崇高”。

“如果比喻医生是在下游打捞，把落水的人捞上来，公共卫生医师则是从根源上预防，要在上游筑坝，不让洪水泛滥。”吴凡觉得，此次疫情，上海几千万人口，只有几百个病例，公共卫生医师最大贡献就是控制了病人的增量。

“疫情过后，我相信，学医的人会更多一些。不仅是一线临床医生，公众也更理解了公共卫生专业的崇高。”吴凡坦言，她一直讲，就像本次新冠肺炎疫情，公共卫生这个领域的人关注的不是个体层面的“病”和“治病”的技术，而是聚焦群体层面的“疫”和“成疫”的根源。

孩子们在成长中会十分崇尚英雄。在和平年代，这场没有硝烟的战“疫”中，太多英雄的身影让人铭记。“不仅是临床，还有对公共卫生的认知，社会本身就是一个直观的课堂。如何像公安一样去破案，怎么居安思危防患于未然？我相信，孩子们会有更多自己的体验和思考。我也期待，今年的高考招生也因此有新的气象。”吴凡说道。

（来源：2020 年 4 月 15 日《青年报》头版专访报道）

后记 2　健全的公共卫生体系让城市更安全

在传染病的预防上投入越多，那么我们遭受的损失就越少。

公共卫生事业，迎来了新的发展阶段。

5 月 24 日下午，习近平总书记参加十三届全国人大三次会议湖北代表团审议时，特别强调了公共卫生工作的重要性。他说，防范化解重大疫情和突发公共卫生风险，事关国家安全和发展，事关社会政治大局稳定。要坚持整体谋划、系统重塑、全面提升，改革疾病预防控制体系，提升疫情监测预警和应急响应能力，健全重大疫情救治体系，完善公共卫生应急法律法规，深入开展爱国卫生运动，着力从体制机制层面理顺关系、强化责任。

全国政协委员、上海市疫情防控领导小组专家组成员、复旦大学上海医学院副院长吴凡作为疾控专家，参与了上海防控新冠肺炎疫情全过程，她在疫情期间作为公共卫生专家服务于政府决策咨询；迄今参加 10 场上海市政府新闻办的“上海市新冠肺炎疫情防控系列新闻发布会”，在发布会上回应公众关心的话题。

上海的防控效果再次表明，公共卫生功在平时。吴凡委员的提案自然聚焦在公共卫生建设上。

疫情尚未发生的 2019 年 6—9 月，吴凡作为牵头人，和全国政协社会福利和社会保障界别的部分委员兵分四路，奔赴全国 6 个省份进行了“落实预防为主，切实加强公共卫生体系建设”专题调研。调研囊括了全国 31 个省疾病预防控制中心和国家疾病预防控制中心，并针对全国 600 多个地市、县区做了书面调查。通过调研，吴凡掌握了翔实的数据，并总结出了一系列公共卫生体系尚存在的体制机制问题，不少问题都在此次疫情中有所体现，这也为她的履职提供了坚实可靠的基础。这一报告将由她所在的全国政协社会福利和社会保障界提交给大会以及有关政府职能部门，并进行专题协商。

4 月 28 日，在赴京参加全国政协十三届三次会议之前，吴凡委员接受了《新民周刊》专访。这次访谈中，她对上海的疫情防控经验、公共卫生体系存在的短板、如何吸引人才从事公共卫生事业等关键话题，进行了深度阐释。

上海仅仅是因为“幸运”吗

《新民周刊》：城市对公共卫生进行投入到底划算不划算，这笔账应该怎么算？

吴凡：从这次疫情对社会的影响可以看到，公共卫生上的投入真的应该多一点。在传染病的预防上投入越多，那么我们遭受的损失就越少。医疗卫生系统的比较，大家不能光比哪个城市投钱投得多，当然投资多一方面是表达了政府、公众、整个社会对医疗卫生的重视，但是我们也要看投入和产出的比，是不是你投得多、产出更好？

讲对卫生事业的投入产出比，可以看两个方面的指标。

一个是世界卫生组织用来比较人群健康状况的三大指标：居民的期望寿命、婴幼儿死亡率、孕产妇死亡率，这三大指标反映的不仅仅是人群健康水平，而是整个社会发展以及医疗卫生系统对人群健康的保障水平。

上海最近公布了去年的居民健康三大指标。2019 年，上海居民健康三大指标已连续十多年保持国内领先，并达到世界发达国家和地区领先水平：户籍人口期望寿命 83.66 岁（男性 81.27 岁，女性 86.14 岁）；上海地区婴儿死亡率 3.06/千；上海地区孕产妇死亡率 3.51/10 万。

上海的这 3 个指标超过了大多数发达国家，我们是在第一阵营的，这就能说明我们上海在预防和治疗上的投入产出比很好。

第二个方面的指标是看人的健康期望寿命。“健康期望寿命”和“期望寿命”含义不一样。比如一个人活了 83 岁，但是在这 83 年当中，我们都希望完全健康的时间越长越好，最后卧床时间是最少的，费用又最低。如果能做到“健康期望寿命”长，那就意味着我们把有限的资源投到了最有效的地方，而且我们整个医疗卫生系统的质量也比较好，所以它产出是比较好的。

《新民周刊》：上海是人口密度大、国际交往频繁的大城市，上海靠什么保护 2 500 多万居民的公共卫生安全？

吴凡：其实在公共卫生体系的建设上，不管是放在全国，还是放到世界上，上海都是有底气说我们是拿得出手的，是经受过考验的。2013 年上海处置人感染 H7N9 禽流感疫情，世界卫生组织给出了最高的评价，说上海做到了“灵敏、专业、高效”，中国政府应对 H7N9 禽流感疫情被誉为是应对传染病的全球典范。其实新冠肺炎疫情防控，除了西方一些带偏见的评论以外，客观讲大家心里觉得中国的表现是非常出色的。

如果说应对传染病疫情是考试的话，从 SARS 到 H7N9 禽流感到今天的新冠肺炎疫情，上海的成绩我认为是优秀的。这样的成绩难道每次都是因为幸运？这绝对不是幸运。这来自我们长期以来对城市公共卫生体系的建设。

上海是第一个省级政府出台传染病防治管理办法的城市，是第一个省级政府成立公共卫生联席会议的城市，几十个政府部门大家坐下来，通过这种机制讨论公共卫生工作。长期以来，我们一直在加强建设疾病预防控制体系的网络，从市一级到区一级网络比较健全。

公共卫生的网底很重要，网底是谁？是社区卫生服务中心。尤其是近 10 年以来，社区卫生服务中心强化六位一体的功能。社区卫生服务中心的功能绝对不单单是看门诊、开药，它承担了预防、保健、计划生育，还有基本医疗、康复以及健康教育，它有六大功能，它更多的功能是发挥基本公共卫生服务提供者的功能，这也是我们整个预防保健网络最坚实的网底。尽管很多方面我们做得比别人好，但是我们要学的是别人最长的优点。

4月8日上海发布了《中共上海市委、上海市人民政府关于完善重大疫情防控体制机制健全公共卫生应急管理体系的若干意见》，简称上海“公共卫生建设20条”，接下来围绕这20条，还有多个配套政策会陆续出台。这20条里面大部分都不是硬件建设，更注重的是体系建设、机制建设、能力建设、保障建设。我举一个例子，我们已经有高水平的医院了，这些医院如何平战结合？平时这些医院都在为大家服务，但是医院要有预警的体系和机制，有能力去发现风吹草动，如果碰上一个新的疾病大流行了，没关系，医院马上可以切换模式，从平时的诊疗服务一下子切换成应急的救治状态。这种切换靠的是什么？是政府部门之间的共同协同，靠的是上下不同层级之间的联动，而联动和协同，就是靠体制和机制的建设和完善。

“财神跟着瘟神走”能否改变

《新民周刊》：普通人对公共卫生非常陌生，甚至觉得可有可无。形成这种印象是什么原因？

吴凡：每个人都可能去过医院，所以我们对医院有感性的认识，它是有形的。但公共卫生恰恰是无形的，它润物细无声。打个比方，有一条道路，路面坑坑洼洼，老有人晚上在这里摔跤，骨头摔断去医院把骨折治好了，他就觉得医生水平很高。终于有一天，因为好多人都在这儿摔跤，一个人说在这儿装一盏路灯吧，有了路灯，大家晚上行路不再摔跤了。但是人们很少会想到去感谢安装路灯的人，因为我们也不知道他是谁，而且路灯点完之后也不是照亮某一个人的路，大家都受益了。

这个故事里，安装路灯的工作就相当于公共卫生。公共卫生做的就是预防“摔跤”的工作，这个工作往往是无形的、幕后的。

《新民周刊》：现在大家觉得疾病预防、传染病预警等等工作非常重要，但疫情过去以后，是不是大家会好了伤疤忘了痛？

吴凡：说实话我的确担心“好了伤疤忘了痛”。我们公共卫生领域，

有一句话叫“财神跟着瘟神走”。今天有疫情了，资金就过来了，但是疫情一走，各种经费就减少了，而且减少得很明显。这一次国家下了这么大决心，把公共卫生安全纳入国家安全的整体框架中去考虑，我相信在可预期的未来这种情况会得到很好的改观。

公共卫生这个专业很奇怪，别的专业，投入越多专业就越红火，人才也越多，但公共卫生有一个宿命，就是你越敬业、投入得越多、干得越好，你就把自己的饭碗给砸掉了。

20 世纪 50 年代的血吸虫防治，有一批很好的搞血吸虫的专家，最后把疫情控制住了，这个病达到了消灭的程度，到今天为止，上海仍然处在消灭血吸虫的状态。上海有血吸虫病防治研究所，60 年代以后，病少了，专业就没什么事儿干了。这支队伍渐渐呈现出老龄化，年轻人也不太愿意做。

但是今天的公共卫生人，可以在知识面上、知识体系上更完整。追求健康是没有止境的，如果我们的知识体系构建得更完整、更全面的话，一个疾病达到控制或消灭后，我们可以去从事另外一种疾病的预防，或者说预防危险因素，促进人的健康往更高的层面去发展，让人从身体、社会、心理三方面都更完善、更健康，同时还能延长生命。

《新民周刊》：这些年疾控系统人才流失比较多，怎样吸引优秀的人才从事公共卫生事业？

吴凡：疫情到现在 120 多天，我琢磨得最多的是接下来怎么培养人才。大学的任务是适应时代之需培养优秀人才，那么公共卫生人才的培养就是我们这样的高校最重要的任务之一。怎么样让更优秀的人才能够到公共卫生这个领域来？我觉得还是要从整个社会大环境的改变开始。

首先，社会对公共卫生事业的认同很重要。如果大家觉得你干这个好光荣，学生今后跨出校门，会感到人生价值得到实现。过去很多人对公共卫生的理解比较狭窄，以为学这个专业毕业以后就只能去疾病预防控制中心，或者最多去医院一个研究部门。其实不然，公共卫生管理的对象是人群和社会，所有涉及社会管理的各个领域，都是公共卫生事业。

这次疫情过后，我相信很多的优秀人才会加入公共卫生事业中，政府要足够重视，为这些人才搭建宽阔的事业平台，让他们能够去施展能力。

咱也不能光讲情怀，在公共卫生领域工作的人，他也希望有一份体面的收入，这是常人最合理的一份要求。

所以，如果我们具备了很好的社会认同、广阔的职业前景以及比较高的工作平台，最后还能有一份比较体面的收入，我相信最优秀的人才一定会到这个领域。社会要健康发展，只有让最精英的人才来管理维系我们公众的健康，这个社会才能发展得更好。

政府决策必须考虑公共卫生安全

《新民周刊》：新冠肺炎疫情发生后我们发现，各地新发传染病预警能力还是参差不齐的，应该从中吸取哪些教训？

吴凡：我们需要反思，平时是不是真正的把公共卫生安全放到国家安全的大框架里面去思考了。

公共卫生安全绝对不是卫生一家的事，从这次疫情中，无论是发现病人、报告病人、处置疫情，还是投入那么多资源最后获取疫情防控阶段性胜利。整个过程绝对不是卫生一家能够完成的。我们更需要的是什么？就是习总书记讲的，要把人民的健康放在首位，要把健康融入万策。所有的公共政策都应该有利于人们养成更好的健康行为，有利于形成健康的环境，更有利于形成保持健康的这些机制。所以我们更应该反思的是，在制定公共政策的时候，有没有把健康融入进去。

这次疫情过后，大家在反思的过程中有一些批评的声音，我觉得这些批评声音也都没错，一个健康的社会应该容纳，我们希望有更多批评的声音来帮助我们进一步完善和提高。不同的专家要从自己学术的角度来呈现更多的证据，而不是出于自己的臆想。

上海在这一次疫情防控中，政府做得是非常棒的。疫情一出来上海市委、市政府就成立联防联控领导小组，后来叫疫情防控领导小组，由市委书记和市长任双组长，政府研究防控措施时听取了各方面专家的意见。专家组成员是比较综合的，有医疗卫生的专家组，还有其他的专家组，领导做决策的时候，既考虑科学的问题，同时又能够兼顾社会统筹的考虑。

尤其是现在疫情防控和恢复经济要两手抓，这对于任何政府都是一道很难的题目，但是上海至少到目前为止，统筹兼顾得非常好。

近日，武汉对全市市民有序开展核酸检测，进一步摸清无症状感染者底数，进而有效管控。

《新民周刊》：国内疫情的基本形势是“疫情防控常态化”，我们什么时候才能重新过上和过去一样的日子？

吴凡：国务院联防联控办公室 3 月 13 号宣布，中国对疫情的防控取得了阶段性的胜利。但是我们的生活，暂时还不能跟过去一样。在疫苗研发成功和应用之前，新冠肺炎是要跟我们一起共存的。

疫情防控的常态化，是说新冠肺炎病例数不可能天天为零，很多时候可能偶尔有一两个病例出来，随着病例的发现，经过流行病学的追溯以后，可能会发现更多的密切接触者，他们当中也有人已经感染了，那么很可能就有局部聚集性疫情的发生，有那么三五个人感染。至少在我们医学界认为，这就是今后疫情的一种常态。

公众要继续做好个人的防护。万一有了病人，我们还有医疗卫生这一道底线有人替我们守着。疫情防控到现在，我们可以看到上海的医疗卫生系统的灵敏度、响应能力是非常强的。我们能够在第一时间发现病人、诊断病人、治疗病人。我们还可以追溯感染的来源，然后百分之百排摸密切接触者、管理密切接触者，防止造成更广泛的人群和社区的传播。

个人防护和疾控、医疗机构的托底之间，就好比防范火灾中每个人和消防队之间的关系。医疗卫生机构就像是消防队，万一有火苗出来了，消防队赶紧把它扑灭，但平时还是要靠大家自己去防火。新冠肺炎的防控道理也一样，我们要靠自己的防护措施来保护自己、保护家人。

（来源：2020 年 5 月 27 日《新民周刊》专访报道）

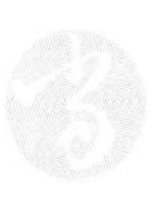

图书在版编目(CIP)数据

当下与未来/吴凡,汪玲著. —上海:复旦大学出版社, 2020.8
ISBN 978-7-309-15261-6

Ⅰ.①当… Ⅱ.①吴…②汪… Ⅲ.①公共卫生-突发事件-卫生管理-人才培养-研究-中国
Ⅳ.①R199.2

中国版本图书馆 CIP 数据核字(2020)第 147259 号

当下与未来
吴 凡 汪 玲 著
策划编辑/魏 岚
责任编辑/王 瀛

复旦大学出版社有限公司出版发行
上海市国权路 579 号 邮编:200433
网址:fupnet@fudanpress.com http://www.fudanpress.com
门市零售:86-21-65102580 团体订购:86-21-65104505
外埠邮购:86-21-65642846 出版部电话:86-21-65642845
上海丽佳制版印刷有限公司

开本 787×1092 1/16 印张 26.25 字数 362 千
2020 年 8 月第 1 版第 1 次印刷

ISBN 978-7-309-15261-6/R·1834
定价:118.00 元